怀孕坐月子实用
知识大百科

刘佳○编著

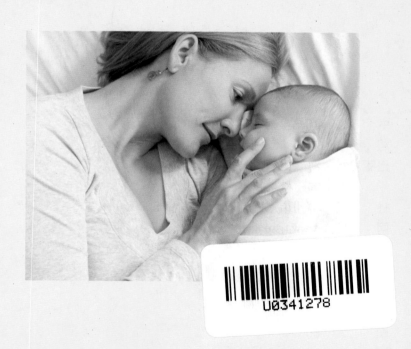

U0341278

海峡出版发行集团
THE STRAITS PUBLISHING & DISTRIBUTING GROUP

福建科学技术出版社
FUJIAN SCIENCE & TECHNOLOGY PUBLISHING HOUSE

图书在版编目 (CIP) 数据

怀孕坐月子实用知识大百科 / 刘佳编著 . —福州：福建科学技术出版社，2016.4（2016.9 重印）

ISBN 978-7-5335-4902-2

Ⅰ.①怀… Ⅱ.①刘… Ⅲ.①妊娠期－妇幼保健－基本知识②产褥期－妇幼保健－基本知识 Ⅳ.① R715.3 ② R714.6

中国版本图书馆 CIP 数据核字（2015）第 279858 号

书　　名	怀孕坐月子实用知识大百科
编　　著	刘佳
出版发行	海峡出版发行集团
	福建科学技术出版社
社　　址	福州市东水路76号（邮编350001）
网　　址	www.fjstp.com
经　　销	福建新华发行（集团）有限责任公司
印　　刷	福州华悦印务有限公司
开　　本	700毫米×1000毫米　1/16
印　　张	18
图　　文	288码
版　　次	2016年4月第1版
印　　次	2016年9月第2次印刷
书　　号	ISBN 978-7-5335-4902-2
定　　价	36.00元

书中如有印装质量问题，可直接向本社调换

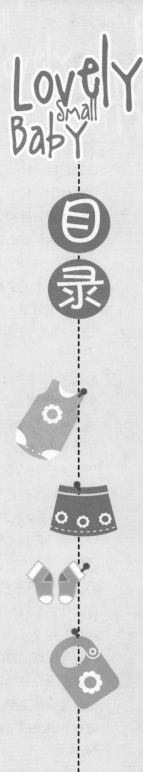

Lovely Small Baby

目录

 第一章

科学备孕，宝宝更健康

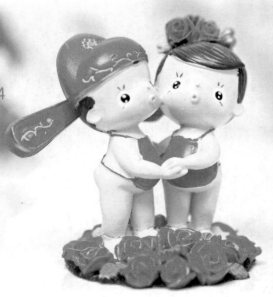

孕期全程指导孕妈安心养胎

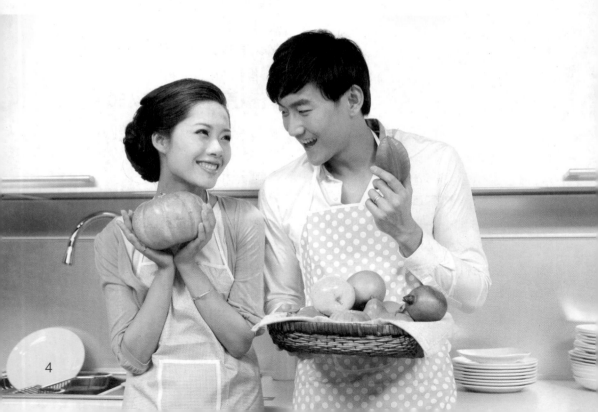

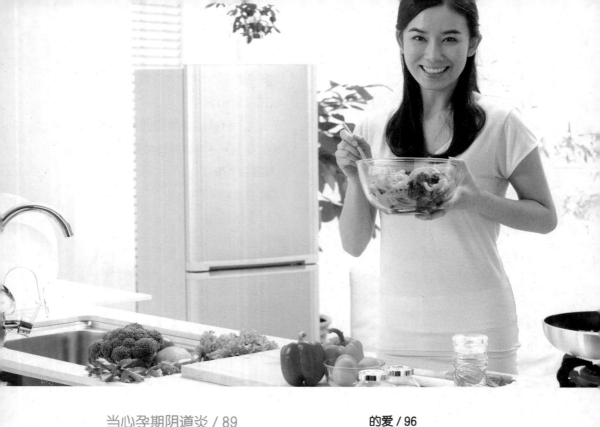

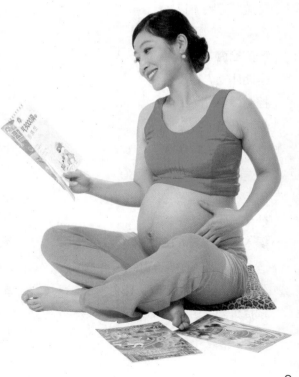

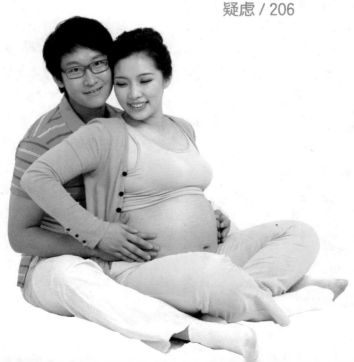

第三章

分娩知识大全及产后护理指南

第四章 孕产期女性最爱的 34 种食材

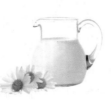

附录 月子营养套餐

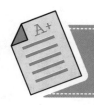

孕育能力自我评估

验孕测试

正处于备孕阶段的女性，随时都可能怀孕，而检测怀孕并非是一件多么困难的事，不妨做一下自我检测，看看自己是否真的怀孕了。如果检测结果证实你可能怀孕了，那么，需到医院作进一步确诊。

测试题	选项	作答（A 或 B）
❶ 阴道前庭及阴道有松弛感，性生活的快感不如以前明显。	A.是　B.否	
❷ 在早晨的尿液中，滴几滴碘酒，加热后放置片刻，红色消退。	A.是　B.否	
❸ 有乳房肿痛、乳头疼痛、乳头和乳晕颜色加深、乳头周围有深褐色结节现象。	A.是　B.否	
❹ 有恶心、呕吐、不思饮食、倦怠和嗜睡的现象。	A.是　B.否	
❺ 舌尖变红。	A.是　B.否	
❻ 阴道感觉润软，尿频。	A.是　B.否	

得分标准 选 A 者得 1 分，选 B 者得 0 分。

评分解析

0 ～ 1 分：说明你没有怀孕，为防万一，还应注意继续观察自己的身体变化。

2 ～ 3 分：说明你有可能怀孕了，为保险起见，应到医院确诊一下。

4 ～ 6 分：说明你怀孕的可能性更大，应到医院进一步确诊，同时要注意自己的生活方式和营养饮食。

性生活质量测试

　　和谐、高质量的夫妻性生活是孕育宝宝的前提，也是孕育健康宝宝的首要因素。如果你正准备要宝宝，赶快自测一下性生活质量吧，以便为孕育健康、聪明的宝宝加分。

检测试题

❶ 你对性生活有什么看法？（　　）

A. 喜欢，因为它使我得到快乐　　B. 喜欢，因为它可以增进夫妻间的感情

C. 无所谓，是义务而已　　　　　D. 不喜欢

A.（2分）　　　　B.（1分）　　　　C.（0分）　　　　D.（0分）

❷ 你是否以为取悦你的丈夫远比自己得到快乐更重要？（　　）

A. 是　　　　B. 双方都在获得满足　　　　C. 否，我获得满足最重要

A.（0分）　　　　B.（2分）　　　　C.（0分）

❸ 你对做爱地点的选择有什么看法？（　　）

A. 只习惯于在床上　　　　B. 如果有兴趣，可以在家里的任何地方

C. 如果有兴趣，可以在办公室、私家车甚至户外花园里进行

A.（0分）　　　　B.（1分）　　　　C.（2分）

❹ 你对性伴侣的选择是怎样的？（　　）

A. 固定一个　　B. 不同时期有不同性伴侣　　C. 同一时期有不同性伴侣

A.（2分）　　　　B.（1分）　　　　C.（0分）

❺ 你认为自己够性感吗？（　　）

A. 是　　　　B. 一般　　　　C. 否

A.（2分）　　　　B.（1分）　　　　C.（0分）

❻ 你是否接纳性教育电视节目或录像带？（　　）

A. 接纳，因为它可以指导我们在性生活中更加和谐　　B. 无所谓，偶尔看看无妨

C. 不接纳，里面讲得很荒谬可笑　　　　D. 不接纳，这类节目给人放荡的感觉

A.（2分）　　　　B.（1分）　　　　C.（0分）　　　　D.（0分）

❼ 如果你和爱人有一个2岁的孩子，你认为？（　　）

A. 让孩子和妈妈同睡，老公睡另一张床　　B. 三人同睡一张床

C. 让孩子单独睡，夫妻同睡一张床

A.（0分）　　　　B.（0分）　　　　C.（2分）

⑧ 你购买过情趣用品吗？（　）

A. 买过 　　　　 B. 想过，但没买过 　　　　 C. 没买过，也不想用

A.（0分） 　　　 B.（1分） 　　　 C.（2分）

⑨ 你认为什么时间做爱最合适？（　）

A. 只习惯在晚上 　　　 B. 无所谓

A.（0分） 　　　 B.（1分）

⑩ 你的性需求强烈吗？（　）

A. 平均 0～1 次／周 　　 B. 平均 2～4 次／周 　　 C. 平均 5 次以上／周

A.（0分） 　　　 B.（2分） 　　　 C.（0分）

　　以上问题可根据个人的实际情况回答，并根据给出的分数，判断夫妻的性生活质量。

评分解析

0～7分：说明你对性知识严重缺乏，需要立即补充。要知道，夫妻间进行性生活是一种很正常的事，且每个人都有享受性乐趣的权利，不要将羞耻与正常的性生活联系在一起，更不要为此而感到害羞。

8～14分：说明你的性生活出现了一些问题，需要立即找到问题的根源。很可能是受传统观念影响，你忽略了人类性的本能需要，不过不用担心，这种情况基本不会伤害夫妻间的感情。如果夫妻双方对性生活的看法一致，处在这个状态也未尝不可。

15～19分：这说明你与爱人的性生活十分和谐，你了解性生活对维护夫妻感情的重要性并且懂得如何维护良好的性生活气氛。

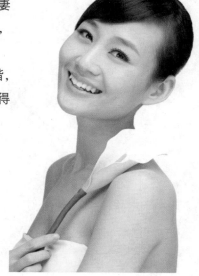

● 亲密和谐的夫妻关系有利于双方的身心健康，可以为孕育宝宝打下良好基础。

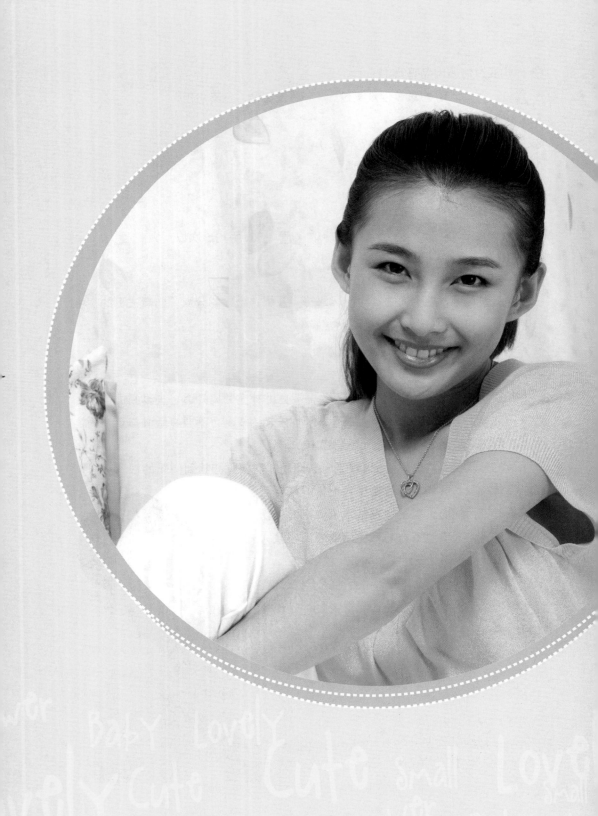

科学备孕，宝宝更健康

科学备孕，有计划地怀孕，能让宝宝和妈妈的健康更有保障。健康的生活方式、充分的孕前准备、正规的孕前检查……这些都是备孕内容，本章就详细为您介绍，如何科学备孕才能让"孕育"更安心。

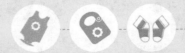

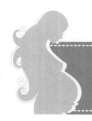

健康的生活方式，让孕育更安心

　　一般来讲，婚后感情良好、收入稳定的家庭，都会把生宝宝的大事纳入自己的生活规划中。但值得注意的是，在实施这个行动之前，备孕男性和备孕女性至少应该给自己留有 3 个月的准备期或者更长，因为只有时间充裕了，才能在"备战"期间做好更充分的准备。

❀ 戒烟戒酒

　　众所周知，香烟中的尼古丁和酒中的乙醇对精细胞和卵细胞的杀伤力很大。如果备孕男性和备孕女性经常吸烟、喝酒，那么烟草和酒中的有害成分就会通过血液循环进入生殖系统，从而直接或间接对精子和卵子发生毒性作用。所以，对于经常吸烟、喝酒的备孕男性、备孕女性们，最好在备孕前 3 个月就把烟酒戒掉。同时也不要忽视二手烟的危害。如有家人、同事在你面前吸烟，要及时打开窗户通风。

　　乙醇对生殖细胞的损害更甚。因为，它并不会随乙醇代谢物而排出体外，人体一旦摄入乙醇，生殖细胞一定会受到不同程度的损伤。要想获得高质量的精子，男性在备孕前 3 个月应限制酒摄入。另外，卵子在成熟分裂过程中，也易受到乙醇的影响。卵子从初级卵细胞到成熟卵子的过程约需 14 天，根据卵细胞的成熟时间来看，如果女性饮了较多的酒（啤酒也一样），那么至少应在停止饮酒 1 个月后再受孕。如果夫妻双方在孕前多次饮酒过量，会直接影响胎宝宝的正常发育，出生的宝宝也多为畸形或智力低下。要想促进乙醇快速排出，可多喝各种新鲜果汁，有一定帮助。

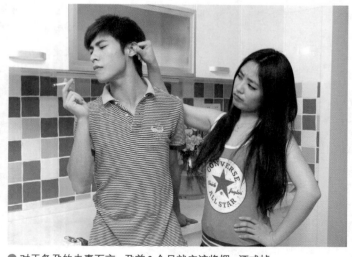

● 对于备孕的夫妻而言，孕前 3 个月就应该将烟、酒戒掉。

● 适度锻炼

作为将要孕育新生命的备孕女性，身体健康很重要，也只有这样才能生出聪明、健康的宝宝。所以，备孕女性在孕前进行身体锻炼是很有必要的。但必须指出的是，身体锻炼也应适度，因为紧张、激烈的体育竞技运动会影响备孕女性生理功能的平衡，所以，千万不可参加有比赛性质的激烈运动。

另外，女性身体的特点是柔韧性和灵活性较强，而耐力和力量较差，适宜选择如健美操、瑜伽、游泳、慢跑、散步、太极拳等运动。在运动时，最好结合令人舒畅的音乐，这样容易提高趣味，将锻炼坚持下去。

● 远离宠物

在没有打算怀孕时，家中养着的狗、猫、鸟等宠物是自己形影不离的玩伴，现在，必须与它们"遥遥相望"了。因为这些小宠物们超级活泼，稍不留神就爱乱钻、乱吃，它们一旦得病，就会增加备孕女性的患病概率。例如猫最容易患的弓形虫病，就可以通过皮肤接触传染给人，对即将怀孕的备孕女性来说是一种安全隐患。

● 忌染发、烫发

染发产品一般都含有铅元素，它虽然对成人不会造成明显伤害，但是能在人体内沉积达半年以上。当铅元素沉积达到一定数量后，就会对准妈妈体内的胎宝宝发育产生不良影响。如果在孕前3个月的备孕期间染发，那么半年后胎宝宝3个月，正值器官发育期，最容易造成畸形。在此期间，备孕女性最好也要避免烫发，因为过多地使用化学物品对胎宝宝也是不利的。

● 新装修的房子不能住

如果有人想在生宝宝之前抓紧时间让房子"旧貌换新颜"，那可是大错特错的想法。如今的装修材料琳琅满目，各种涂料、油漆、壁纸、地砖等名目繁多，数不胜数，让人眼花缭乱。但备孕女性们可千万不要被误导了，部分花岗岩、釉面砖含有放射性元素——镭，这种元素不但会对人体产生辐射，还能产生一种较强的致癌物质——氡。这种物质发散慢，需要很长时间才能散发干净。另外，一些装饰材料散发出来的铅、酚、苯、甲醛等有毒物质，也会对准妈妈及腹中胎宝宝造成伤害。

如果确实需要装修，那么也需要在备孕女性身体舒服的情况下，选择环保的装修材料。装修后，至少要通风1个月以上再入住。入住后，要在室内放置空气净化器，多开窗通风，多养一些能净化空气的植物，如吊兰等。

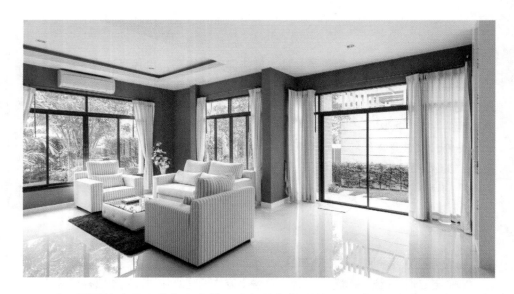

对于需要特殊照顾的备孕女性，最好选择朝南的居室，以保证有充足的阳光，更多地合成胎宝宝发育所必需的维生素 D，同时，阳光中的紫外线还可以对房间内的空气起到杀菌作用。此外，备孕女性要保证室内含有充足的氧气，保持呼吸通畅，以利于代谢气体排出。

❀ 注意饮食

为了全家健康，要经常检查家用饮水机是否存在质量问题，一旦有问题要及时修理，因为喝了受污染的水会影响胎宝宝的正常发育。如果有必要，还要选择合适的净化装置。

在饮食方面，要食用无污染、纯天然的蔬菜和水果，因为施过杀虫剂的食物含有化学毒素，这些毒素会干扰人体正常的激素水平，引起胎宝宝畸形。如果条件不允许，在食用蔬菜和水果时能够去皮的一定要去皮，不能去皮的也最好先放在清水里浸泡半个小时左右，等化学毒素被充分溶解后，再用流动的清水反复冲洗之后才可以食用。

女性朋友们大多数都爱吃糖和甜味食物，如果在平时，这个习惯并不是什么大问题（只要不怕胖就行），但对于准备怀孕的女性来说，摄取太多的糖分会对身体产生不利影响，可能会引起糖代谢紊乱，甚至成为潜在的糖尿病患者。在这种状态下怀孕，会危害准妈妈的健康和胎宝宝的正常生长发育，容易导致早产、流产或死胎等不良结果。另外，这种嗜好如果一直保持到分娩，还会使胎宝宝长成巨大儿，引起难产。所以，怀孕前的女性应该"忍痛割爱"，终止这些不良嗜好，饮食上要均衡合理，可用有甜味的水果代替甜食。

✿ 远离电磁辐射

家用电器如电脑、微波炉、电视机、手机等，会产生强度不等的电磁波。电磁辐射的穿透力很强，可深入人体器官，祸及腹中的胎宝宝。如果准妈妈长时间受到电磁辐射，轻者会影响胎宝宝发育，严重的还会诱发流产、早产，而且电磁辐射还易引起人体神经功能紊乱和神经衰弱等病症。所以，家用电器的位置需要做必要调整，其电磁污染区最好不在准妈妈经常活动的范围。如果准妈妈在怀孕后要继续上班，那么对于办公室中的打印机、复印机、电脑等办公设备所产生的电磁辐射也要尽量躲避。

专家认为，处于此种工作环境中的女性，要想免受电磁波的辐射，最好的办法是争取从怀孕前 3 个月起不在电脑前工作。如果不可能，也要做到每次在电脑前工作时间不要太长，每周使用电脑的时间不应超过 20 小时，最好使用液晶显示屏，操作电脑时身体要和显示器保持 80 ～ 100 厘米的距离，同时穿上电磁波防护服。还应多开窗换气，或经常到室外散步。

日常饮食中，要多食用富含维生素 A、维生素 C 的食物，如胡萝卜、豆芽、西红柿、瘦肉、动物肝脏等。这些食物可增强女性的免疫力，从而提高其抗辐射的能力。

✿ 男性备孕需注意

生孩子虽然是女性的天职，但优生却不是妻子一个人能够控制的事，对于那些想要生个健康宝宝的男性来说，责任更为重大，在生活中同样需要注意。

男性至少应提前 3 个月戒烟、戒酒。万一喝了酒，不要酒后同房，因为如果酒后受孕，就会使胎宝宝的发育（包括智力发育和身体发育）受到很大影响。实践证明，酒后受孕出生的孩子往往有智力发育不良、细微动作发展障碍以及出现各种各样的畸形（如兔唇、先天性心脏病）等。

准爸爸要提前 3 个月控制一些药物的摄取。研究表明，有些药物如吗啡、氯丙嗪、红霉素、利福平、解热止痛药、环丙沙星、酮康唑等，对精子有很大的损害作用，会引起不育症。另外，含有药物的精液在性生活时会被排入阴道，经阴道黏膜吸收后进入女性的血液中，还会对受精卵造成损害，造成女性习惯性流产。最终即使保住了胎，也会增加低体重儿和畸形儿的发生概率。

在准备生宝宝的关键时刻，备孕男性也要同备孕女性一起到医院做一下孕前体检。假如备孕男性和备孕女性任何一方患有结核病、肾脏疾病、心脏病、糖尿病、肝炎等，必须向医生咨询是否可以怀孕或者孕前应接受哪些治疗，怀孕中必须注意什么等。

孕前准备充分，
规避胎儿缺陷

出生缺陷主要是指胚胎或胎宝宝先天发生的形态、结构、功能、代谢等异常，这些异常可能发生在消化道、心血管、神经系统、泌尿系统和肢体等各个器官及系统。据统计，到目前为止出生缺陷是宝宝出生一年内死亡的首要原因。

这一骇人听闻的统计结果是什么原因造成的呢？其实，导致这一结果的原因是多种多样的，如女性体内缺营养素、先天性遗传等。但需要指出的是，出生缺陷其实是可以预防的，本节内容就将重点讲述孕前预防的关键。

❀ 孕前检查要进行

孕前检查是指夫妻准备生育之前到医院进行身体检查，以保证生育出健康的婴儿，从而实现优生。需要注意的是，孕前检查不只是妻子的事，丈夫孕前检查和妻子一样重要。男女双方都需做孕前检查，以确保正常怀孕和生育健康宝宝。

什么时候做孕前检查最好？孕前检查都检查哪些项目？相信很多备孕夫妻都很关心这个问题。下面就给大家介绍一些这方面的相关情况，以便为大家进行孕前检查提供一些帮助。

最佳检查时间

孕前检查最好安排在怀孕前 3 ~ 6 个月。男性精液检查在同房后 2 ~ 7 天，最好早点检查，如有异常，可及时治疗。女性一般月经干净后的 1 周以内就可以安排检查了，注意最好不要同房。检查时最好选择在上午，因为做肝功能等检查要求空腹，而且有的检查项目也只能在上午做。

常规检查

女性检查项目

孕前女性常规检查的项目比较多，医院中最常见的检查主要有以下几种：

◎**查身高、体重：** 如果过胖，就要先减肥再怀孕。当然，体重过低者要适当增肥。

◎**量血压：** 血压的正常范围，即收缩压≤140 毫米汞柱（18.7 千帕），舒张压≤90 毫米汞柱（12.7 千帕）。怀孕易使高血压者血压更高，所以要事先了解自己的血压状况。

◎**内科检查：** 检查内脏器官是否正常，如果有必要，还需要做心电图或胸部透视。胸部透视、摄片有助于结核病等肺部疾病的诊断。这是因为患有结核的女性怀孕后，用药会受到限制，影响治疗。而且，怀孕期患有结核的准妈妈常会因为产后劳累而使病情加重，并有传染给宝宝的危险。

◎**肝功能检查：**这项检查可以排除患各种肝炎的可能。若妈妈是乙型肝炎抗原携带者，新生儿在出生后应立刻注射免疫球蛋白保护。

◎**乳房检查：**检查备孕女性是否存在乳头内陷、乳腺增生以及各种乳房病变。通过检查既可为将来母乳喂养打下良好基础，也可避免本身乳房有问题的女性因为怀孕而导致有关问题更加严重。

◎**妇科检查：**对盆腔和阴道进行检查，主要看生殖器官是否发育畸形或患有妇科疾病，以免影响怀孕。通过白带常规筛查滴虫、真菌、支原体、衣原体感染，阴道炎症，以及性传播疾病等。

◎**妇科内分泌检查：**主要是检查女性的性激素的含量和水平，项目包括黄体生成素、促卵泡生成激素等。妇科内分泌是否正常直接影响到女性可否正常受孕，只有内分泌正常，才有怀孕的可能。

◎**血常规（包括血型）检查：**主要是检查红细胞、白细胞、血红蛋白及血小板数值等，进而了解有无潜在感染，以及是否患有贫血等疾病。血小板与凝血功能有关。所以有血小板问题的人要先治疗，治愈后才适合怀孕。同样，患有严重贫血的人也要先改善贫血状况，以免出现孕期铁的供给量不足，影响胎儿发育，不利于产后恢复。此外，明确备孕女性的血型，还可以警惕新生儿溶血病的发生，尤其是ABO 溶血和 RH 溶血。

◎**尿常规检查：**主要检查尿糖、白细胞、红细胞、蛋白质等情况，有助于肾脏疾病的早期诊断。如果患有肾脏疾病，要先治愈，才能怀孕。因为怀孕会加重肾脏的负担，严重者还可能出现肾功能衰竭，病情也会随着孕期的继续而加重，相当危险。

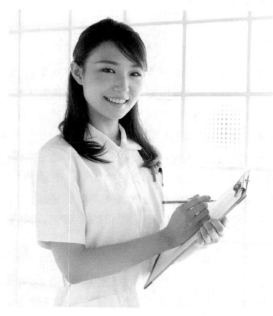

◎**B 超检查：**B 超检查主要是检查子宫和卵巢的发育情况。比如输卵管内是否有积水，卵巢内是否有肿物，是否有子宫畸形、子宫肌瘤及子宫腺肌症等。

◎**口腔检查：**主要检查口腔内是否有龋齿、未发育的智齿及其他口腔疾病，以防怀孕后，口腔疾病加剧而影响腹中胎儿。

● 医生提醒：孕前检查非常重要，备孕女性一定不可大意。

男性检查项目

相对于女性那么多的检查项目而言，男性孕前检查的项目就少了一些。如果精子出现异常，也会直接影响胎儿健康。男性孕前检查项目主要有以下几种：

◎**精液检查**：主要检查精液量、颜色、黏稠度、液化情况、pH 值及精子密度、活动率、形态等。通过检查可以提前预知精子是否有活力或是否存在少精、弱精等情况。

如果检查出男性有少精症，那么首先要戒除影响精子数量的不良生活习惯，如抽烟、酗酒等；如果出现死精、无精等状况，那么就要分析原因，找到治疗的方法。

◎**男性泌尿生殖系统检查**：男性泌尿生殖系统疾病对下一代的健康影响极大，如果男性有过腮腺炎、隐睾、睾丸疼痛肿胀、鞘膜积液、斜疝、尿道流脓，发生过睾丸外伤和手术等情况，一定要告诉医生，以便选择增加合适的体检项目。

病毒筛查

多年临床资料发现，孕期流产、死胎或胎儿畸形等，许多与母体感染病毒有关。因此，为安全起见，孕前应做相应的病毒检查。

目前需常规筛查的病毒有几种，即弓形虫（TO）、风疹病毒（R）、巨细胞病毒（C）、单纯疱疹病毒 H 型（H），合称为 TORCH。这些病毒对成人往往影响不明显，甚至感染了也不会出现症状，但是对分化、生长中的胎儿却可能带来巨大的伤害。

当准妈妈感染以上病毒时，病原体可以通过胎盘垂直传播，导致胚胎停止发育、流产、死胎、早产、先天畸形等，甚至影响到出生后婴幼儿的智力发育，造成终身后遗症。

优生咨询

优生咨询，是指由医生或其他专业人员对遗传病或先天畸形患者或其亲属，提出有关该病的病因、遗传方式、诊断、预后、防治以及在亲属子女中再发此病的风险率等问题进行解答，并就患者及其亲属的婚配与生育等问题提出建议与指导，从而控制某些不良因素，预防胎儿发育缺陷，以达到优生目的。

一般来说，有以下情形者，应积极进行优生咨询：原发性不孕的夫妻；近亲结婚的夫妻；有原因不明的习惯性流产、早产、死产、死胎史的夫妻；有遗传病家族史的夫妻；遗传病患者及致病基因携带者；两性畸形患者及其血缘亲属；35岁以上高龄和曾生育过畸形儿的准妈妈；早孕期间有致畸因素接触史者，以及怀孕之后患羊水过多症者。

遗传性和先天性疾病的病种很多、规律复杂，有关问题可在优生咨询过程中寻求解答，必要时需做染色体检查，采取有效措施对此类疾病进行积极地干预。对于与性别有关的遗传病，如只传给男性的血友病等，可考虑选择性别择优而生。

❀ 孕前的营养要全面

优生学研究表明，婴儿出生后体质和智力的好与坏，在很大程度上取决于在妈妈腹中时所得到的营养是否充足、均衡。而对于准妈妈来说，从怀孕开始到产后哺乳终止，是一个需要加强营养的特殊生理过程，因为其本身不但要提供能满足胎宝宝生长发育和乳汁分泌所必需的各种营养素，还要满足自身的营养需求，达到预防可能出现的母体和胎宝宝营养缺乏及某些并发症的目的。

因此，保证妊娠期的合理营养对准妈妈的身体健康和胎宝宝的正常发育有着举足轻重的作用。

既然孕期营养如此重要，那么要保证孕期营养，应从什么时候开始呢？研究证明，备孕女性至少应从准备怀孕的前 2 ～ 3 个月就开始准备。并且，在整个孕期过程中，还必须注重均衡饮食，即将不同的营养成分平均分配在各餐中，并采取少量多餐的方式来补充。

膳食均衡

一般情况下，备孕女性在计划怀孕前的 3 个月至半年就应注意饮食调理，最重要的是做到平衡膳食，从而保证摄入均衡适量的蛋白质、脂肪、碳水化合物（即糖类）、维生素、矿物质等营养素，这些营养素是胎儿生长发育的物质基础。

补充铁剂

育龄期女性由于月经等因素，体内铁的贮存往往不足，妊娠时铁的需要量增加，如果不补充足够的铁，就会加重铁的负平衡而产生贫血。如果备孕女性孕前就存在贫血症状，应及时调养，调养好后才能怀孕。所以，为了预防贫血，备孕女性必要时可在医生指导下补充铁剂，或经常食用含铁丰富的食物，如瘦肉、鱼肉、黄豆、油菜等。

摄入碘

碘在人体中的作用不可小视，备孕女性在孕前一定要保证含碘食物的摄入量，每周至少摄入 1 ～ 2 次富含碘的海产品，以减少胎宝宝智力低下、聋哑、性发育滞后、生长发育障碍、运动技能障碍、语言能力下降等病症的发生。

补充叶酸

说起叶酸对于孕育的重要性，相信很多人都不陌生，可是，你是否真正了解这其中隐藏的奥妙呢？你知道如何补充叶酸才最正确、最有效吗？

叶酸是 B 族维生素的一种，曾被叫做维生素 M、维生素 Bc，由于它最初从菠菜叶中分离出来，所以现在人们都习惯把它称为叶酸。

究竟什么时候开始补充叶酸才最有效呢？你可能会认为，一旦发现怀孕就马上补充叶酸，全程不中断，这样应该够了吧！可是，胎宝宝神经管畸形的发生一般是在发现怀孕前 28 天内。刚刚怀孕时，实际上大多数准妈妈都不会意识到自己已经怀孕，所以，如果发现自己已经怀孕了再补充叶酸，就会面临着叶酸缺乏的危险，并有可能危及胎宝宝的发育。因此，补充叶酸的最佳时间应该是从准备怀孕的前 3 个月起至整个孕期。

在孕中期和孕晚期，胎宝宝脱氧核糖核酸（简称 DNA）的合成，胎盘、母体组织和红细胞增加都会使准妈妈对叶酸的需要量大大增加，即使胎宝宝的神经系统在孕早期已经发育完成，孕中期、孕晚期叶酸的缺乏仍然会引起巨幼红细胞性贫血、先兆子痫、胎盘早剥的发生。

但是，物极必反。适量的叶酸补充对准妈妈来说是必需的，如果大剂量地服用反而会产生毒副作用，如影响锌的吸收而造成准妈妈体内锌缺乏，导致胎宝宝发育迟缓、出生时体重偏小等情况。

专家提示，补充叶酸主要应从最天然的食物补充开始，动物肝、肾及绿叶蔬菜中叶酸的含量都很丰富，准妈妈可以让它们经常出现在餐桌上。除此以外，每天小剂量地补充 400 微克叶酸片，也可以弥补食物中叶酸摄入的不足。

补充叶酸不仅是备孕女性的事情，怀孕前，备孕男性也要补充叶酸。据美国一项最新研究显示，叶酸对男性培育优良精子意义重大，其摄入量也可能影响宝宝的健康水平。专家表示，男性体内叶酸水平低，会使精液中携带的染色体数量要么过多、要么过少。如果卵子和这些异常的精子结合，可能就会引起新生儿缺陷，还会增加女性流产的概率。

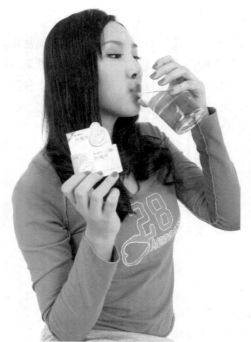

● 孕前补充叶酸可以降低宝宝身体缺陷的发生率。

● 调理好身体

健康的母体是孕育胎儿的必要条件。为了自己与胎儿的身体健康，准备怀孕的女性应及早做好孕前身体调理、保养好子宫环境。这样，不但可以增加受孕概率，还可以让宝宝更加健康！

调理月经

月经不规则是困扰现代女性的妇科疾病之一，也是导致不孕的重要因素之一，造成这种情况的原因可能是女性生殖系统器质性病变或功能失常。如果出现月经不规则的情况，最好及时到专科医院做一番检查以排除自己身体是否有病变，做到尽早预防。

备孕女性若存在月经不规则的问题，在孕

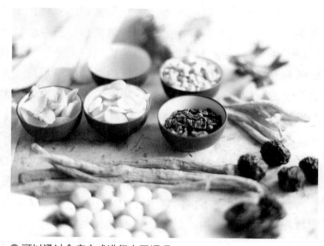

●可以通过食疗方式进行中医调理。

前更应积极调理，创造一个良好的受孕环境，以提高受孕的概率和受精卵的质量。

如果月经不规则，自身调理都有哪些方面呢？

◎**调整好自身的心态、情绪**：育龄期的女性如果长期处于压力下，会抑制脑垂体的功能，使卵巢不再分泌女性激素及不排卵，月经就会开始紊乱。同样，长期的心情压抑、生闷气或情绪不佳，也会影响到月经。

◎**增强身体健康状况**：在缓解精神压力的同时，可以从事一些运动，如游泳、跑步等，积极参加健身活动，来增强身体功能。

◎**注意日常作息**：合理安排作息时间，不要长时间熬夜，夜生活也要避免；保持良好的个人卫生、性生活方式等。

◎**从饮食方面调整**：多食用新鲜蔬菜水果、少吃辛辣刺激等食物，给予身体充足的补水量，帮助身体新陈代谢。

◎**中医辅助调理**：女性也可以通过服用中药、利用针灸等一些辅助方法来调理自己的月经不规则状况，但一定要到专业、可靠的医院治疗。

◎**注意经期保养**：女性在经期内要特别注重保暖，避免受寒、涉水、淋雨、曝晒及洗冷水澡，并应禁止房事、盆浴及游泳。

调理体质

孕前，女性除了要调理月经外，还应调理体质，使其达到受孕的理想状态。

在孕前如何做到增强体质？可以从生活的小细节入手。在重视传宗接代的中国传统医学中，早就建立了很好的孕前养生观。如果说孕前月经调理是从"内"入手的话，那么还有更重要的"外"调理方法，如饮食等方面。

不吃垃圾食品

备孕女性要多摄取营养，多吃营养高的食物，不偏食，不吃刺激性食物（包含茶、咖啡、酒），食用的食物种类要多、要杂、要粗、要原味、要多变化，不吃奇怪或少见的及经过过度加工的食物，更不可暴饮暴食。注意了以上问题，就比较容易生出健康的宝宝，而且妊娠时的早孕反应（如恶心、呕吐等）比不良饮食女性的反应会轻很多。所以，中医建议备孕女性要吃高蛋白、低脂肪、性温和的食物，这样可提高受孕概率，还有补肾、调精气的作用。

定好作息时间

制订一份完善的作息时间，起床、上班、下班、运动、睡觉，每天都是有规律、有计划的，这样的生活容易使心情平静，提高怀孕的概率。

另外，要远离不良的环境，如那些嘈杂、给人压迫感的环境。放射性检查或甲状腺肿大时服用的放射碘，以及使用放射治疗的人都最好不要接触。要保证充足的睡眠，因为充足的睡眠可以让人身心健康，然而，睡眠的需求多少也会因人而异，以既能睡到自然醒，睡醒后又不觉得累为宜。

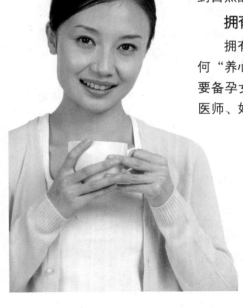

拥有乐观的心态

拥有乐观的心态是"好孕"的根本，至于如何"养心"，这可是一门大学问，因人而异，需要备孕女性在生活中慢慢领会，也可参考书本、医师、好友及家人的意见和建议。

备孕女性不可随意使用激素剂（医生配的除外），当然，也不可以随意使用安眠药、镇静剂、抗痉挛药等。高龄备孕女性，因为其年纪较大容易肝血不足，从而产生气血不调，则更不容易受孕，即使受孕，也要多加注意。

● 多喝水有助于身体排毒，能更好地为孕育宝宝做好身体上的准备。

总之，打算怀孕的备孕女性们，千万要记得在孕前将自己的身体调理至最佳状态，这样做不仅有助于成功受孕，更重要的是会给你的宝宝营造一个健康完美的孕育环境。

调整体重，保持匀称

备孕女性要注意调整自己的体重，太胖或太瘦都不利于怀孕。那么，究竟用什么标准来衡量女性的身体是过瘦还是过胖呢？

实践证明，女性体重如果低于标准体重的 15%，则为身体过瘦。而根据研究，女性体内脂肪至少要达到体重的 22% 时，才能维持正常规律的月经。这是由于女性的乳房、腹部、大网膜和长骨骨髓中的脂肪组织，可以将雄性激素转化为雌性激素，所以脂肪组织是雌性激素一个重要的性腺外来源。

另外，如果身体热量不足，脑部也会逐渐减少分泌激素，最终会降低身体的生育能力。即使不降低生育能力，也会影响女性怀孕和产后至少 3 个月的哺乳。

如果女性体重高于标准体重的 20% 以上，则为身体过胖，过胖会使女性体内的内分泌功能受到影响，不仅会使准妈妈在孕后增加发生妊娠期高血压疾病、妊娠糖尿病的概率，还会增加宝宝在出生后第一年内患呼吸道感染或腹泻的概率。

因此，准备怀孕的女性，如果体重过瘦，则要注意增加优质蛋白质和富含脂肪的食物，如肉类、蛋类及大豆制品等的摄取。体重过重的女性，除了积极进行运动减肥外，还要考虑通过请教营养医生来制订合理食谱，控制热量摄取，争取早日将体重减到正常范围内。

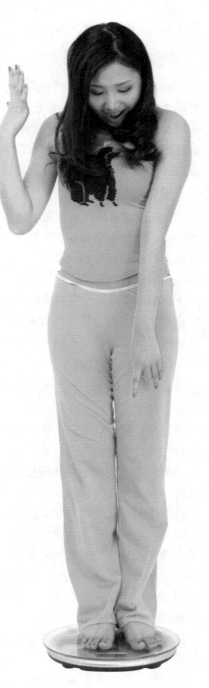

● 控制体重，让自己不胖不瘦，为孕育健康宝宝做准备！

总之，无论身体过胖还是过瘦，都要积极进行调整，力争达到正常状态，为了孕育心中的"天使"而努力。

治愈疾病，安心怀孕

所有备孕女性的心愿都是要孕育一个健康、聪明的宝宝，为了给宝宝最好的物质生活，自己再辛苦也无所谓。但是，这些备孕女性们却忽略了一个严重的问题，即自身的身体状态。如果自身存在一些影响优孕的疾病，即使物质条件再优越也无济于事。所以，在要宝宝前，为了避免出现那些会影响女性健康以及胎宝宝发育与成长的不利因素，建议备孕女性们先将自身的一些疾病治愈。

常见的妇科疾病

妇科疾病是困扰着众多女性的大问题，主要有阴道炎和子宫肌瘤两种。

◎**阴道炎**：阴道炎多由念珠菌、衣原体、B族链球菌等感染引起，如果带病妊娠可能会导致胎膜早破、早产。如果经产道分娩的话，还会感染胎儿，使新生儿患鹅口疮等疾病。

◎**子宫肌瘤**：患有子宫肌瘤的女性，如果肿瘤不大，在妊娠期没有特别异常现象，大多能正常分娩，但是不容易受孕。并且有的肌瘤有可能因妊娠而迅速增大，导致肌瘤变性、坏死，所以最好及时治疗。

常见的内科疾病

内科疾病很多，在此主要介绍对备孕女性们影响比较大的几种，如高血压、贫血、糖尿病等。

◎**高血压**：患有高血压的备孕女性最好不要怀孕，因为怀孕会使病情加重。如果想怀宝宝，要避免疲劳过度、睡眠不足、精神压抑等不利因素。另外，在生活上做积极的调理，然后按照医生提供的治疗方案积极配合治疗，认真服药，以便让血压尽快恢复正常。如果高血压女性在没有调理血压的情况下怀孕，高血压病会给准妈妈和胎宝宝双方都带来危险。

◎**贫血**：患有贫血的女性怀孕后，可能会因早孕反应的强烈而影响营养的吸收，不能满足胎宝宝生长的额外需要，同时也会使自身贫血加重。所以，备孕女性在怀孕前一旦发现患有贫血，首先要查明原因，然后配合医生积极进行治疗。

◎**糖尿病**：糖尿病是给怀孕带来严重危害的疾病之一。如果准妈妈是糖尿病患者，不但有糖尿病的困扰，而且患上妊娠期高血压疾病的概率将是普通人的4倍。胎宝宝也会受其影响，可能会过度增长，不但给分娩带来困难，产道也容易受伤，通常要实施剖宫产手术。

另外，患有糖尿病的准妈妈其流产、死亡以及怀畸形儿的概率都比较高。所以，备孕女性在孕前一定要及时治疗糖尿病，不可轻视，治好后再怀孕。

● 调整好心态

　　未来宝宝的健康与妈妈孕前和孕后的精神健康有着密不可分的微妙关系。乐观的心态、健康的心理对未来宝宝的成长大有裨益。所以，夫妇双方在决定要孩子之后，要努力调整自己的情绪，以一种积极乐观的心态面对未来，让希望充满生活中的每一天。

接受身体上的变化

　　怀孕后，准妈妈的体形会发生显著变化。尤其到了孕晚期，随着腹部的迅速增大，整个人的重心也会前移，容易疲劳。乳房也会丰满很多，用力挤压的话甚至还会有少量乳汁溢出。膨大的子宫压迫膀胱、肠道、胃和心脏，还可能会出现尿频、肠胃胀气、心慌等现象。接近预产期时，阴道分泌物也会逐渐增多，还会出现水肿等症状。准备孕育宝宝的话，一定要做好为了宝宝接受这一切的心理准备。

保持心情愉悦

　　还是备孕女性的你，千万不要以为怀孕之后仅仅是变成"大肚婆"那么简单，你的心情也一定会随着孕育的过程而变得不一样了。不信的话，你可以想象一下：胎宝宝一天天在准妈妈的子宫内长大，在给你惊喜的同时，是不是也会给你带来很多心理负担呢？比如经常会想：分娩到底痛不痛？选择剖宫产还是顺产？怎样从 0 岁开始教育？要为宝宝准备什么东西？总之，心情一定会复杂而矛盾。这些情绪会持续一段时间，而压抑的心情或多或少会影响胎宝宝的健康。这时准妈妈就得做必要的心理调整了，尽量避免出现急躁、不耐烦、紧张、恐惧等心理反应。

　　而从临床观察来看，准妈妈的恐惧和紧张还会加重阵痛。

　　所以，这就要求备孕女性提前了解孕期的一些心情变化，学会及时调整，让愉悦的好心情持续整个孕期，为优孕而做足心理上的准备。

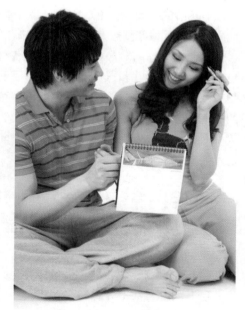

● 有丈夫的陪伴，妻子已经做好了变成"大肚婆"的心理准备。

19

最佳怀孕时期

优生优育的首要条件就是要选择最佳的受孕时期，而最佳的受孕时期则包括最佳的生育年龄、最佳的受孕月份和最佳的受孕时机，让精子和卵子在最佳的时刻相遇，孕育出最健康、聪明的宝宝。

最佳怀孕年龄

女性在 24 ~ 29 岁的时候，身体正处于发育旺盛的时期，对妊娠、分娩期间的心理变化和精神刺激以及身体的变化都能很好地调节和适应，身体及心理上都具备了做母亲的条件，比较适合哺育和教育下一代。

医学上常把 35 岁以上的产妇定为"高危产妇"，也就是说，高龄女性妊娠危险性较大，最突出的问题就是先天性痴呆儿和某些先天性畸形儿发生率较高。比如先天愚型（伸舌样痴呆），国外统计表明：35 岁以下的准妈妈发生率为 1/800；35 ~ 39 岁准妈妈发生率为 1/250；40 ~ 44 岁准妈妈发生率为 1/100；45 岁以上准妈妈发生率为 1/50。也就是说，女性年龄越大，其发生率越高。这是因为女性的卵子随着年龄的增大也在逐渐衰老，而且卵子在卵巢中储存的时间越久，受到感染或放射线危害的概率就越大。从而增加染色体突变的概率，增加胎儿畸变的可能。

除此之外，高龄产妇在妊娠期患各种并发症，比如高血压、糖尿病等的概率也很高，这对胎儿和母体健康都非常不利。而且高龄产妇在分娩时，由于骨盆、韧带及会阴肌肉弹性降低，有可能出现难产，不仅自身风险高，新生儿患并发症的概率也会增多。

因此，每位女性最好在最佳的生育年龄受孕，以便生出健康、聪明、可爱、活泼的宝宝。

最佳怀孕月份

受孕的最佳月份是在 7 ~ 8 月，因为怀孕 3 个月后，正值秋季凉爽季节，经过孕早期的不适阶段后，准妈妈食欲开始增加，睡眠也较好，而且秋天水果、蔬菜新鲜可口，鸡、鱼、肉、蛋供应充足，准妈妈摄入这些营养物质对均衡自身营养和胎儿的发育都十分有利。

研究表明，冬季空气中二氧化硫、总悬浮颗粒浓度最高，出生缺陷率为 0.78%；夏、秋季这二者浓度最低，出生缺陷率为 0.5% ~ 0.58%。孕早期处于二氧化硫和悬浮颗粒两值较高的季节，出生缺陷发生的可能性高于低值季节。

而 7 ~ 8 月份受孕，经过十月怀胎，宝宝在来年的 4 ~ 5 月份出生，正是春末夏初时节，风和日丽，气候适宜，对新生儿的护理也比较容易，也有利于新妈妈的身体恢复。这个季节里衣着日趋单薄，宝宝洗澡不易受凉，还能到室外呼吸新鲜空气，多晒太阳，预防佝偻病的发生。

另外，4 ~ 5 月份，蔬菜品种丰富，有利于供给母亲所需要的各种营养，便于供给宝宝充足的奶水。而当盛夏来临时，妈妈和宝宝抵抗力都已得到了加强，容易顺利度过酷暑。当严冬来临时，宝宝已经长到了半岁，平安过冬就较为容易了。

到了宝宝学习走路、开始断奶的周岁，则又是来年的春夏之交，这时气候温和，新鲜食品充足，为宝宝的生长发育提供了有利的条件。而且，春夏之交，肠胃易于适应，也易于为宝宝添加辅食，进行断奶。

当然，夫妻双方还要结合当地气候情况及个人的身体、工作等情况来选择怀孕的时间。

❀ 最佳受孕时机

受孕的时机就是通过掌握自身身体的节律，选择最佳时机进行性生活。一般而言，对于女性来讲，在排卵前 2 ~ 3 天及排卵后 1 ~ 2 天进行性生活，才有可能受孕；对于男性而言，一般健康精子能保持 48 小时的授精能力，而卵子在排卵后 20 小时开始老化。因此，最好能在排卵后 2 ~ 3 小时受精，此时是最佳的受孕时机。

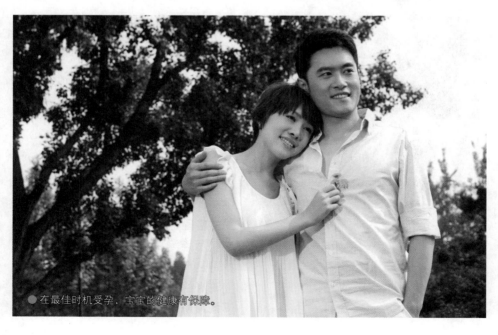

● 在最佳时机受孕，宝宝的健康有保障。

影响优孕的情况

为了保证优孕，就必须把那些影响优孕的不利因素"赶跑"，这样才有可能提高"精王子"和"卵公主"的质量。所以，受孕也要讲究"天时地利"。那么，哪些因素会影响优孕呢？

❀ 新婚即孕

新婚之后马上就怀孕，是不明智的选择。还有的新婚夫妻甚至在洞房第一次过性生活时就怀孕，这就更不能保证胎宝宝的质量了。因为在前期筹备婚礼的过程中，夫妻双方都为婚事操劳，不但睡不好、吃不好，精力消耗也很大，筋疲力尽是当时最真实的身体写照。到了举行婚礼那天，新婚夫妇在结婚仪式上迎亲送友，忙忙碌碌，身体和精神状况都处于疲惫状态，而且宴席上，难免要喝酒，甚至还会比平时多喝几杯，酒后受孕，对胎宝宝更是不利。想完全恢复双方的身体健康状况，却需要在婚后相当长的时间内才能实现。

如果婚后不久在身体还未完全恢复的时候就怀孕，由于精子质量不高，会对胎宝宝生长的先天条件产生不良影响，最终也会影响到精子和卵子结合后的胚胎，乃至以后的胎宝宝。

❀ 旅行中受孕

在旅行途中，饮食无规律，而且常常为了赶时间休息不好，精神及体力都很疲劳，机体抵抗力也会随之下降，这些因素都会严重影响到精子和卵子的质量。

另外，在旅行途中，景点变化多，各地气候差别也很大，早晨还是阳光明媚，晚上或许就是倾盆大雨，极易受凉感冒。再加上旅途疲劳、人群混杂、空气污染等因素，会诱发各种疾病，特别是风疹等病毒感染，是导致胎宝宝畸形的重要诱因；同时，有时候由于条件所限，旅游者还会到卫生条件

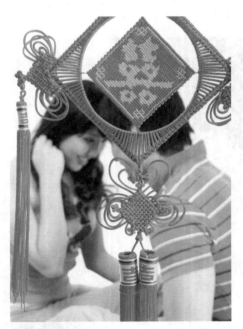

● 新婚夫妻最好提前商量好，避开在蜜月期怀孕。

不尽如人意的地方吃饭，有可能会诱发呼吸道或消化道感染，甚至还会服用各种抗菌药物。无论感染还是所用药物，都对胎宝宝不利。最主要的是，路途劳累、得不到必要的休息也是诱发流产的原因之一。

● 服药期间怀孕

有些女性因身体有这样或那样的疾病，需要长时间服用某些药物。殊不知"是药三分毒"，只要是药就会或多或少对胎宝宝产生负面影响，尤其是激素、抗生素、止吐药、抗癌药、精神病治疗等药物，都会不同程度地对生殖细胞和胎宝宝产生影响。

由于不同药物在人体内代谢与停留的时间不同，对妊娠的影响也不同，因此，具体停药后多长时间可以怀孕，最好到医院咨询医生后再确定。

● 接触有毒物质后怀孕

农药和有毒化学品都是毒性非常高的物质，接触过这些东西的女性最好不要在当次月经周期内怀孕。因为部分代谢慢的药物和强辐射物质有的还会残留在体内，会对母体和即将到来的胎宝宝造成不利，这时需要适当延后怀孕计划。

● 早产或流产后半年内怀孕

出现过早产和流产的女性，由于种种原因会造成机体一些器官的平衡被打破，出现功能紊乱，子宫等器官一时不能恢复正常，内膜的修复需要一定的时间，尤其是经过人工流产的女性更是如此。如果这些女性在早产或流产后又立刻怀孕，由于子宫内环境不良，也会对胎宝宝十分不利，更不利于怀孕女性的身体，特别是子宫健康的恢复。为了使子宫等各器官组织的功能得到充分恢复，为下一次妊娠提供良好的条件，早产或流产的女性最好在半年以后再怀孕。

● 子宫肌瘤手术后不久怀孕

子宫肌瘤患者手术后不宜立即怀孕。因为挖除子宫肌瘤的手术过程会伤到子宫，伤口愈合后仍然会留下瘢痕，瘢痕的弹性、伸展性及承受能力都比正常子宫肌纤维低很多。如果在术后不久怀孕，随着妊娠的进展，子宫不断膨胀，有可能会造成子宫瘢痕裂开，也就是子宫破裂，造成孕妇和胎儿死亡。因此，做过子宫肌瘤手术的女性，在术后2年内要注意避孕。

● 宫外孕治愈后即刻怀孕

有些夫妻求子心切，宫外孕治愈后没多久，便匆匆怀孕，结果再次发生了宫外孕。有资料显示，宫外孕重复发生率可达到15%左右。因此，为了自身的健康以及下一代着想，凡是出现过宫外孕的女性，彻底治愈半年后，方可再次怀孕。在此期间，需采取避孕措施。

如何推算孕育期的关键时间

🌸 排卵期

排卵日，是指成熟的卵细胞从卵巢排出到输卵管的时间。为了保险起见，我们将排卵日的前5天和后4天，连同排卵日在内共10天称为排卵期。因为在排卵期内性交容易受孕，所以排卵期又称为"易受孕期"或"危险期"。那么，怎么样测定自己的排卵期呢？一般来说，可以用下面介绍的方法进行计算。

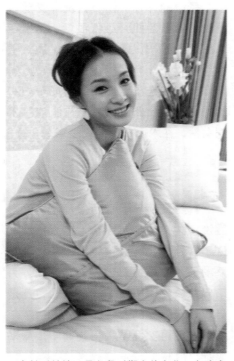

● 有针对性地记录各段时期身体变化，有助确定排卵期。

以月经周期推算排卵期

如果女性的月经周期有规律可循，那么做一些简单的计算就能知道自己的排卵期了：大多数女性排卵的时间是在下一次月经来潮前的14天左右，在女性的排卵期当天及前5天和后4天进行性生活，受孕的概率就比较高，而排卵当天进行性生活受孕率最高。但是对于月经周期不太规则的女性，使用这种计算方法作用就不会很大。

观察宫颈黏液测定排卵期

月经干净后宫颈黏液常稠厚而量少，甚至没有黏液，这段时期称"干燥期"，提示非排卵期。月经周期中期随着内分泌的改变，黏液增多而稀薄，阴道的分泌物增多，这段时期称"湿润期"。接近排卵期黏液变得清亮，滑润而富有弹性，如同鸡蛋清状，拉丝度高，不易拉断，出现这种黏液的最后一天前后48小时之间是排卵日。因此，在出现阴部湿润感时即排卵期，也称"易孕期"。计划受孕应选择在排卵期的"湿润期"。

记录基础体温测定排卵期

基础体温是指人体过6～8个小时的睡眠后，未进行任何活动所测得的体温。排卵前基础体温会逐渐下降，相对会比较低，保持在36.4～36.6℃；

在排卵日基础体温会下降到最低点，排卵后基础体温会逐渐升高，一般会上升0.3 ～ 0.5℃，一直会维持到下次月经来潮前，然后再开始下降。

基础体温一般需要连续测量 3 个以上月经周期才能说明问题。如果月经周期规则的话，测量 3 个月经周期的基础体温后，就可以知道自己的排卵期了。如果月经不规则或生活不规则，如上夜班、出差、失眠、情绪变化、疾病等，就不能用此方法判断排卵期。

以排卵试纸确定排卵期

排卵试纸是通过检测黄体生成激素（LH）的峰值水平，来预知是否排卵的。女性排卵前 24 ～ 48 小时内，尿液中的黄体生成激素（LH）会出现高峰值，用排卵试纸自测，结果就会显示为阳性。具体测试方法，一般在排卵试纸包装上都有说明（须严格按照说明做，才能尽量减少误差）。如果月经周期比较规律，则应该在经期前 14 天（也就是预计的排卵时间），在这个时间的前 3 天加后 3 天，连续 6 天测定；如果月经不规律，则一般在月经干净后第三天开始监测，直到试纸上两条杠一样深或第二条杠比第一条杠还深，就说明将在 24 ～ 48 小时内排卵，其他测试结果可参考说明书的图示。

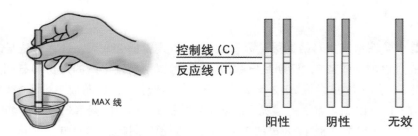

● 试纸标有 MAX 箭头的一端浸入尿液中。

❀ 怀孕时间

以末次月经推算怀孕时间

在医学上，怀孕周数要从末次月经第一天算起，到分娩时共 40 周，即 280 天，但实际上这种算法要比真正的受孕日早了 2 周。因为大多数的医生都是按照这种算法来和准妈妈们讨论怀孕的问题，所以本书怀孕周期也是按照这个周数来进行讲解的。

以排卵日测定怀孕时间

排卵周数计算的怀孕周数是从真正的受孕日来计算的。实际上，排卵、受精发生在末次月经开始后的第 14 天左右。也就是说，这个月的前半个月还没有受精，实际受孕周数比医学孕周少 2 周，自然时间也就是 38 周。

三月期分法

除了孕周的说法之外，根据孕期各阶段的不同特点，医学上还将孕期分为3个阶段：怀孕后的前3个月，即0～12周，称为孕早期；怀孕中期4个月，即13～28周，称为孕中期；怀孕后期3个月，即29～40周，称为孕晚期。

妇产科月份算法

都说怀胎十月，但是实际上的天数为什么没有满十月呢？这是因为十月的说法是按照妇产科月份来计算的。而妇产科月份每4周为1个月，所以算下来怀孕的时间自然也就是10个月整。

● 预产期

很多女性都不记得自己受孕的日子，但是怀孕前经期开始的日子却都记得。根据经期开始的日子，就可以推算出预产期，而知道了预产期，就可以计算出什么时候分娩，以便做好准备。另外，还可以以此判定是否"过期妊娠"或胎宝宝是否早产等。

经期规律者的预产期计算

整个孕期从末次月经的第一天算起，共40周，即280天。计算方法是末次月经的月份加9或减3，日期是日数加7，即可以得出预产期的月份和日期。加9的情况，如末次月经是2012年2月5日，按月份加9，日期加7，则预产期为2012年11月12日。减3的情况，如末次月经是2012年11月8日，月份11减3为下一年（2013年）8月，8日加7为15日，则预产期就是2013年的8月15日。

经期不规律者的预产期推算

依据胎动或孕吐日期进行推算

一般胎动开始于怀孕后的18～20周，如果是第一次分娩，那么在准妈妈胎动的日期再加上20周就是预产期；如果不是第一次分娩，则是胎动日加上22周。从孕吐开始的时间推，孕吐一般出现在怀孕6周末，就是末次月经后42天，由此向后推算238天即为预产期。

根据B超检查推算

还有不常见的情况，就是检查的时候胎宝宝已经很大了，这时可以根据B超检查推算，主要是测出胎宝宝头双顶间径、头臀长度及股骨长度，医生根据这些就能估算出胎龄，并推算出预产期。

孕期性生活需注意

怀孕了，还能享受缠绵的"鱼水之欢"吗？这一直是备孕男性、备孕女性所关心的问题。无论如何，也不可以为了迎接宝宝而舍弃温馨的二人空间啊！的确，"性"这一大因素在整个孕期不容忽视，准父母们要特别注意。

● 准妈、准爸有话说

在准妈妈怀孕期间，夫妻双方在1周内可以行房几次？应采用什么方式？可以到达何种程度？一系列问题常常会难倒孕期的准妈妈、准爸爸。对于这些问题的回答，妊娠中的女性与男性各有话说。

准爸爸如是说

研究发现，当妻子怀孕后，男性的性欲表现与女性有很大的不同，尤其是当腹中胎宝宝渐渐长大、妻子的腹部明显隆起时，反而更会激起丈夫的性欲。当然，也不是所有的男性都如此，也有部分男性与之相反，因为对妻子产生爱怜与体恤，从而抑制欲望。

准妈妈如是说

女人怀孕，是其人生的一大转折，除了生理上发生变化外，心理上也会有很大的变化。研究发现，大部分怀孕的女性都对孕期的性生活不是很满意，原因在于她们已经将绝大多数心思放在了肚子里的胎宝宝身上，而没有心情充分享受性爱，尤其是在妊娠初期，更会因为害喜导致的身体不舒服，或是害怕流产感到不安，从而在精神上承受巨大的压力。一般来说，女性怀孕后大多数人的性欲都会降低。不过，也有些女性会因受到激素的影响反而性欲提高。

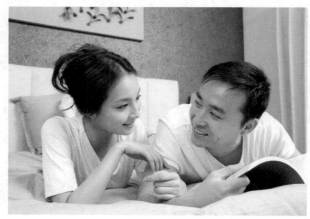

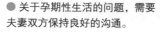

● 关于孕期性生活的问题，需要夫妻双方保持良好的沟通。

孕期性行为模式因人而异

不同的夫妻因年龄、性格、性欲度、嗜好等方面的差异，从而表现出不同的做爱方式。其实，孕期行房事只要遵守妊娠中的注意事项，夫妻双方彼此配合恰当即可，没必要过度紧张。每对夫妻之间性生活的模式各不相同，有些即使在妊娠中性生活习惯也没改变；有些夫妻会减少次数；有些则改用手或口来进行。总之，"鱼水之欢"的方式是因人而异的，只要双方都能接受，感觉舒服，且不影响胎宝宝就好。

孕期性生活宜忌

孕早期不要进行性生活

在孕 1 ~ 3 个月的时候，由于胚胎正处于发育阶段，特别是胎盘和母体子宫壁的连接还不紧密，如果进行性生活，很可能由于动作不当或精神过度兴奋，使子宫受到震动，很容易使胎盘脱落而造成流产，所以孕早期最好不要进行性生活。

孕中期可适度进行性生活

在孕 4 ~ 7 个月的时候胎盘已经形成，妊娠较稳定，早孕反应也过去了，准妈妈的心情开始变得舒畅。同时，这段时间性器官的分泌物也增多了，是性欲较高的时期。这个时期，准妈妈的子宫逐渐增大，胎膜里的羊水量增多，胎膜的张力逐渐增加，准妈妈的体重增多，而且身体笨拙，皮肤弹性下降。

这个时期最重要的是维护子宫的稳定，保护胎宝宝的正常环境。如果性生活次数过多，用力比较大，压迫准妈妈腹部，胎膜就会早破，脐带就有可能从破口处脱落到阴道里甚至阴道外。而脐带是胎宝宝的生命线，这种状况势必影响胎宝宝的营养和氧气，甚至会造成胎宝宝死亡，引起流产。另外，此时期如果性生活过于频繁，也容易引起子宫腔感染，重症感染能使胎宝宝死亡，轻度感染也会使胎宝宝智力和发育受到影响，准爸爸一定要注意。

孕晚期要禁止进行性生活

在孕 8 ~ 10 个月的时候，胎宝宝生长迅速，子宫增大很明显，对任何外来刺激都非常敏感，特别是临产前 3 周，准妈妈的子宫已经下降，子宫口逐渐张开，如果这时进行性生活，羊水感染的可能性较大，有可能发生胎膜早破，诱发早产。因此，在孕晚期必须禁止性生活。

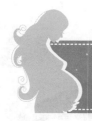

科学看待生男生女的问题

从优生的角度来讲，生男生女是一样的，关键是要"优生"，即得到一个健康、聪明的宝宝。但是在这个问题上，很多人还是存有错误观念，这是不可取的。建议所有的备孕夫妻都树立起"生男生女都一样"的观念。如果因为有伴性遗传疾病，而必须选择性别的话，那就另当别论了。

染色体决定胎儿性别

人体是由无数细胞所构成的，而所有的细胞的中心都有称为核的部分。在这一部分存在着染色体。这是只有显微镜才能够观察到的世界，在细胞核中有好像小的线一般的物质，能够利用特别的色素染色，因此称为染色体。染色体的作用，可以说是父传子的生物学遗传作用。所谓遗传，就是父母的形体、体格、体质、性格等传给子女。负责这个传递作用的基因，就在染色体上。

人体细胞的染色体有 23 对，其中 22 对为常染色体，1 对为性染色体。性染色体又有两种，即 X 染色体和 Y 染色体。女性的性染色体是 XX，只能形成一条 X 染色体的卵子；男性的性染色体是 XY，可形成带 X 染色体或带 Y 染色体的精子。如果带有 X 染色体的精子和卵子结合，则受精卵中的一对性染色体为 XX，胎儿就为女性；如果带有 Y 染色体的精子与卵子结合，则受精卵中的一对性染色体为 XY，胎儿就为男性。可见，生男生女取决于男方精子所携带的性染色体是 X 染色体还是 Y 染色体。

错误观念要纠正

◎ **酸儿辣女。** 女性在怀孕期间饮食口味发生变化是常见的现象，根据每个人不同的口味，怀孕期间的口味变化也会存在差异。因此，"酸儿辣女"是没有科学道理的。

◎ **尖肚皮生男孩，圆肚皮生女孩。** 一般来讲，身材比较丰满的人在孕期的肚子看起来会比较圆，而身材瘦小的准妈妈，肚皮就会呈尖状。因此，用这种方法判定生男生女是不科学的。

应树立正确生育观

不管是男孩还是女孩，都是爸爸妈妈的骨肉，都是夫妻双方爱情的结晶。此外，无论男女都享有平等的权利和义务，都有受到抚养的权利，将来也要履行赡养爸爸妈妈的义务。

父母从怀孕之前就应该树立起生男生女都一样的观念，不要给备孕女性造成心理负担。

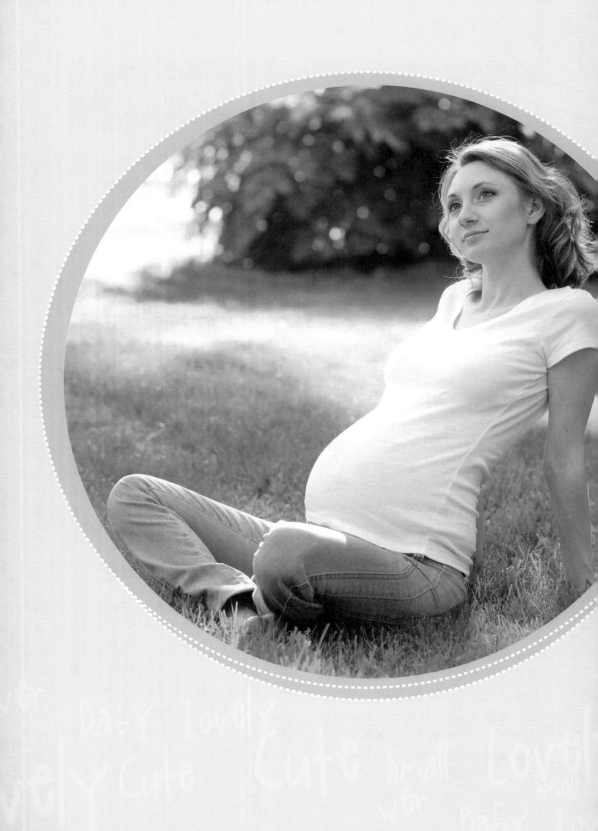

第二章

孕期全程指导
孕妈安心养胎

孕期 10 个月，每个月孕妈妈和胎宝宝的身体变化、营养需求都是不同的，在这 40 周的孕程中，孕妈妈需要补充什么营养？需要做哪些孕期检查？如何进行胎教？准爸爸又需要做哪些准备？本章就为您详细介绍孕期全程的指导。

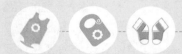

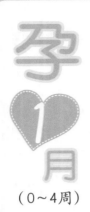

孕 1 月

（0～4周）

经过孕前 3 个月的充分准备，现在终于可以让"精王子"和"卵公主"大胆地相爱了！以女性生理循环功能来分，从末次月经第 1 天至第 4 周为孕 1 月。在此期间，大部分准妈妈都没有很明显的感觉，也有少数比较敏感的准妈妈会出现类似感冒的症状，如头晕、嗜睡、浑身乏力等。此时，不管准妈妈能不能确定自己是否怀孕，但只要觉得有怀孕的可能，就要照顾好自己，改掉不良生活习惯，提前为胎宝宝营造舒适的"家"。

✸ 准妈妈的身体变化早知道

身体变化信息反馈

❶ 受孕初期，一般准妈妈的基础体温稍高，且会持续 3 周以上。比较敏感的准妈妈会有类似感冒的症状，身体发软、低热，少数准妈妈还会出现恶心、呕吐的妊娠反应。

❷ 这个阶段，准妈妈的身体不会有特别的感觉，外表也没有特殊变化，但卵巢已经开始分泌黄体生成激素，黄体生成激素可促进乳腺发育，准妈妈会感到乳房稍变硬。同时，乳头颜色变深并且变得很敏感，稍微触碰就会引起痛感。不过，这种情况有的准妈妈也许感觉不到。

❸ 受精卵在子宫内膜着床时，子宫的大小还像鸡蛋，尚未有任何的变化。只是子宫内膜在受精卵着床后会变得比较柔软、比较厚，以保护刚刚形成的胚胎。胚胎会在子宫内的胎囊中受到妥善的保护，且胚胎拥有"尾巴"和"鳃"，开始为形成将来的脑、脊髓和心脏做好准备。此时的子宫直径约有 5 厘米，羊膜腔还没有形成。

关于准妈妈

警惕牙齿疾病

　　准妈妈在孕期由于激素分泌可能会导致牙龈组织发生病变，引发牙龈炎。如果你在孕前没有来得及进行牙科大检查，那么就要从此时开始特别注意牙齿保护了。平时的保护工作除了仔细刷牙、及时清除牙垢外，还要尽量少吃过冷、过热、带有刺激性的食物。

❋ 胎宝宝的发育情况早知道

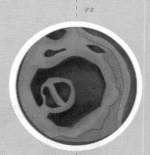

① 这个阶段的胎宝宝称为"胚芽"，只有针尖般大小，身长约 0.4 毫米，体重 0.5 ~ 1 克。受精卵经过约 1 周的时间在子宫内膜着床，开始在准妈妈体内吸取营养。

② 头部占身体的一半，有长长的尾巴，形状像条小海马。看来和其他动物的胚芽没有什么区别。

③ 胎宝宝外表还不具备人的特征，但性别及长大后的肤色、长相等都已经处于确定的状态。

④ 胳膊和腿大体上有了雏形，因为太小还看不清楚。神经系统、血液系统以及循环系统的原形几乎都已出现。

⑤ 心脏从第 2 周末开始形成，从第 3 周左右开始搏动，而且肝脏也从这个时期开始明显发育。

⑥ 胚芽表面被绒毛组织覆盖着，这个组织不久将形成胎盘。

⑦ 眼睛和鼻子的原形还未形成，但嘴和下巴的原形已经能看到了。

⑧ 与母体相连的脐带从这时起已经开始发育。

终于如愿怀"孕"了，那么恭喜你，从现在起，你就是两个生命的结合体了！

孕初期的妊娠反应

怀孕之后，准妈妈有很明显的感觉就是精神不佳、嗜睡，其实这是正常的生理现象，原因在于体内激素的改变，再加上刚开始既期待又害怕的心情，都会让准妈妈感到疲惫不堪。所以，此时充足的休息与睡眠就显得尤为重要。尤其是高龄和曾有流产史、患有慢性疾病的准妈妈，更要避免过度劳累。

在怀孕的第 1 个月，有些准妈妈会出现比较严重的"害喜"、着床性

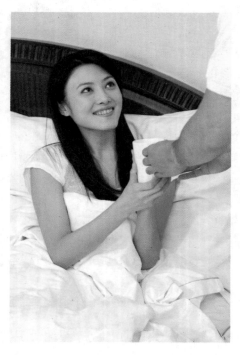

出血症状，这主要是由准妈妈体内绒毛膜促性腺激素急速上升所致。此外，还与准妈妈的心理状态有关。准妈妈的心理压力越大，"害喜"的症状也会越明显。要想缓解这种症状，可从合理的饮食和生活细节上调整，如平时多注意休息，避免劳累和提重物等。

尽量避免性生活

孕早期，即怀孕后前 3 个月，大多数准妈妈由于出现早孕反应，性要求都会降低，再加上担心流产而有意回避性生活。其实，准妈妈的这些担心并非多余。这是因为，胎盘在这时尚未完全形成，孕激素分泌量还不够，是最容易发生流产的时候。如果进行性生活，很容易因刺激子宫收缩而引发流产。因此，孕早期应尽量避免性生活，准爸爸此时要予以充分的体谅。

在不宜性生活的时期，可以采取身体的边缘性接触，如搂抱、亲吻、抚摸等，也可用手或口来使性欲得到满足。

若因性生活引起阴道流血或腹痛时，一定要立即终止，及时就医。

准妈妈做家务需注意

怀孕之后，虽然腹部的隆起还不明显，但准妈妈的身体和未孕前肯定

●妻子"害喜"严重时，丈夫要多加照顾。

是有所区别的,特别是容易感到疲惫。所以如果要做家务,准妈妈应该尽量挑选一些轻便的事情,而诸如拖地、搬家具等重体力活和爬上走下的事情应该让准爸爸或其他家人来做,避免自己过度劳累。

另外,准妈妈即使做轻便的家务,也应该遵守以下规则。

避免长时间保持一种姿势

做家务时,尽量不要长时间保持同一个姿势,比如长时间俯身、下蹲或站立而影响血液循环,同时,还要避免腹部长期处于一种增压状态危害胎儿健康。

行动缓慢

怀孕后,准妈妈的身体没有原来灵便,并且负荷将会越来越重。所以,做家务时要以"缓慢"为原则,以不直接压迫到肚子的姿势作为最基本的行动准则。

量力而行

准妈妈做家务要以轻松、消遣为主,如果做的活太多会感觉很累。如出现腹部阵痛等不舒适感时应立即停止手中的工作,马上休息。

◎扫地用的扫把最好选择手柄长度在腰部的,这样可以避免准妈妈弯腰去扫;沙发或茶几下面的垃圾暂时不要去扫或让家人来扫。另外,在使用扫把时不要顶住腹部,以免伤及胎宝宝。

◎准妈妈在洗衣服时也要注意,对于小件的内衣裤、袜子等,可以自己动手洗,但是对于大件的、厚重的衣服还是应该让洗衣机来代劳。

另外,在洗小件衣物时不宜用凉水,最好加些热水;洗衣服时姿势要稳,不要采取蹲位,以免压迫腹部;洗衣服时不要过度用力。

孕1月,准妈妈洗衣服最好使用肥皂或戴塑胶手套,不要使用洗衣粉,避免化学物质损害孕早期正在发育的受精卵。晒衣服时动作也要轻柔,家里最好安装可升降的晾衣装置。

◎准妈妈每天去菜市场买菜其实对身体是非常有益的,不但做了自己力所能及的活,还锻炼了身体。但要注意,菜不要一次买太多,一般只要买够当天吃的就可以了。因为准妈妈不适宜提太重的东西,千万不要让菜的重量超过身体平常能够负荷的程度。

有些准妈妈在孕早期因为早孕反应,对油烟味非常反感,所以此时的准妈妈并不适合到厨房做饭。

准妈妈在洗菜、洗碗时也要注意水槽的高度。如果水槽太低,可以拿一个大水盆接满水放在水槽上洗,尽量让操作平面保持在与腰部水平的高度,这样可以避免腰背酸痛。

❀ 准妈妈服药需谨慎

在孕初期一定要注意用药,因为这个时期是胎儿器官发育的最重要的时期,如果准妈妈们因生病盲目用药,就可能会影响胎儿的发育,甚至造成畸形。所以准妈妈们在怀孕初期生病的话，一定要在医生的指导下用药。

● 警惕流产

孕早期是流产的高发期，被医学专家称为生命最脆弱的时段。但无论胎宝宝是"留"还是"流"，准妈妈为了自身健康，都要坚强、坦然地面对。

科学识别是否需要流产

◎准妈妈停经后，阴道出现少量流血状况，流量比月经少，有时伴有轻微下腹痛、腰痛，胎动时可能有下坠感，这些都是流产的征兆。
◎检查子宫大小与停经周数是否相符、宫颈口是否已开、胎膜是否已破、妊娠产物是否已排出、妊娠试验是否呈阳性等，以判断是否有流产的可能。

孕早期养护措施

◎卧床休息，减少活动；消除顾虑，戒怒戒悲，稳定情绪。
◎禁止性生活，尽量减少不必要的阴道检查，以免对子宫造成刺激。
◎多吃高营养、易消化的食物；多吃新鲜蔬菜、水果，多喝水，保持大便通畅。
◎遇到阵发性下腹剧痛并伴有出血时，准妈妈应保持冷静，立即到医院就诊。

● 孕检报告要看懂

孕检是每位准妈妈都必须要经历的，并且会伴随整个孕期。可每次孕检完，大部分准妈妈都是手拿化验单，一头雾水，看着那些稀奇古怪的标记，总是会让准妈妈感到尴尬。现在，就让我们一起来普及一下如何看懂孕检报告吧！

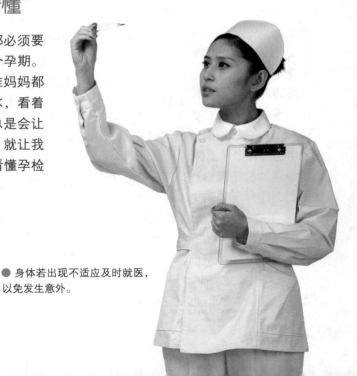

● 身体若出现不适应及时就医，以免发生意外。

孕检报告	
检查项目	**标准数据**
血常规检查	血红蛋白	正常值100~160克/升，低于100克/升说明有贫血
	白细胞	正常值（4~10）×10⁹/升，孕期可能轻度升高，超过这个范围说明有感染的可能
	血小板	正常值为（100~300）×10¹²/升，如果低于100×10¹²/升，则会影响准妈妈的凝血功能
尿常规检查	尿液中蛋白	正常情况下为阴性，如果呈阳性，有妊娠期高血压、肾脏疾病的可能
	尿液中糖分和酮体	正常情况下为阴性，如果糖或酮体呈阳性，说明有糖尿病的可能，需进一步检查
	镜检红细胞和白细胞	正常情况下为阴性，如果发现有红细胞和白细胞，则提示有尿路感染的可能，如果同时伴有尿频、尿急等症状，更需及时治疗
乙肝病毒抗原和抗体		正常情况下为阴性。如果单纯乙型肝炎表面抗体（HBsAb）为阳性，说明以前感染过乙肝病毒，现已痊愈，并对乙肝病毒具有免疫力。如果其他指标（HBsAg、HBeAg、HBeAb、HBcAbIgG、HBcAbIgM）呈阳性，则说明目前携带的病毒具有传染性
风疹病毒、弓形虫、巨细胞病毒、单纯疹病毒抗体		此项检查最好是在准备怀孕前进行，正常为阴性。如果检查呈阳性，应经治疗后再怀孕。对于家中养宠物的准妈妈更要进行检查
超声波检查	羊水深度	羊水深度在3~7厘米之间为正常，超过7厘米为羊水增多，少于3厘米则为羊水减少
	胎心	正常胎心率为120~160次/分钟，低于或超出这个范围则提示胎宝宝在子宫内有缺氧的可能
阴道分泌物检查	白带清洁度	正常情况下清洁度为Ⅰ~Ⅱ度，Ⅲ~Ⅳ度为异常白带，表示阴道有炎症
	念珠菌和滴虫	念珠菌或滴虫阳性说明有感染，需进行相应的治疗
	线索细胞	线索细胞阳性显示为细菌性阴道病
妊娠糖尿病筛查	50克葡萄糖负荷试验（在孕24周~28周进行）	口服含50克葡萄糖的水，1小时后抽血检测血浆血糖值。如果大于7.8摩尔/升，说明筛查呈阳性，需进一步进行75克葡萄糖耐量试验，以明确有无妊娠糖尿病

好营养，更健康

　　孕1月是胚胎的各组织器官的形成时期，也是胎宝宝生长发育至关重要的时期，这时期如果营养不良，极易导致胎宝宝畸形。所以在这一时期，准妈妈心中要坚定一个信念，一切为了孩子。在膳食调配上应多样化，营养要丰富全面，以清淡少油为主。吃的时候应少吃多餐，吃得不难受就行，吃完饭后散散步、听听音乐，分散注意力，就会减轻妊娠反应。

❀ B 族维生素不可少

　　研究指出，叶酸是参与细胞分裂时 DNA 合成的必要营养素，缺乏叶酸会影响胎宝宝的中枢神经发育，因此，从孕早期开始应增加叶酸的摄取量，而深绿色叶菜类就是叶酸的主要来源。

　　另外，维生素 B_1、维生素 B_6 能维持心脏及神经系统的健康，维生素 B_{12} 则有助于成长发育及维护神经系统的健康，建议准妈妈要多食用全谷类食物，避免 B 族维生素缺乏。

❀ 养成良好的饮食习惯

◎少吃多餐。不要一次吃太饱，也不要感到特别饿了才吃，尽量让血糖维持在不高不低的状态，这样才能降低恶心感。

◎小口喝水。准妈妈要摄取足够的水分，但不能一下子喝太多，最好一小口一小口地慢慢喝、经常喝。

◎睡前最好能吃点饼干，可维持夜间及第二天起床时的血糖，避免出现血糖太低。

◎饭后要尽量避免平躺，以免发生食物反流，引起恶心。

◎吃易消化的食物。对于晨吐较严重的准妈妈，可以先在床上吃早饭。

◎晨起刷牙时应避免碰到咽部，以免诱发或加剧呕吐。

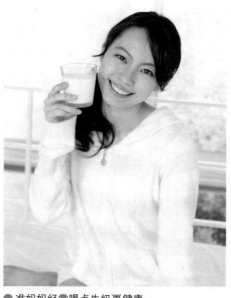

● 准妈妈经常喝点牛奶更健康。

◎烹饪气味易诱发和加剧呕吐，所以准妈妈在孕早期尽可能不要进厨房。

◎姜茶有一定的止吐作用，用鲜姜取汁放入茶中饮用可见效；用鸡内金10克、炒麦芽15克，水煎服，可治疗一切饮食所引起的呕吐。

经以上处理，大多数准妈妈的症状都会逐渐好转，但若治疗无效，出现脱水及其他新陈代谢障碍者，则需要住院治疗，通过输液补充机体丢失的水分、电解质和能量。

● 适量补充胆碱

据研究发现，胆碱作为人体必需的一种营养成分，对生物的记忆力能够产生一定影响。而对准妈妈来说，胆碱的摄入量是否足够，则会影响到胎宝宝的大脑发育。据《中国居民膳食营养素参考摄入量》建议，准妈妈和哺乳中的女性每天摄入的胆碱量应为500毫克。这500毫克胆碱可从吃蛋黄、动物肝脏、豆类、谷类及土豆等食物中获取。

● 少量食用巧克力

芬兰科学家们通过实验证明：与不吃巧克力的准妈妈所生出的宝宝相比，那些定期吃巧克力的妈妈生出的宝宝对新环境产生的恐惧感较少。还有一份报告指出，在宝宝出生6个月后，那些食用巧克力较多的妈妈所生的宝宝会产生更多好的行为反应。这些影响，源于巧克力中与积极行为有关的化学成分，而这些化学成分是能够通过子宫传递给胎宝宝的。但是巧克力也不能多吃，因为其含的脂类较高，吃多了不仅会使准妈妈体重增加，还会影响其他营养物质的吸收。另外，巧克力中含有咖啡因，若食入过多会增加流产的几率。

● 改善牙齿环境

准妈妈在怀孕后，由于激素的分泌，牙齿容易脱落。下面几种方法都有助于改善牙齿环境，准妈妈们不妨试试看。

◎多食用芹菜：芹菜中含有很多粗纤维，准妈妈在咀嚼芹菜时，可通过对牙面的机械性摩擦，擦去黏附在牙齿表面的细菌，这就好比一把扫把，能够给牙齿进行一次彻底的大扫除，以减少发生蛀牙的概率。

◎常嚼口香糖：口香糖虽然不是食物，但咀嚼时可以和口腔内的酸中和，破坏掉细菌滋生的环境，从而可进一步预防蛀牙。

◎口含薄荷：薄荷清凉可口，放在嘴里可以在一定程度上缓解由于牙龈发炎、牙龈肿胀带来的不适。

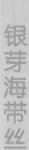

萝卜煲元蹄

材料

猪蹄、青萝卜、胡萝卜各 600 克，蜜枣 8 颗，陈皮 2 片，姜 3 片。

调料

盐适量。

做法

❶ 猪蹄切小块，放入沸水中余烫 5 分钟捞出，洗净备用。

❷ 青萝卜、胡萝卜均洗净，去皮，切滚刀块，备用。

❸ 煲锅中倒入 4000 毫升水以大火煮开，加入猪蹄块、蜜枣、陈皮及姜片，中火煲 90 分钟。

❹ 再加入青萝卜、胡萝卜继续煲 1 小时，最后加入盐调味即可。

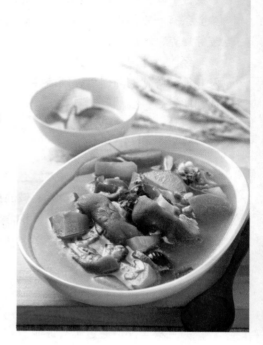

银芽海带丝

材料

海带丝 250 克，绿豆芽 150 克，红甜椒 50 克，蒜 6 瓣。

调料

白醋 1 大匙，白糖、香油、盐各适量。

做法

❶ 红甜椒去蒂及籽，洗净，切条；蒜去皮，切末；海带丝洗净，切段，放入沸水锅中余烫至熟，捞出过凉，备用。

❷ 锅中放入适量清水烧沸，放入绿豆芽余烫至熟，捞出过凉后沥干水分，然后与海带丝、红甜椒条、蒜末混合均匀。

❸ 调入香油、白醋，搅拌均匀后放入盐和白糖调味即可。

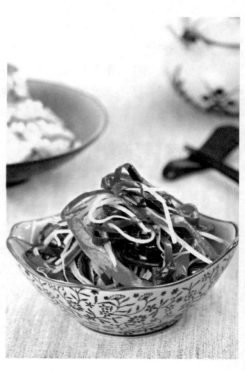

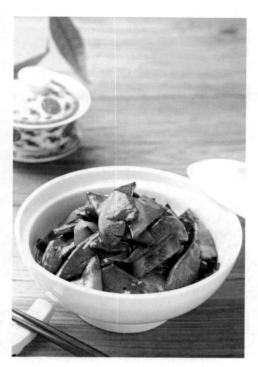

材料

猪肝 100 克，黄瓜 200 克，葱、姜各少许。

调料

酱油 2 小匙，淀粉、料酒各 1 小匙，盐、白糖各少许。

做法

❶ 将猪肝切成柳叶形薄片，用少许淀粉、盐拌匀上浆；黄瓜洗净，切成薄片；葱切丝；姜切末。

❷ 油锅烧热，放入猪肝滑散，捞出沥油。

❸ 原锅留油少许，加入葱丝、姜末爆香，放入猪肝、黄瓜片翻炒均匀。

❹ 加入酱油、料酒、盐、白糖炒熟，水淀粉勾芡，拌匀盛盘即可。

猪肝炒黄瓜

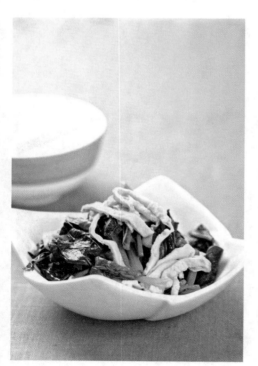

材料

菠菜 300 克，鸡蛋 2 个。

调料

盐、香油各适量。

做法

❶ 将菠菜洗净，切成段，放入沸水中余烫熟，捞入凉开水中过凉，捞出沥干。

❷ 将鸡蛋打入碗内，搅匀成鸡蛋液。

❸ 锅置火上，倒入少许油烧热，倒入鸡蛋液煎成蛋皮，盛出晾凉，切成丝。

❹ 将菠菜段、鸡蛋丝放入碗中，调入盐、香油拌匀即可。

菠菜拌蛋皮

鲜奶炖鸡

材料

净鸡半只（约450克），红枣5～6枚，鲜牛奶2杯，姜2片。

调料

盐少许。

做法

❶ 将净鸡剁好，洗净去皮，入沸水中氽烫后斩大件，备用；红枣浸软，去核洗净，备用。

❷ 将鲜牛奶煮至微沸。

❸ 把鸡肉块、红枣及姜片一同放入炖盅内，注入沸鲜牛奶至八成满，大火隔水炖1.5～2小时，取出，加入盐调味即可。

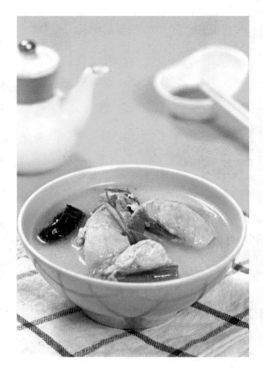

黑椒煎牛排

材料

牛排350克，西蓝花50克，洋葱丝适量，薄荷叶少许。

调料

香料1小匙，盐少许，黑胡椒适量。

做法

❶ 牛排洗净，沥干，以餐巾纸吸干多余水分；西蓝花洗净，撕成小朵，备用。

❷ 油锅烧热，放入沥干水分的牛排，以中小火煎至牛排两面上色，装盘。

❸ 锅中加入西蓝花朵、洋葱丝略炒，加入所有调料，炒匀后与牛排一起摆盘，以薄荷叶装饰即可。

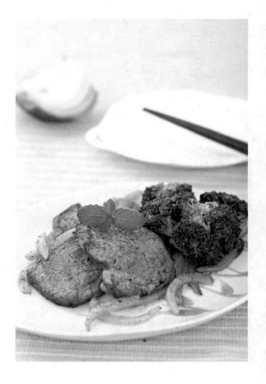

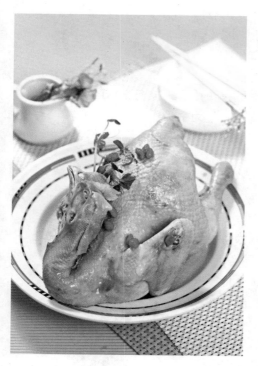

材料

净母鸡1只，枸杞子15克，葱、姜各适量。

调料

料酒2大匙，盐1小匙，高汤适量，胡椒粉少许。

做法

❶ 将母鸡洗净，放入沸水锅中汆烫，捞出过一遍凉水，沥干水；葱、姜洗净，葱切段，姜切片；枸杞子洗净，备用。

❷ 将枸杞子装入鸡腹中，腹部朝上放入碗中，加入葱段、姜片、料酒、高汤、胡椒粉，上笼大火蒸2小时左右，拣去姜片、葱段，加盐调味，装盘稍点缀即可。

枸杞子蒸鸡

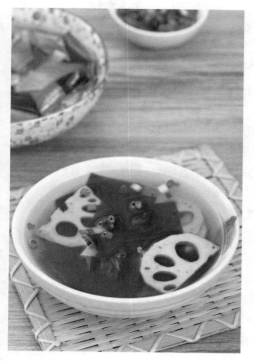

材料

莲藕300克，海带100克，葱、姜各适量。

调料

盐适量。

做法

❶ 莲藕洗净，去皮，切片。

❷ 将海带放入清水中浸泡3小时，洗净，切片。

❸ 葱洗净切末；姜洗净切片，备用。

❹ 锅置火上，加入适量油烧热后，爆香姜片，接着放入适量清水，煮沸。

❺ 然后放入莲藕片，煮约20分钟，再放入海带片煮15分钟后，放入葱末，最后放入盐搅拌均匀即可。

莲藕海带汤

科学胎教不可少

本月对胎宝宝实行环境胎教时要选择在空气清新的处所，实行情绪胎教之前自己要先保持一份好心情，实行运动胎教则要以"缓"为主。

🌸 环境胎教

——环境对胎儿的影响不可忽视

室内环境要优化

生活在北方的准妈妈，在冬天大多通过暖气取暖，室内温度比较恒定，但也应该多开窗换气，如果室内温度不低于 22℃，开窗的时间可以适当延长。通风的最佳时间为早上 9：00 ~ 11：00 或下午 14：00 ~ 15：00，这两个时间段内大气层中空气质量比较好，开窗的时间可适当延长。

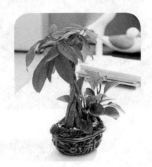

室内绿化方面，常青藤、芦荟、吊兰都比较适合放在屋里，有净化空气的作用。而一些开花的、有香味的植物不适合长期摆在室内，因为花的香味会刺激神经，让准妈妈经常处于兴奋状态，长时间吸入香气，会影响身体健康。

噪声污染要远离

妊娠期理想的声音环境是不低于 10 分贝，不高于 35 分贝。如果超出这个范围，就会对准妈妈及胎宝宝造成不良影响。

准妈妈长时间生活在噪声中，会造成大脑皮质的兴奋和抑制功能失调，脑血管弹性遭到损害，神经细胞染色质溶解，出现头痛、脑涨、耳鸣、失眠、听力下降及全身乏力等症状。另外，噪声还会引起准妈妈消化功能不良、食欲减退、恶心、呕吐、妊娠反应加重，甚至导致剧吐或胃溃疡。同时胎宝宝的生长发育也会受到影响，还可能引发流产、早产、出生后体重过低等问题。

🌸 情绪胎教

——孕妈妈的心情胎宝宝能感受到

保持好情绪的必要性

准妈妈在孕早期由于妊娠反应的影响，情绪极易波动，容易出现情绪不稳、精神疲倦、烦躁不安等现象，这对准妈妈和胎宝宝都不利。因为此时受精卵刚刚种植在母亲的子宫中，还很脆弱，而且此时各种器官的雏形都已出现，胚胎的生长速度是惊人的，到第1个月月末，胚胎的体积迅速增长，大约已经有1厘米了。这时准妈妈的血液已在小生命的血管中缓缓流动，心脏已经形成并开始工作了。倘若这时胚胎受到外界不良因素的影响，很容易导致胚胎发育异常，严重时会造成流产。所以准妈妈要意识到不良情绪对胎宝宝的影响，并提醒自己经常保持心情愉快。

保持好情绪的技巧

准妈妈要明确的一点是：妊娠反应不是病，可采取转移注意力的办法缓解，如和准爸爸一起去看电影、逛公园、观花赏景，也可去朋友家做客，以减轻孕期不适的症状。同时，为了胎宝宝的健康发育，一定要坚持进食。

还可以多听一些轻松愉快、诙谐有趣、优美动听的音乐，使准妈妈不安的心情得以缓解，在精神上得到安慰。

❀ 运动胎教

——适度运动会让母子更健康

孕妈妈运动需注意

运动既可增强准妈妈的体质，又有利于胎宝宝的健康发育，因此准妈妈在孕早期进行运动是非常必要的。适合准妈妈的运动有很多，但准妈妈要根据自己的实际情况选择适合自己的运动项目进行锻炼。如果怀孕前一直不怎么运动的准妈妈，那么怀孕后最好选择一些简单易行的运动方法，如散步、打太极拳、做准妈妈体操等。如果怀孕前就一直有坚持运动的好习惯，那么怀孕后如果没有什么特殊情况，可以继续进行，但运动要有限度，不要运动到令自己感到疲劳或上气不接下气的地步。不要尝试那些剧烈的运动，要避免任何有损伤腹部的危险运动。

适合孕初期的运动项目

本月胚胎还很脆弱，进行过于激烈的运动很可能会造成流产。所以，准妈妈在孕1月最好选择比较缓和的运动项目。

散步可作为运动项目的首选。这种运动不但是增强准妈妈和胎宝宝健康的有效运动方式，还可提高神经系统和心肺的功能，促进全身血液循环，增加新陈代谢，加强肌肉活力，可使腿肌、腹壁肌、胸廓肌、心肌的活力加强，也可为胎宝宝提供充足的氧气。准妈妈最好选择在空气清新、氧气浓度高、噪音比较少、花草茂盛的地方散步，这种安宁恬静的环境，会对身心起到很好的调节作用。

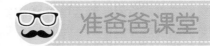

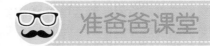準爸爸課堂

妻子怀孕了，作为准爸爸一定也会欣喜若狂的，但同时是不是有点手足无措、手忙脚乱的感觉呢？这样的心情可以理解，但却不能就此失去方向。

那么，妻子怀孕了，准爸爸该为妻子和胎宝宝提供哪些帮助呢？自己本身又该注意些什么呢？

❀ 理解、包容妻子

怀孕对夫妻双方来说都是一段奇妙的体验，虽然胎宝宝的成长是在母体内进行的，但准爸爸的重要性也毋庸置疑。怀孕之后由于生理上的变化，准妈妈常会出现莫名的焦虑感，此时准爸爸要有"一起怀孕"的心态，多花时间陪伴、安慰妻子，让妻子保持一份愉悦的心情。

❀ 改掉坏习惯

为了准妈妈和胎宝宝的健康，此时的准爸爸应尽量克制自己，改掉生活中的一些不良习惯。

戒烟

无论在准妈妈怀孕前还是怀孕后，准爸爸都不应该吸烟，如果准爸爸难以做到，可以使用一些戒烟用品，如往鼻子里喷戒烟药水，吃戒烟糖或使用戒烟牙膏等。

远离辐射

在这个特殊时期，准爸爸在家应尽量少使用带辐射的"高科技产品"，如电脑、电视、微波炉、手机等，避免辐射危害到准妈妈和胎宝宝的健康。

不要频繁地外出应酬

准妈妈在孕期会较平时更为敏感和小心眼，准爸爸太过频繁地外出应酬会让她坐立不安。而且即使最普通的应酬也会占用你的时间和精力，如果你也不想参加，那就以宝宝的名义谢绝吧，每个人都会理解你的。如果实在脱不开身，那就尽早和妻子通个电话，告诉她你的安排和预计到家时间，这样的态度妻子也会格外理解你的。

保持个人卫生，放弃留胡须的爱好

胡须特别是浓密的胡须，会吸附并收容许多病菌和空气中的污染物质，如酚、苯、氮、铅等。准爸爸和准妈妈亲密时这些物质自然会顺便进入到妻子的呼吸道和消化道，所以为了母婴健康，准爸爸们应剃掉胡须，时时注意自己的个人卫生。

❀ 关注妻子的饮食

女性在怀孕后，其饮食口味会大大改变。如何让妻子在饮食上既能感到舒服，又能做到均衡饮食？准爸爸可要注意啦！如果妻子在饮食上喜欢偏重的口味，比如对麻辣锅特别上瘾。此时准爸爸虽然没必要完全制止，但也应要求妻子减少食用次数，免得刺激子宫收缩，引发流产。

不宜多吃蜜饯

准妈妈不能多吃蜜饯，因为蜜饯内含有很高的钠，多吃易发生水肿现象。

控制体重

准妈妈整个孕期的体重增加最好控制在 10 ~ 12 千克的范围内，要想达到这一标准，最好避免摄取热量过高的食物，并辅以适当的运动，这就要求准爸爸对妻子进行适时提醒了。

做家庭的调味师

妻子和母亲的口味出现了分歧，该怎么办？此时准妈妈如果吃不顺口的话，不但会影响自身健康，更会导致胎宝宝营养摄入不足。这时，建议准爸爸积极协调家人之间的关系，多关心妻子的心理变化，尽量做到既照顾了妻子的健康，也不让母亲感到为难。同时，除了给妻子以均衡饮食外，还要特别补充些维生素、矿物质等营养。

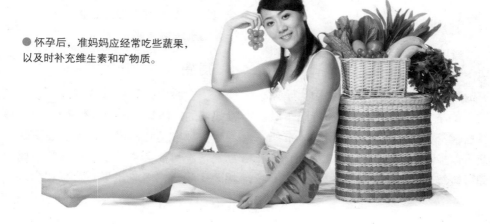

● 怀孕后，准妈妈应经常吃些蔬果，以及时补充维生素和矿物质。

不要认为，只有一朝分娩的时候才会痛，其实，每位准妈妈在经历十月怀胎的时候就已经和"痛"相伴了，只是有的人轻些，有的人重些罢了。庆幸的是，大多数疼痛都是正常的孕期反应，程度也较轻，如果能针对性地采取一些对策，症状就会缓解。

现在，已经成为准妈妈的你，对孕期疼痛绝对不可轻视，要弄清哪些痛是生理反应，哪些痛是疾病所致，以便正确应对。

哪些疼痛不用担心

心窝烧灼痛

由于子宫慢慢变大，准妈妈的肠胃受到挤压，加上激素的分泌使隔离食道和胃的肌肉变得松弛，因而胃酸容易向上翻涌，产生灼热感。出现此症状后准妈妈需要少吃多餐，餐后半小时内不躺卧，慢慢就可缓解。

腿痛

当腿部发生下肢静脉曲张或两腿肌肉痉挛时，准妈妈常会感觉到腿痛，有时候会在夜里痛醒。这是因为孕期增大的子宫压迫下腔静脉，导致下肢及盆腔静脉血液回流受阻所致。准妈妈可以多做腿部按摩，促进血液循环，即可缓解。

牙龈肿痛

受大量雌激素影响，准妈妈的牙龈会变得肥厚，容易患上牙龈炎，出现肿痛且容易出血。这时的准妈妈需要多注意口腔清洁卫生，选用柔软的牙刷，以减轻对牙龈的刺激。

下腹痛

孕早期，子宫因胎宝宝的生长而扩张，致使子宫的韧带、输送养分的血管、支配子宫的神经等由原来的松弛状态变得紧张，或受到机械性的牵拉，加上子宫周围的膀胱和直肠等，也会因子宫的增大受到挤压，故而产生痛感。这种病痛会随着怀胎月份的增加而减轻，直至消失。

肋骨痛

随着胎宝宝的长大，子宫也会随之增大，增大的子宫不断刺激肋骨下缘，可引起准妈妈肋骨疼痛。此时的准妈妈可以采取左侧睡卧的姿势，这样有助于缓解疼痛。

痔痛

子宫的增大和腹压的增加，会使准妈妈的痔静脉回流受阻和压力增高，导致便秘和痔疮的发生，尤其在孕晚期，情况可能会更严重。这时的准妈妈要多喝水，多吃水果、蔬菜和全麦面包等富含纤维素的食物，常做散步等运动，可适当缓解疼痛。

耻骨疼痛

为了迎接越来越大的胎宝宝，准妈妈的耻骨间隙在松弛素的作用下会比怀孕前增宽，不过，这种源于耻骨联合分离而产生的痛感并不严重，准妈妈一般都可以忍受。如果有个别准妈妈出现耻骨联合分离较重，甚至导致韧带拉伤、水肿，造成行走困难，那就需要卧床休息了。

外阴疼痛

某些准妈妈进入孕晚期后，外阴部会有肿胀感，皮肤发红，走动时痛感剧烈，医学上称此为"外阴部静脉曲张"。要想缓解这种疼痛，准妈妈要避免长时间站立和行走，不穿过紧的裤子和鞋袜，洗澡水不要过热，还可实行局部冷敷以减轻疼痛。

腕管综合征

这种痛发生在手部，疼起来像有针在刺，屈伸手腕部可以诱发，多在夜间发作。疼痛发作时，可请家人为自己轻轻按摩；也可在晚间睡觉时在手和手腕下垫一个枕头，白天适当减少使用电脑的时间或在电脑键盘上安装一个腕托，以减轻对手腕神经的压迫。

坐骨神经痛

胎宝宝的体重不断增加，给准妈妈的背部增加压力的同时，还会挤压坐骨神经，于是有些准妈妈的腰部以下到两腿之间会产生强烈的刺痛感。缓解这种疼痛的方法是：准妈妈在睡觉时，可在两腿膝盖间夹放一个枕头，以增加流向子宫的血液。

哪些疼痛要注意

上述疼痛多属于孕期的生理性反应，一般不会对准妈妈和胎宝宝的健康造成大的危害。但是，如果过度疼痛就属于疾病的警报了，这时切不可误认为生理反应而无动于衷，应及时就医。

另外，如果出现先兆流产、宫外孕、胎盘早剥、子宫破裂、葡萄胎、卵巢静脉综合征、子宫扭转等症状时，准妈妈都会有剧烈疼痛出现，并可能伴有阴道出血，这就需要准妈妈们注意了，这时要及时就医。

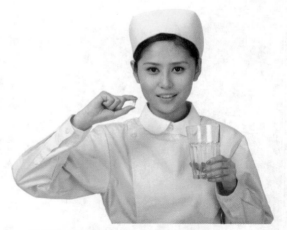

● 医护人员提醒：准妈妈要区别对待孕期疼痛，对疾病引起的疼痛应引起注意。

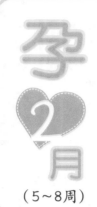

孕 2 月

（5~8周）

如果在怀孕的第 1 个月，你还没有察觉到小生命已经存在的话，那么到了第 2 个月，一向准时报道的好朋友——月经还迟迟不肯露面，而且身体还伴有各种不适症状时，那么就应该引起你的关注了。

此时也不必过于担心，保持一颗平常心，尽早到医院检查以确定是否怀孕即可。同时，到医院检查还可以确定是否正常怀孕，有没有宫外孕以及胚胎异常等情况。

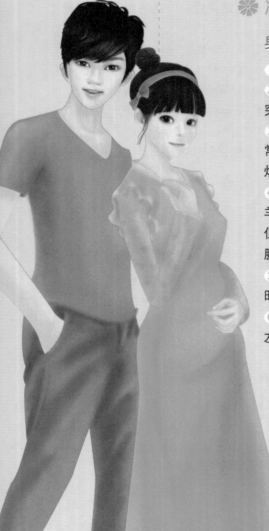

❋ 准妈妈的身体变化早知道

身体变化信息反馈

❶ 月经没有来，这是最先发觉的异常。

❷ 有些准妈妈会出现心悸，突然想吃某种食物，突然见到某些食物就想吐等早孕反应。

❸ 这个阶段，准妈妈的神经会变得很敏感，常常感觉疲劳、困倦，并经常受到急躁、不安、忧郁、烦闷等情绪的困扰。

❹ 子宫增大到如鹅蛋般大小，直径 8 ~ 9 厘米，羊膜腔尚未形成，准妈妈的腹部增大还不明显。但这时会出现白带增多、乳房增大、乳房胀痛、腰腹酸胀等不适症状，乳头变得更为敏感。

❺ 准妈妈的小便次数开始增加，出现尿频。此时不要强忍小便，那样可能会造成细菌感染。

❻ 准妈妈的体温仍然较高（比正常体温高 0.2℃左右），这种情况大约要持续到怀孕第 15 周。

❼ 有的准妈妈会有不定时的下腹部抽搐，有时只有单侧痛，有时整个下腹痛，但不会太痛，只会微微抽痛，休息一下就可缓解。但若疼痛剧烈难耐，或呈持续性，就要警惕流产或宫外孕的可能了，应立即到医院就诊。

关于准妈妈

孕吐如影随形

　　在孕早期，胎宝宝对准妈妈来说如同"异物"，准妈妈产生孕吐反应也是在情理之中。孕吐虽然是正常的生理反应，但如果频繁而剧烈，会引起体内水、钠、钾等营养素的丢失，造成电解质紊乱，甚至出现酮症酸中毒。所以，如果孕吐反应特别严重，应及时去医院治疗。轻度的孕吐反应一般在妊娠 3 个月左右即会自然消失，对身体没有大的影响。

❋ 胎宝宝的发育情况早知道

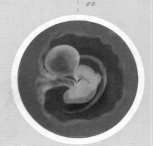

①　这个阶段的胎宝宝仍然被称为"胚芽"，身长 3 厘米左右，体重 4 ~ 5 克。

②　胎宝宝的嘴巴、耳朵也出现了，眼睛长在两侧。

③　到第 6 周时，胎宝宝的心脏开始划分心室，心脏和血管也开始产生向全身输送血液的能力。

④　到了怀孕第 7 周时，胎宝宝的"鳃"会在不知不觉中消失，"尾巴"也会变短，可区分出头、身、脚的形态；视觉神经、听觉神经及脑都在急速发育，但整个胚胎的外观尚未形成我们所熟悉的人形。

⑤　胎宝宝的骨骼处于软体状态，富有弹性，神经管膨胀，大脑发育迅速。

⑥　羊水生成了，脐带和胎盘开始发育，母体与胎宝宝的联系进一步加强。

⑦　内外生殖器的原基已经形成，但性别还无法分清。

关注生活细节

孕2月是流产的多发期，所以准妈妈在日常生活起居及饮食中要格外小心，要遵循以下规则。

避免做对腹部造成负担的家务

也许有的准妈妈会认为："干一点点不要紧，弯腰也只是一下而已"，这样的想法是完全错误的。殊不知，就是因为今天"一点点"、明天"一下"，日积月累就有可能出现意外。此外，厨房的家务也应打破以往站着来做的常规，不妨坐在椅子上进行吧，间隙的休息也是很重要的。

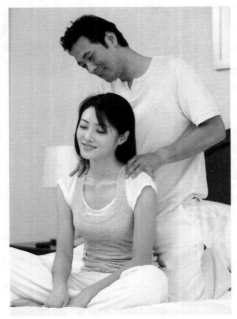

● 准爸爸要多为妻子按摩，促进其血液循环。

预防感冒

准妈妈妊娠期间，身体抵抗力下降，极易患感冒。准妈妈患了感冒，生怕用感冒药后会对胎宝宝造成不良影响，所以既不去医院治疗也不吃药。其实这是一种错误的做法。多数感冒是由普通感冒病毒引起的，部分感冒则由流感病毒引起。身体高热时产生的毒素可通过胎盘进入胎宝宝体内，影响胎宝宝脑细胞发育。如果是病毒性感冒，在准妈妈感冒的时候，胎宝宝也会通过胎盘而被传染上感冒。因此不及时治疗的话不仅对于准妈妈自身，对于胎宝宝的健康成长也是极为不利的。

为了避免被传染上感冒，准妈妈平时应注意休息，加强锻炼，增强身体的抵抗力。在疾病流行期间，要注意个人卫生，不到人口密集的场所，不要接触患感冒的患者，家中居室经常通风换气，保持室内温、湿度适宜，经常用醋熏蒸房间，保持良好的心境。准妈妈一旦患了感冒也不要惊慌失措或乱服药物，更不要对感冒掉以轻心，应及时到医院接受正规治疗。

盐分摄入不要过多

在整个怀孕过程中，为了预防妊娠期高血压疾病，准妈妈体内的盐分摄入量也需要控制，一般以每天10克为标准。如果能在孕早期习惯口味较淡的饮食，那么妊娠中的盐分控制就能顺利达到目标了。如果一时适应不了，可以慢慢减少做菜时的用盐量，这样慢慢就会习惯了。

不宜多吃冰冷的食物

准妈妈在怀孕过程中肠胃会变得较敏感，如果食用过多冷食或饮用太多的冷饮，会使体温降低，血液循环状况变差，有引起腹泻的危险，严重的还会导致流产。所以准妈妈即使在夏天也不宜吃太多冰冷的东西。

注重营养搭配

从孕2月开始，准妈妈更要注重营养的均衡搭配，养成饮食好习惯，这对妊娠期的体重管理及采用顺产的分娩方式都是有帮助的，同时还有益于产后给宝宝配置断乳食品。趁这个机会来调整一下自己的饮食习惯吧！不只是补充营养，食材及调料的使用也是需要重新调整的。

孕吐后，正常就餐

这个时期胎宝宝刚刚形成，即使准妈妈因为孕吐而不能充分吸收营养，对胎宝宝的发育也是基本没有影响的。但是，在想吃的时候千万不要因为怕吐而不敢进食。在孕吐期结束以后，就要按照正常的饮食规律摄取营养和热量了。同时，孕早期的"害喜"症状属于正常生理现象，准妈妈不必过度紧张，只要保持愉快的心情，以少量多餐的方式进食，避免长时间空腹就可以了。当然，如果呕吐情况很严重，准妈妈还是应该及时到医院治疗。

🌼 这些细节不能忽视

缓步上下楼梯

在外部特征还不怎么明显的孕2月，一般准妈妈都很难让自己产生妊娠的实感而在各方面都小心谨慎。在此提醒准妈妈们，上下楼梯一点都马虎不得，因为一旦踩空摔倒，就很可能影响到胎宝宝。

选择穿宽松的衣物

为了避免紧身衣物对准妈妈的身体和胎宝宝造成负担，所以穿着宽松的衣物是很有必要的。例如，较紧的牛仔裤、束腹的套装、紧身裤之类的衣物都是尽量不要选择的。

不穿高跟鞋、厚底鞋、长筒靴

从孕2月开始，就要和高跟鞋、厚底鞋说再见了，因为这种鞋会对腹部造成负担。厚底的鞋子因为较重，准妈妈在走动的时候比较费力。准妈妈应尽量选择鞋跟较粗的鞋子，鞋跟高度不可以超过3厘米，还要注意鞋底的防滑问题。

准妈妈在怀孕期间，由于激素的影响，身体容易变得浮肿，这个时期

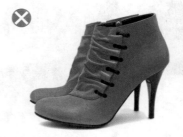

● 怀孕了，要跟高跟鞋说再见了！

如果穿长筒靴，会对腹腔形成一种压迫感，不利于胎宝宝的发育。此外，在穿鞋的时候，需要弯腰用力，从这点来考虑，靴子是应该在怀孕期间避免穿的。

避免拎重物

准妈妈在做拿重物、抱东西这类活时都会不由自主地让腹部用力。由于怀孕初期的腹部还不是很大，因此大多数女性都会忽视对腹部的保护，但如果不注意，流产的可能性还是有的。

日常出门最好背双肩包

准妈妈在平常出门时要使用双肩包，是因为考虑到其跌倒时候的平衡问题。因为单手拿包会使身体的重心失去平衡。另外，如果单手拿包，准妈妈跌倒时要借助手来帮助身体平衡也就略显困难了。因此，为了出行安全，尽量使用像帆布背包这样的两肩均衡用力的包。

随身携带应对孕吐的物品

孕2月的准妈妈出门在外，要带上预防孕吐的物品，如毛巾、湿纸巾、塑料袋等，特别对于经常外出的人更是不可或缺。只要做好应对的准备措施，孕吐反应就不会对准妈妈的妊娠生活造成太大的影响。准妈妈还需要随身携带的物品有母子健康手册，以备在外出时或在公司发生状况时急用。与母子健康手册配套的还有保险单、家人的联络方式等。这样，即使准妈妈独自一人的时候碰到紧急状况，也能及时得到救助。

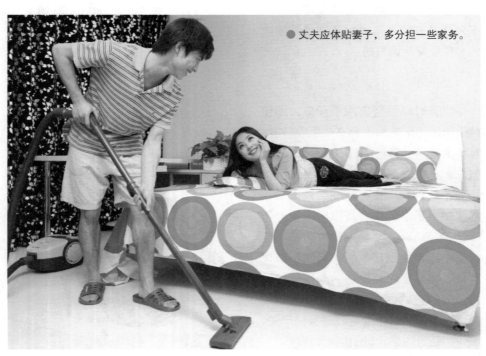

● 丈夫应体贴妻子，多分担一些家务。

让周围人都知道你怀孕了

许多孕早期的准妈妈都会遇到这样的难堪：因为腹部还不明显，周围的人很难发觉其怀孕这一事实，因而得不到应有的照顾。因此，为了保护胎宝宝，在孕早期就要告知家人及朋友、同事，得到理解和支持，以便安全地度过孕早期。

❀ 当心宫外孕

正常情况下，受精卵会由输卵管迁移到子宫腔，然后安家落户，慢慢发育成胎儿。但是，由于种种原因，受精卵在迁移的过程中出了岔子，没有到达子宫，而是在别的地方停留下来，这就成了宫外孕，大部分的宫外孕位于输卵管。

和正常妊娠一样，宫外孕的早期表现也是停经，但接着会出现阴道流血、腹痛下坠等症状。若出现这样的情况，应该立即到医院检查确诊，并及时处理，以防止宫外孕破裂而导致腹腔出血、休克等严重后果。

❀ 定期孕检

10个月的完美孕期将会是准妈妈们痛并快乐的历程。那么，如何才能在没有与胎宝宝见面时就为其提供优质的"生活环境"呢？

不用担心，通过孕期检查的帮忙，你就可以做到！孕期检查最主要的目的是监测胎宝宝和准妈妈的健康，及早发现准妈妈、胎宝宝身体上隐藏的某些疾病。

孕检的作用

首先，医生通过检查能提供良好的建议，减轻准爸爸、准妈妈内心的疑团；其次，由于心理舒坦了，可连带降低准妈妈在怀孕期间的不适，如恶心、呕吐、便秘等症状；最后，医生还能为准妈妈提供一份翔实、可行的筛检计划。

孕检的内容

为了让所有准妈妈在长长的怀孕旅途中走得更顺利，医生建议准妈妈们在怀孕7个月（28周）以前，每月要进行1次孕检；怀孕8～9个月（29～36周）时，每2周进行1次孕检；在关键的第10个月（36周），每周都要进行1次孕检。所以，孕期全程共要进行10～15次孕检。

准妈妈所进行的每一次例行产检项目都要包括体重测量、血压测量、验尿、听胎心（可反映胎宝宝是否健康、是否有心律不齐等问题；怀孕6～8周以上可由超声波看到心跳，怀孕14～16周以上可由腹部听到胎宝宝心跳）、评估胎宝宝大小等。

抽血检查

抽血检查项目主要为排除贫血、球蛋白生成障碍性贫血(地中海贫血)、梅毒、ABO血型、Rh血型、艾滋病、风疹等。

若检查后发现没有风疹抗体，那么准妈妈在怀孕初期要避免被传染。因为怀孕前1～3个月若不小心感染了风疹，造成死胎、早产、胎宝宝畸形或患严重疾病等危险的概率会增加。

好营养，更健康

为了给胎宝宝提供良好的成长环境，准妈妈必须注重营养的均衡摄取，让饮食多样化，不偏食、不挑食，这样才能充分摄取到丰富的营养。

● 营养补充要全面

烹调方式要多样化，尽量符合准妈妈的饮食嗜好和饮食习惯。多吃新鲜蔬菜和水果等偏碱性食物，以补充水分及各种维生素和微量元素，防止发生酸中毒。特别是孕吐反应严重的准妈妈，身体容易脱水，一定要多吃一些含水分丰富的食物，如西瓜等。一旦出现妊娠剧吐，要去医院输液，补充身体所需热量。

鸡肉、瘦肉、蛋类、鱼虾的蛋白质较为丰富，但准妈妈们不一定都喜欢吃动物蛋白食物，尤其是在孕吐时期，所以此时准妈妈可以多食豆类及豆制品、干果类、花生酱、芝麻酱等含植物性蛋白质丰富的食物。

牛奶及奶制品不仅含有丰富的蛋白质，还含有多种必需氨基酸、钙、磷及多种微量元素和维生素 A、维生素 D 等，也是食补的最佳食物。如果准妈妈不喜欢喝牛奶或喝后腹胀，还可选择酸牛奶、豆浆等饮品。同时，动物肝脏含有丰富的铁、维生素 A 和 B 族维生素，每周应至少吃一次，每次 50 克左右。

谷类食物可为准妈妈提供 B 族维生素和植物性蛋白，每天的摄取量应不少于150 克。品种要多样化，如大米、面粉、小米、玉米、燕麦等粗细杂粮要注意进行搭配。米面不宜太精细，尽量选用中等加工程度的米面，以获得更全面的营养。

多食用新鲜的绿叶蔬菜或其他有颜色的蔬菜，既适合准妈妈的口味，维生素 C 含量又高；还可把蔬菜中的西红柿和黄瓜洗净后生吃或熟吃；把新鲜的蔬菜汁加热后放白糖饮用；直接生吃柑橘、苹果、香蕉等新鲜水果或鲜榨果汁，不宜长期饮用市售商品性果汁。

每天吃 2 ～ 3 个核桃是给胎宝宝补脑的佳品，或每天冲服两杯芝麻糊，效果一样。核桃和芝麻富含不饱和脂肪酸，如二十二碳六烯酸（简称 DHA），对于胎宝宝的大脑

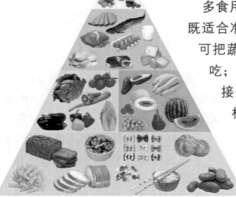

● 为了自身及胎宝宝的健康，准妈妈的饮食种类要多种多样！

发育非常有利，还能弥补准妈妈因厌油腻导致脂肪摄取不足的缺憾。

DHA是一种可以补大脑和视网膜的重要不饱和脂肪酸，但胎宝宝自身并不能合成DHA，必须通过胎盘从母体中获得。而人体自身合成的DHA数量又非常有限，妊娠过程中准妈妈对其需求量还会大大增加，因此必须通过食物来补充，如多吃深海鱼等。

❀ 科学吃酸

准妈妈嗜食酸味食品是有好处的，因为酸味食品可刺激胃液分泌，增强消化酶的作用，促进胃肠蠕动，改善孕期内分泌变化带来的食欲下降及消化功能不佳的状况。加上酸味食物可提高钙、铁及维生素等营养成分的吸收率，故有助于胎宝宝的骨骼、脑及全身器官的发育。

需要注意的是，虽然吃酸味食品好处颇多，但食用也要讲究科学性。准妈妈应尽量选择食用西红柿、橘子、杨梅、石榴、葡萄、苹果等新鲜果蔬，不要吃人工腌制的酸菜、醋制品，因为腌制食品中含有亚硝酸盐等致癌物，对母体及胎宝宝的健康都非常不利。

另外，酸味食品中的山楂有加速子宫收缩的成分，应禁食，否则可能诱发流产。

❀ 忌食易致流产的食物

◎**螃蟹：**它味道鲜美，但其性寒凉，有活血祛淤的功效，故对孕妇不利，尤其是蟹爪，有明显的堕胎作用。

◎**甲鱼：**它可以滋阴补肾，对一般人是滋补的佳品，但对孕妇来说应列为禁忌食物，因为甲鱼具有通血络、散淤块的作用，可能会造成孕妇流产。

◎**薏米：**是一种药食同源之物，中医认为其质滑利。药理实验证明，薏米对子宫平滑肌有兴奋作用，可促使子宫收缩，因而有诱发流产的可能。

◎**马齿苋：**它既是草药又可做菜食用，其药性寒凉而滑利。实验证明，马齿苋汁对于子宫有明显的兴奋作用，能使子宫收缩次数增多、强度增大，易造成流产。

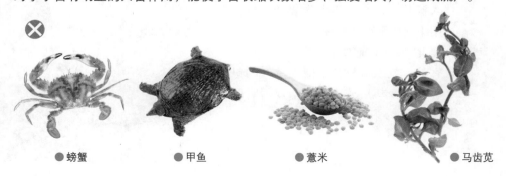

●螃蟹　　　　●甲鱼　　　　●薏米　　　　●马齿苋

萝卜羊肉煲

材料

羊肉 500 克，白萝卜 100 克，红枣、生菜、蒜各适量。

调料

盐适量。

做法

❶ 羊肉、白萝卜分别洗净切成大块；生菜、红枣分别洗净。

❷ 将羊肉块、白萝卜块、红枣同煮 15 分钟，捞出备用。

❸ 将蒜剁碎，用油爆香，放入煮过的羊肉块、萝卜块、红枣，加入适量的清水、盐，煮沸后用小火焖至羊肉熟烂，加入生菜稍煮片刻即可。

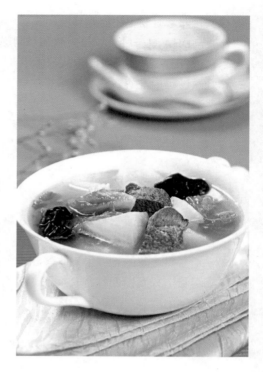

甜脆银耳盅

材料

银耳 20 克，红樱桃 3 颗。

调料

白糖 4 小匙，香油适量。

做法

❶ 将银耳用温水泡发，除去根及杂质，洗净，撕成小朵；红樱桃用清水冲洗一遍，去核，切成小片。

❷ 将锅置于火上，加适量清水，放入银耳、白糖，用大火烧开，再改用小火炖至银耳软烂。

❸ 取几个小碗洗净，擦干水，抹上香油，放入樱桃片，倒入熬好的银耳汤，冷却后放入冰箱，食用时取出即可。

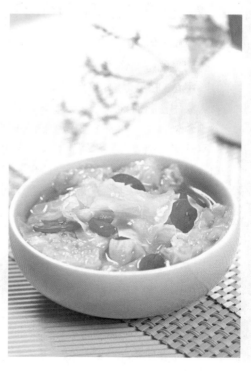

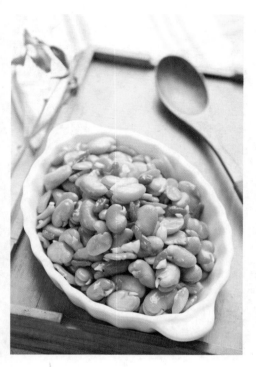

材料

嫩蚕豆 250 克，枸杞子 20 克，大蒜 5 克。

调料

盐、鸡精、白醋各 1 小匙，香油 2 小匙，白糖 1/2 小匙。

做法

❶ 嫩蚕豆去皮；大蒜去皮，捣成蒜泥备用；枸杞子用开水泡 20 分钟后，用清水反复冲洗使之色泽鲜艳。

❷ 锅中盛水，将水煮沸后加入蚕豆汆至熟，捞起，快速放入冷水中漂凉，捞起，沥干水分备用。

❸ 将盐、鸡精、白糖、白醋、香油、蒜泥搅拌均匀，放入嫩蚕豆、枸杞子充分拌匀后装盘即可。

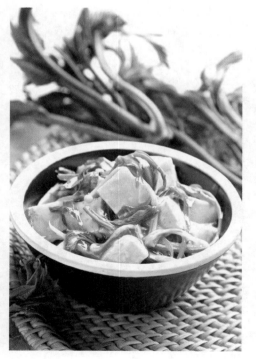

材料

板豆腐 300 克，新鲜香椿 200 克。

调料

盐、鸡精、白糖、橄榄油各适量。

做法

❶ 新鲜香椿洗净，去除老梗，用厨房用纸吸干水分，备用。

❷ 板豆腐洗净，切小块，入煮沸的热盐水中静置 8 分钟，捞出，沥干水分，摆入盘中。

❸ 将做法 1 中的香椿调入所有调料拌成淋酱，再淋在做法 2 中的板豆腐块上即可。

枸杞蚕豆

香椿豆腐

蒜蓉肉末蒸南瓜

材料

南瓜300克,肉末200克,蒜蓉1小匙,红辣椒1个,香葱1根。

调料

生抽2大匙,香油、南瓜子、盐各适量。

做法

❶ 南瓜洗净,去皮、去籽,切方形块;葱和红辣椒分别切碎备用。

❷ 将南瓜块加盐拌匀后放入盘中。

❸ 油锅烧热,炒香蒜蓉,放入红辣椒碎和肉末翻炒均匀并加入生抽调味。

❹ 将南瓜块放在锅中大火蒸6分钟,然后放入蒜蓉肉末、南瓜子,继续蒸几分钟,最后淋上香油、撒上葱花即可。

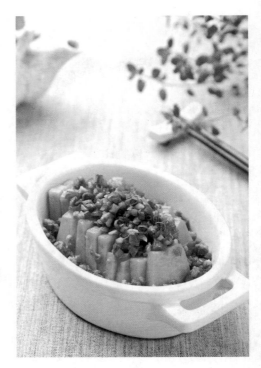

黑木耳豆芽炒肉丝

材料

豆芽、水发黑木耳、猪瘦肉各100克,水发腐竹丝50克,姜末5克。

调料

生抽、水淀粉各1大匙,盐适量。

做法

❶ 将水发黑木耳择洗干净,切细丝;豆芽择洗干净,放进沸水锅中汆烫一下捞出;猪瘦肉洗净切丝,用生抽和水淀粉抓匀。

❷ 油锅烧热,放入姜末爆香,倒入猪瘦肉丝炒散,再放入豆芽和水发黑木耳丝煸炒。

❸ 加少量清水,放入盐和腐竹丝。小火慢烧3分钟,加入水淀粉勾芡,出锅装盘,稍作点缀即可。

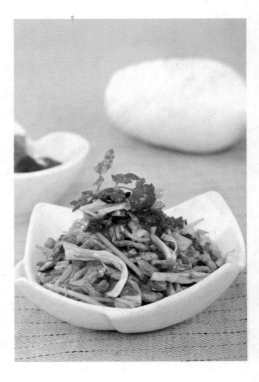

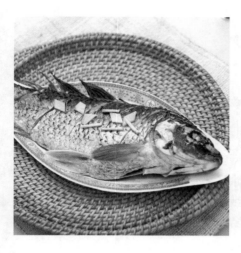

材料

鲢鱼 1 条，葱段、姜片各适量。

调料

盐适量，料酒 2 小匙，胡椒粉少许。

做法

❶ 鲢鱼处理干净，在鱼身上划几刀，用盐、料酒、胡椒粉腌渍 10 分钟，放在蒸盘内，在鱼身上撒姜片、葱段，大火隔水蒸 10 分钟后，将鱼取出。

❷ 油锅烧热，将油均匀地淋在鱼身上即可。

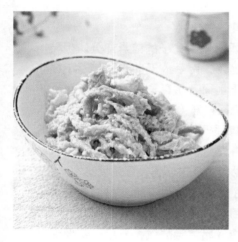

材料

猪瘦肉、鸡蛋各 150 克。

调料

水淀粉 1 大匙，盐少许。

做法

❶ 猪瘦肉洗净，切丝，加盐、水淀粉抓匀，上浆。

❷ 鸡蛋磕入碗中，同做法 1 的肉丝掺在一起，拌匀备用。

❸ 油锅烧热，把碗中所有材料下锅炒散至熟，起锅装盘即可。

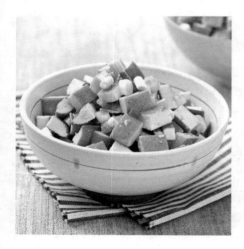

材料

豆腐 200 克，葱 15 克。

调料

盐、鸡精各少许。

做法

❶ 将豆腐洗净，切丁；葱切碎。

❷ 油锅烧热，放入豆腐翻炒，炒至豆腐无生味，加入盐、鸡精炒匀，待豆腐表皮呈黄色、收缩成小颗粒时，加入葱花，翻炒均匀即可。

科学胎教不可少

🌸 音乐胎教
——选择胎教音乐很关键

孕妈妈给胎宝宝唱歌

国外研究结果显示，准妈妈给胎宝宝唱歌相当于一种产前免疫，可为胎宝宝提供重要的记忆印记。因此，准妈妈每天在做饭、打扫卫生或晾衣服时，都可以给胎宝宝轻轻哼唱一些优美抒情的歌曲，如摇篮曲，胎宝宝会非常喜欢的。准妈妈注意，在给胎宝宝哼唱时，可根据歌词的大概意思展开丰富想象，如唱摇篮曲时，就好比自己身处一个粉色温馨的婴儿房内，正在推着摇篮哄小宝宝睡觉。假设自己看到了小宝宝带着甜甜的微笑正在酣睡的样子。或者想象腹中的小宝宝正在神情专注地听自己唱歌，因此，一定要唱得动听、传神。

孕妈妈喜欢的音乐

平时，准妈妈可以播放一些轻音乐，最好不带歌词的。欣赏音乐时，准妈妈要全身放松，取舒适的姿势，或躺在床上，或坐在舒服的椅子上，把手放在腹部，静静聆听室内音响播放的音乐，最好忘却眼前的事。聆听的乐曲最好固定下来，不要经常变化，反复听一首曲子容易使胎宝宝产生记忆。

🌸 运动胎教
——控制孕期体重很必要

为了能更好地控制孕期体重，准妈妈除了要合理饮食外，也不要忽视运动哦！科学地运动是控制体重的有效途径。

呼吸练习

具体做法：

❶ 准妈妈坐在凳子的前半部分。保持挺拔坐姿，两手放于肋骨两侧，小腿垂直于地面。用鼻子吸气，吸气时肋骨向侧面打开（图❶）。

❷ 用口呼气，呼气时肋骨向内合拢，同时将腹部略向内收（图❷）。

功效：调节肠胃，预防便秘。

注意事项：练习时准妈妈要避免过度用力呼吸或用力憋气，否则有可能会造成胎宝宝缺氧，所以一定要保证均匀呼吸。

椅子芭蕾

具体做法：

❶ 准妈妈坐在椅子上，保持挺拔坐姿，手臂呈抱球状放于胸前，两脚开立，比肩略宽（图❸）。

❷ 呼气的时候，在保持左手臂不动的情况下右手臂向上升，并上抬过头，此过程要保持肩膀与肘关节的放松（图❹）。

❸ 吸气，右手臂还原至胸前。重复 6 ~ 8 次后换左手臂（图❺）。

❹ 准妈妈也可两手同时上抬，然后两手同时恢复到原位（图❻）。一定要注意安全，不可勉强自己。

功效：促进上半身血液循环；防止手臂肥胖；活动肩关节。

注意事项：为了安全起见，建议准妈妈在运动时，要坐在椅子上略微往前的位置，膝盖对准脚尖，小腿垂直于地面，保证身体的稳定性。

散步

具体做法：散步时应保持挺拔的身姿，肩膀要放松。手臂要自然地前后摆动，略收腹。脚步轻快，由慢速逐渐过渡到中等速度，保持流畅的呼吸。在日常生活中或上下班的途中，如果路面条件较好，也可以采用这样的姿势步行（图❼）。

功效：改善体态，活动全身关节。

注意事项：准妈妈的肚子会一天天变大，身体负担越来越大，许多准妈妈喜欢把手扶在后背，这样可能会舒服一些。但是久而久之就养成了习惯，形成"前挺式"行走姿势，不但对身体不好，而且还会有损准妈妈的美好形象（图❽）。

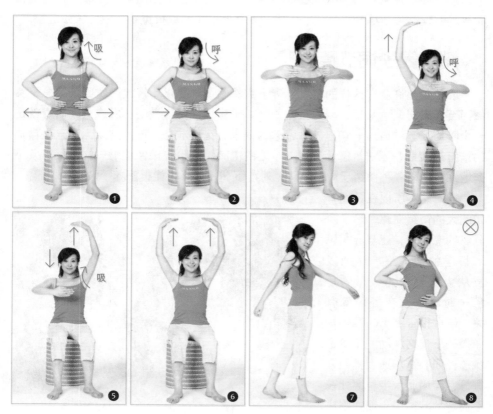

妻子怀孕了，准爸爸应该做些什么呢？在孕2月，你的妻子从外表看来也许跟往常没什么不一样，但是，这时不要让你的眼睛欺骗了你，因为在她的身体里，已经开始分泌各种激素和化学物质了，身体的新陈代谢也会相应发生改变，而这些都是不会立即表现出来的。

如果仔细观察，你就会发现：你的妻子每天都很疲惫，日常生活中的琐事对她来说都变得有些力不从心。到了傍晚，结束了一天的工作后，她只想立即扑到床上去歇一会儿。这种突如其来的疲惫归根到底是由于怀了宝宝。

❀ 理解妻子

准妈妈在怀孕初期，身体处于不稳定状态，为了避免流产的发生，除了在生活作息上多加注意外，一些需要体力的家务事也应该尽量避免，此时准爸爸应该积极地料理家务，尽量避免让准妈妈站到高处取东西或提重物，以免发生危险。

❀ 帮助妻子调节情绪

准爸爸也许会有这样的感觉：妻子突然间情绪变化比较大，负面情绪总是突然而至，来得又急又猛，叫人招架不住。沮丧、焦虑、激动、发怒……简直就是一个晴雨表。难道这一切只是激素惹的祸吗？错！准爸爸千万别以为这只是自然的情绪过渡期，无法排解。其实，孕期的情绪管理也应该像理财一样，要有条不紊地深入了解各种情绪反应的源头，对症下药，这样才能缓解妻子波动的情绪。

准妈妈之所以在孕期有如此大的情绪变化，除了内分泌的变化外，还与准妈妈对怀孕的适应度、认知以及从为人妻到为人母的角色一时难以改变等因素有关。研究报告指出，准妈妈如果处于情绪激动的不稳定状态，如心跳加速、神经紧绷等，腹中胎宝宝也会处在不稳定的状态中；而在临床

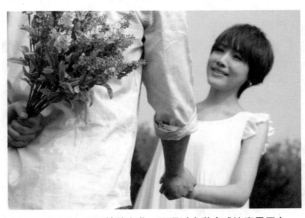

● 准爸爸要理解妻子情绪变化，可通过多种方式让妻子开心。

上，压力较大的准妈妈产下低体重儿的概率也比较大。而在孕早期，这个母体负担最重的阶段，准妈妈还得面对来自工作、家庭的压力。诸如此类，准妈妈该如何调适呢？专家建议，准妈妈应尽量放慢生活步调，多进行自我调节，请求他人帮助分担一些工作内容。

影响妻子情绪的经历

如果准妈妈发生非预期怀孕，曾有过流产史，孕期遭遇生活重大变故（如至亲生病或去世），受到准爸爸的焦虑情绪影响以及在意体形、发质与肤质的改变等情况，情绪都会受到影响。

这时，丈夫应该照顾好妻子的饮食起居，注意妻子的微小情绪反应，多和妻子交流沟通，适时地给予妻子精神鼓励，为她加油打气。

准妈妈自己也要试着调节自己，在孕期坚持写怀孕日记就是一个不错的办法，将产生负面情绪的原因、过程以及自己怎么用正面思考来回应等记录下来，这样有助于理清各种负面情绪的来源，将自己带离负面情绪。

如果准妈妈在非计划性怀孕后工作来不及调整安排，或者长辈有重男轻女的观念，都会给准妈妈造成一定的压力，从而引起情绪波动。

这时，丈夫应替妻子多分担一点家务，让妻子回到家后能获得充分的休息。丈夫也可以再多腾出一点时间协助妻子放松压力，如给妻子做轻柔的按摩等。日本的夫妻习惯以"互相擦背"来做互动，我们的准爸爸也可以协助妻子梳头、洗头、穿衣等，让妻子感受到来自丈夫的体贴和关心。

如果准爸爸的注意力全集中在胎宝宝身上，或者准爸爸对妻子冷漠、不关心等，也会影响准妈妈的情绪。

实际上，怀孕是女性迈向下一个人生阶段的开始，而腹中小生命的到来对准妈妈与至亲家人的关系也会产生或大或小的影响。比如说，分散了丈夫对自己的注意力，改变了婆媳间的互动关系等，往往一个动作或言语刺激，都会让准妈妈原本就已紧绷的情绪立即冲上最高峰。

研究显示，人的怒气会导致内分泌失调，丈夫应尽量疏导妻子的不良情绪，尽力消除"第一个情绪爆发点"，避免酿下愈演愈烈的"灾情"。

疏导妻子的负面情绪

疏导情绪的方式也是多种多样的。可通过适度的运动，如腹式呼吸法或手握紧、放松的肌肉放松法，达到放松自主神经、缓解负面情绪的效果；也可通过日记的书写，记下引爆怒火的原因，让翻滚的情绪随着文字而逐渐沉淀；准爸爸在关心妻子肚子里宝宝的同时，也不要忽略了妻子的情绪，要积极参与孕程，如陪同妻子产检、听"妈妈教室"课程，也可帮忙制作怀孕笔记，夫妻共同写下孕期生活的点点滴滴。

这样既能掌握妻子的怀孕状况，也有助于矛盾的化解，日后更是送给自己与宝宝最美好的回忆。

孕期失眠有良方

人的一生中，大约有 1/3 的时间是在睡眠中度过的，所以有人说，睡眠对于人类就像空气、阳光、水一样不可或缺。确实是这样的，高质量的睡眠不但能消除疲劳，还能为第二天的工作养精蓄锐。而长期睡眠质量差则可诱发多种疾病。

对于准妈妈这个特殊的群体来说，怀孕以后，由于体内的激素分泌发生变化，所以会在精神上和心理上都比较敏感，失眠症的发生似乎也就在所难免。那么，如何才能让失眠在孕期静静走开呢？

孕期为什么容易失眠

孕期失眠有别于普通失眠。由于孕期人体激素变化及心理压力不同，孕期失眠又分孕早期失眠、孕中期失眠和孕晚期失眠 3 种。

孕早期，准妈妈体内的孕激素浓度会相对上升，这一变化会让准妈妈有尿频、燥热等身体的不良反应出现。另外，因为害喜，准妈妈在睡觉时也容易出现食物反流，这也是影响睡眠的一个重要原因。

孕中期，准妈妈体内的雌激素浓度还会继续上升，呼吸道黏膜还有肿胀的情况出现，有些睡觉一向静悄悄的准妈妈甚至会出现打鼾的问题。睡

觉时打鼾除了会影响到别人外，有个别打鼾严重的准妈妈还有可能会被自己的呼噜声吵醒，甚至出现睡眠呼吸暂停综合征。

此外，孕中期的胎动变得较为频繁且剧烈，准妈妈也有可能在半夜里因胎宝宝的胎动而不时地醒来。

孕晚期，由于体内的胎宝宝长得越来越大，准妈妈相应就会出现怎么躺都不舒服、翻来覆去难以入睡的状况，还有不请自来的尿频、腿抽筋等问题，进而严重影响到睡眠。

如何应对孕期失眠

针对以上各个孕期的不适，准妈妈们不妨尝试以下做法：

为了避免孕早期因出现尿频而影响睡眠，准妈妈尽量在睡前 2 ~ 3 小时不要喝太多水，睡前要先上趟厕所；为了避免孕早期因出现燥热而影响睡眠，室内要维持 25 ~ 27℃ 的舒适室温；不要穿太厚重的衣服睡觉，也不要盖太厚的被子。

为了避免孕中期因出现打鼾而影响睡眠，准妈妈在睡觉时可以适当调节枕头高度，睡觉时尽量采取左侧卧的姿势。如果出现严重的睡眠呼吸暂停综合征，就要尽快去医院诊治。

为了避免孕晚期因出现腿抽筋而

影响睡眠，准妈妈要给自己补充足够的钙质，不妨于每天早、晚分别喝杯牛奶，在睡前热敷并按摩腿部肌肉。在此提醒准妈妈们，如果孕期严重缺钙，那么还容易患不宁腿综合征。

什么是不宁腿综合征？据研究，此类患者只要一入睡，就会感觉腿部有东西在刺或有蚂蚁在爬行，并且因此而不断醒来。症状比较严重的患者，只有靠不停地移动腿部，甚至需下床踱步或冰敷、热敷、按摩腿部才会感觉这种症状能稍微缓解。这是一件特别影响睡眠的事情。要减轻这种症状给准妈妈带来的困扰，除了避免喝刺激性的饮料（如咖啡、茶、酒）以外，准妈妈在睡前还应减少或避免做大量运动，以尽量减少对腿部的触发而降低其过度的反应。

在饮食上，准妈妈还可以多食用富含铜元素的食物。含铜较丰富的食物有牡蛎、乌贼、鱿鱼、蛤蜊、河蚌、田螺、虾、泥鳅、黄鳝、动物的肝和肾、蘑菇、玉米、豆制品等。

❀ 解决有方

准妈妈要想避免以上所述的症状，必须先了解怀孕期间自己身体和心理上可能出现的变化，并针对这些改变找出有效的解决办法。准爸爸及其他家人也要积极行动起来，多给准妈妈一些关心、体贴。

除此之外，准妈妈养成良好的睡眠、卫生习惯也是很重要的，健康规律的饮食和作息习惯也会有助于准妈

妈提高睡眠质量。另外，需要指出的是，由于如今社会上普遍都对怀孕非常重视，使得怀孕本身就是一种压力，这也是造成准妈妈失眠的原因之一。面对压力时，一定要让自己的情绪有宣泄的渠道，而且这个渠道必须是安全的、愿意提供聆听和支持的，所以，这也需要准爸爸及其他家人全面动员，积极为准妈妈调解心情。

此外，准妈妈还可以通过了解不熟悉的事物来缓解压力，如多看看孕育类的书籍，了解怀孕过程中可能出现的问题等，让知识填充空余的时间。

总而言之，由焦虑情绪引起的失眠毕竟是暂时的，孕期结束后，这些不适也都会随着新生命的诞生而烟消云散。

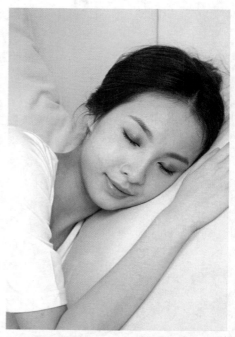

● 准妈妈需摆正心态，调整好心情，才能让孕早期好眠。

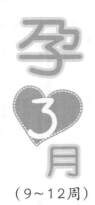

孕3月

（9～12周）

孕 3 月是准妈妈妊娠反应最难熬的月份之一，也是考验准妈妈毅力的时候。同时，这个月也是胎宝宝在准妈妈肚里建造"基础工程"的最后 1 个月。

所以，在这关键的孕育过程中，准爸爸及其他家人一定要多关怀准妈妈，帮助其顺利度过这一时期。

坚持到了本月末，很多准妈妈就能摆脱妊娠反应的困扰了，此时那份难以表述的幸福感会掩盖掉一切曾经有过的不适。

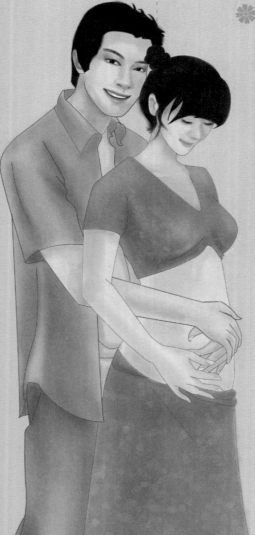

❀ 准妈妈的身体变化早知道

身体变化信息反馈

❶ 妊娠 3 个月时，子宫直径约 12 厘米，如拳头大小，在下腹部、耻骨联合上缘处可以抚摸到子宫底部，羊水量 30～80 毫升，但准妈妈的腹部隆起仍然不是很明显。

❷ 乳房有沉重感，乳头、乳晕的颜色相继加深。外阴颜色变深，阴道的分泌物增多且比较黏稠，但没有异味和外阴瘙痒的感觉。

❸ 妊娠引起身体外部的变化是皮肤的改变，皮肤会失去光泽变得发暗，眼睛周围、面颊处会出现称为妊娠斑的褐色斑点，原有的黑痣也可能加深。

❹ 这个月是妊娠反应最严重的阶段，随着孕周的增加症状开始减轻，不久就会自然消失。相应的，准妈妈的食欲开始增加，下降的体重也会逐渐回升。

❺ 准妈妈会感觉到下腹部有一种压迫感，去厕所的次数明显增多，脚后跟也会出现抽筋现象。

关于准妈妈

孕3月，避免情绪波动影响身体健康

在孕3月，由于准妈妈已经从心理上接受了怀孕之实，逐渐有了准备为人母的心理感觉及心理准备，但同时心理反应也变得很强烈，容易感情用事，情绪不稳定，心理变得脆弱、敏感、爱激动，依赖性增强，还会对自己曾接触过的某些不利因素担心。此时，准妈妈要经常宽慰自己，学会自我调节。

❋ 胎宝宝的发育情况早知道

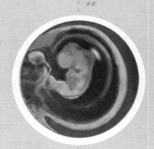

① 到本月末，胎宝宝的身长达到 8 ~ 10 厘米，体重 20 ~ 30 克。

② 此时的胎宝宝发育非常迅速，"尾巴"完全消失，躯体和下肢变大，头的大小也很显眼。

③ 脑细胞的发育大致完成，明显能看到四肢的发育，胎盘已经成形，胎宝宝可以在羊水中游动了，尽管还不太灵活。

④ 脸部轮廓日渐分明，眼皮、眼眉、耳朵、嘴唇、鼻孔相继生成，皮肤仍是透明的，所以从外观可以看到皮下血管和内脏。

⑤ 内脏器官的发育已经基本完成，大部分肌肉组织正在逐渐具备完整的形态，手指和脚趾长出来了，手和脚已经能够活动。

⑥ 脐带变长，胎宝宝通过脐带来吸收养分，肾脏形成后，将尿液排于羊水中。

⑦ 胎宝宝神经突触形成，条件反射的能力加强，手指开始能与手掌握紧，脚趾与脚底也可以弯曲，眼睑仍然紧紧地闭合。

⑧ 外生殖器已经开始发育并分化，但还不能明显辨认出胎宝宝的性别。

🌸 不要忽视生活小细节

终于到了孕3月，危险的孕早期马上就可以结束了，但准妈妈还是不要掉以轻心，因为孕3月的胎盘仍然不稳定，千万不能留遗憾。在生活中，准妈妈必须严格遵照以下规则：

选择空气清新的地方散步

散步是非常适合孕早期准妈妈的运动，但一定要选择空气清新的公共场所，以防病毒感染。尤其在感冒流行的季节，病毒不仅具有能使胚胎或胎宝宝发生畸形的危害，高热和病毒的毒性还会刺激准妈妈的子宫收缩，发生流产。同时，准妈妈在散步时也要尽量避免和患病的人接触。

少用或不使用手机

孕早期的胎宝宝，各个组织器官还没有完全发育成熟，如果准妈妈在这个阶段频频使用手机接打电话，那么手机在工作状态中产生的大量电磁辐射将会使正在发育中的胚胎受到损害。据一项调查显示，手机接通后，电磁辐射强度是座机的数倍。因此，孕早期尽量少使用或不使用手机。

忌用电热毯取暖

有资料表明，准妈妈在妊娠最初3个月使用电热毯，自然流产的发生率大为增高。虽然电热毯的电流很小，但容易造成干燥上火，而且还有微量辐射，这会对孕早期正处于发育阶段的胚胎组织带来一定的潜在危险。

结伴外出

孕3月仍然是自然流产的高发时期，所以准妈妈尽量不要单独出门，一个人到人多拥挤的地方旅行更是不可取。如果不得已必须出门，身边一定要有人陪伴。

● 准妈妈如果外出散步或散心，一定要去空气清新的地方。

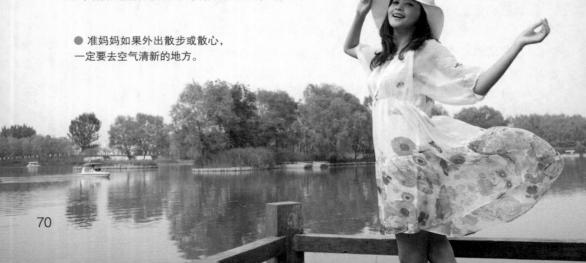

洗澡时间不宜过长

孕早期的准妈妈多有呕吐反应，这些反应通常会使准妈妈的身体比较虚弱。而洗澡对于准妈妈来说又是一个比较费力气的活，如果洗澡时间太长，加上水温较高，身体容易疲倦，会引起头晕，甚至会虚脱在浴室里。另外，坐浴也不宜过久，那样会造成子宫充血，刺激子宫肌肉收缩，从而引发流产。

❀ 谨防葡萄胎妊娠

葡萄胎是什么

所谓葡萄胎，是指组成胎盘的绒毛发生水肿变性，形成很多大小不等的水泡，好像串串的葡萄。葡萄胎的发生率约占妊娠总数的1‰，好发于20岁以下、40岁以上怀孕及多次自然流产的准妈妈。

当葡萄胎发生时，胚胎便停止发育。异常的胎盘组织继续生长，症状表现为孕早期的3个月内出现阴道流血，腹部比同期妊娠的孕妇腹部要大，且伴剧烈呕吐、恶心。

诊断葡萄胎最有效的手段是超声波诊断。屏幕上看不到胚胎或胎宝宝，代之的是一种"雪花"样的东西。

如何治疗葡萄胎

一旦确诊为葡萄胎，就应尽早做清宫术，因为葡萄胎可能会导致准妈妈贫血、感染、甲状腺功能亢进和毒血症。

葡萄胎发生后，必须采取有效的避孕措施，确保葡萄胎已被完完全全清除掉。多数医生会向你推荐口服避孕药，要想知道宫腔内是否不再残留异常组织，就检查一下你的人绒毛膜促性腺激素（HCG）水平。如果清除干净的话，HCG应该会降至正常；如果HCG水平未变或有所上升，那么还需继续治疗。

患葡萄胎的准妈妈经清宫术治疗后，96%能取得良好的疗效，多数医生认为此后2年内不应怀孕，且需定期随访。

葡萄胎患者可以再孕吗

患过葡萄胎后对以后怀孕并无影响，但仍有再次发生葡萄胎的可能。因此，葡萄胎患者随诊2年后再次怀孕时要尽早进行B超检查，以排除再次葡萄胎的可能。

❀ 做好牙齿保健

怀孕期间由于激素的改变，准妈妈的牙龈会变得比较脆弱，容易出现口腔及牙龈浮肿出血的症状，那么，准妈妈受细菌感染的概率也就增加。

所以，准妈妈必须随时注意口腔的清洁卫生，早晚都要勤刷牙、饭后漱口，千万不能忽略牙齿保健，否则很容易发生牙龈发炎或蛀牙。

如果不小心还是出现了牙齿问题，则应该尽量到牙科接受治疗，并在治疗前主动告知医生自己怀孕的事实，以确保治疗及用药上的安全。

好营养，更健康

❀ 补充叶酸

　　一般准妈妈每天需要摄取 400 微克的叶酸，但对有些准妈妈来说，一天最好摄取 600 微克左右才足够。因此，准妈妈平时应注意叶酸的补充。叶酸含量丰富的食物有全谷类、深色蔬菜、水果、动物肝脏、肉类、豆制品及坚果类。除此之外，市面上的杂粮面或额外添加了营养素的营养面粉，其中的叶酸含量也非常高，准妈妈可选择食用。

❀ 必要营养素不可少

◎**热量：**世界卫生组织建议准妈妈在孕早期每天增加约 630 千卡热量，要尽可能使碳水化合物摄入量占总热量的 60% ~ 65%。

◎**蛋白质：**准妈妈每天需要储存蛋白质约 0.6 克，而这就需要准妈妈每天食用蛋白质量为 80 ~ 90 克。

◎**钙：**国际上普遍认为孕早期每天要摄入 800 毫克以上的钙，而我国营养学会推荐准妈妈每天钙摄入量为 1500 毫克。

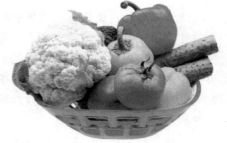

● 准妈妈的营养补充不可少，日常饮食须重视。

◎**铁：**铁是携氧血红蛋白的基本物质，并帮助维护肌肉的健康。准妈妈铁的摄取不足易导致贫血，并增加难产的危险。因此，准妈妈要摄入充足的铁质。

◎**碘：**准妈妈的正常碘摄入量为每天 175 微克，每周至少食入含碘丰富的食品 2 次以上。另外，烹饪菜肴时，不要提前放入食盐，以免丢失碘。

◎**镁：**准妈妈每天要摄入 450 毫克镁，比正常成年女性多 150 毫克。

◎**锌：**随着胎宝宝越长越大，准妈妈对锌的需要量也会成倍增长，所以准妈妈每天锌的供给量至少需要 20 毫克。

　　另外，需要提醒准妈妈的是，肉类、鱼、虾是含蛋白质丰富的优质动物性食物，建议准妈妈适量补充以满足身体需要；海产品能保证碘和锌的供给，每周应至少吃 1 次海产品，如海鱼、蛤类、海带、紫菜等；动物肝脏是值得推荐的食物，它含有丰富的铁、维生素 A 和 B 族维生素，是其他食物不可比的；牛奶和奶制品不但含有丰富的蛋白质，还含有多种必需氨基酸、钙和磷等多种微量元素、维生素 A 及维生素 D；酸奶、奶酪和豆浆可代替牛奶；谷类和薯类食品可补充热量，每天摄入量不可少于 50 克。

如果准妈妈不喜欢吃单调的米饭、馒头，正好可以尝试各种平时很少做的粗粮，如燕麦片、紫米、黑米、高粱、玉米、荞麦、红薯、莜麦面、小米等。

❀ 一周优选食谱

孕吐反应致使很多准妈妈胃口很差，害怕进食，很容易使她们对主食、肉类、蔬菜和水果等各种营养摄入不足，引起营养不良或发生营养素摄入不均衡的现象。加之食物在烹调时方法不妥当，会使营养素丢失增多，加重孕吐现象。

准妈妈的营养状况对胎宝宝的生长发育非常重要，如果营养不良或营养摄入不均衡，就会引发流产、畸胎及胎宝宝大脑发育异常等。所以，准妈妈不妨参照下表中的饮食安排，让自己合理补充营养。

时　间	选项规划	备　注
星期一 星期四	**早饭**：金枪鱼生菜三明治 1 个，低脂牛奶 1 杯（240 毫升） **午饭**：馄饨 1 碗，青菜 1 份，五香豆干 2 片，猕猴桃 1 个 **晚饭**：米饭 1 碗，豆酥蒸鳕鱼 1 小片，西芹鸡片半份（西芹 30 克，鸡片 20 克），开阳白菜半份（白菜、海米），草莓 9 个 **夜宵**：牛奶 1 杯，全麦高纤饼干 3 片	热量总计： 1.89 千卡
星期二 星期五	**早饭**：香菇瘦肉粥 1 碗，低脂优酪乳 1 杯（240 毫升） **午饭**：米饭 1 碗，炒青菜 1 份，卤鸡腿 1 只，凉拌粉丝（粉丝、胡萝卜、小黄瓜）1 份，葡萄 13 粒 **晚饭**：五谷饭 1 碗，卤里脊肉排 1 片，豆豉小鱼干（丁香鱼干 15 克，豆豉 5 克）半份，炒菠菜 1 份，李子 1 个 **夜宵**：低糖豆浆（或鲜奶）1 杯，小馒头 1 个	热量总计： 1.89 千卡
星期三 星期六	**早饭**：全麦馒头夹鸡蛋半个，生菜水果沙拉半份，低糖豆浆 1 杯（240 毫升） **午饭**：水饺 12 个，青菜 1 份，豆腐苋菜汤 1 碗，橙子 1 个 **晚饭**：麦仁饭 1 碗，糖醋鱼片半份，家常豆腐、炒芥蓝各半份，樱桃 9 个 **夜宵**：牛奶 1 杯，吐司 1 片	热量总计： 1.89 千卡 （周日的饮食可自行决定）

红烧黑木耳

材料

干黑木耳 200 克，白菜叶适量，姜少许。

调料

醋、白糖、酱油各少许。

做法

❶ 干黑木耳用温水浸泡大约 3 小时，泡发后用清水洗净，捞出沥干，撕成朵，备用；白菜叶洗净切片；姜切片，备用。

❷ 锅置火上，倒入适量油，放入姜片炒至微黄后放入白菜叶片翻炒几下，加入黑木耳继续翻炒均匀。

❸ 再调入少许酱油、醋、白糖，上色后改中火，焖烧片刻即可。

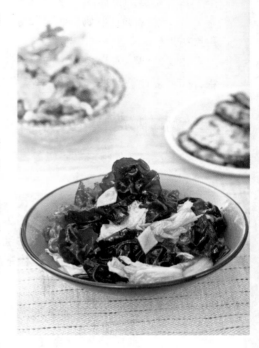

果香牛腩

材料

牛腩 600 克，苹果 1 个，菠萝、洋葱、胡萝卜各适量，柳橙汁 100 毫升。

调料

牛高汤 800 毫升，白醋、白糖、水淀粉各 2 大匙，番茄酱 1 大匙，盐适量。

做法

❶ 牛腩洗净，切块，入沸水余烫至变色，捞出备用；菠萝、苹果、洋葱、胡萝卜分别去皮，洗净后切块。

❷ 油锅烧热，放入洋葱块，以小火炒香，再放入牛腩块略炒。倒入牛高汤煮沸，放入胡萝卜块、苹果块、菠萝块、柳橙汁和白糖再次煮沸。

❸ 加白醋、番茄酱、盐，煮至入味，用水淀粉勾芡后起锅装盘即可。

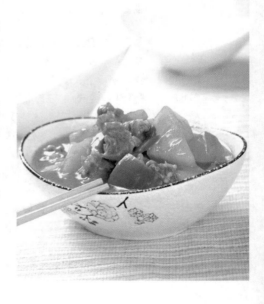

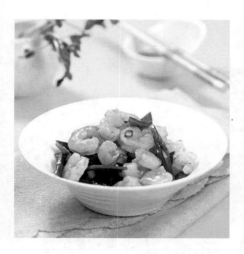

材料

海带块 50 克，净虾仁 30 克，葱花、姜片、蒜瓣各少许。

调料

酱油、醋、盐、白糖、香油各适量。

做法

❶ 姜片、蒜瓣洗净，均切成小块，用油爆香。

❷ 下入海带块、虾仁和酱油、醋、盐、白糖炒熟，起锅后加入香油，撒上葱花即可食用。

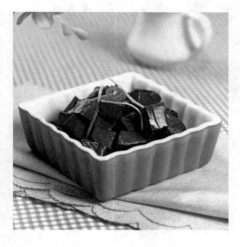

材料

猪血 500 克，姜 10 克。

调料

料酒、盐各适量。

做法

❶ 猪血切块，放入开水锅中汆烫，捞出滤干水分，备用；姜洗净，切丝。

❷ 油锅烧热，加入猪血块及料酒、姜丝翻炒，起锅时放入盐调味即可。

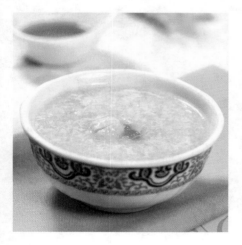

材料

莲子 50 克，鸡蛋 1 个，枸杞子少许。

调料

冰糖适量。

做法

❶ 将莲子浸泡后洗净入锅，加适量水煮约 30 分钟，加入冰糖煮至融化；枸杞子洗净，备用。

❷ 将鸡蛋打入碗中，取蛋黄放入莲子中搅散，煮至熟透，撒入枸杞子即可。

捞汁滑嫩鸡

材料

三黄鸡1只，红甜椒20克，黄瓜100克，香菜少许，白芝麻1小匙。

调料

蚝油1小匙，生抽、蜂蜜各1大匙，醪糟2大匙，芥末油少许。

做法

❶ 黄瓜切细丝；红甜椒切细丝；香菜切长段；三黄鸡斩块。

❷ 生抽、醪糟、蚝油、蜂蜜、芥末油和凉开水调和均匀制成调味汁。

❸ 把三黄鸡块、黄瓜丝、红甜椒丝和香菜段放入盘中，淋入调味汁，再撒入白芝麻即可。

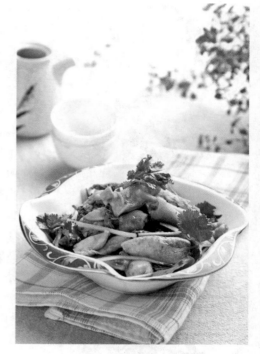

爆炒腰花

材料

猪腰200克，水发黑木耳、油菜各适量，葱段、蒜片、红椒片各少许。

调料

酱油、盐、鸡精、高汤、水淀粉各适量。

做法

❶ 将猪腰劈成两半撇去腰臊，切成麦穗形花刀，改刀成4块；其他材料分别洗净备用；将酱油、鸡精、盐、水淀粉、葱段、蒜片、高汤兑成汁。

❷ 将改刀的腰花用急火热油炸一下，捞出沥油，备用。

❸ 将所有材料及兑好的汁，倒入锅内翻炒几下，装盘即可。

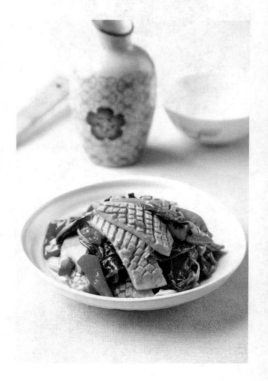

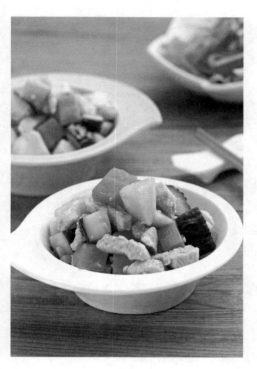

材料

鸡胸肉 150 克，苹果丁 80 克，胡萝卜丁、黄瓜丁各 50 克，姜末 10 克。

调料

A.淀粉 1 小匙，鸡蛋 1 个（取蛋清），盐适量；B.红油、醪糟、水淀粉、香油各 1 小匙。

做法

❶ 鸡胸肉去皮切丁，用调料 A 腌渍约 2 分钟，备用。

❷ 油锅烧热，放入胡萝卜丁炒至八成熟，捞出沥干；放入鸡丁，大火快炒至八成熟，捞出沥干备用。

❸ 锅底留油，入姜末爆香，加入鸡丁、胡萝卜丁炒匀，再加入剩余材料用大火快炒，加调料 B 炒匀即可。

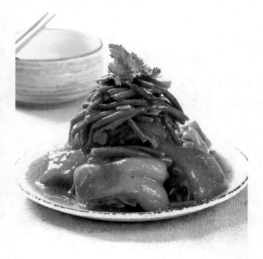

材料

猪蹄 600 克，鲜茶树菇 200 克，姜适量。

调料

山柰、冰糖、鸡精、料酒、老抽、盐、大料各适量。

做法

❶ 猪蹄洗净剁块，入凉水锅中氽烫熟；茶树菇洗净去根；姜拍碎，备用。

❷ 油锅烧热，入姜爆香后，入猪蹄块翻炒，烹入料酒、大料、山柰、冰糖，炒出香味，加入老抽，翻炒上色，加入适量开水，没过猪蹄即可，烧沸后倒入高压锅再煮 30 分钟。

❸ 另起锅热油，入茶树菇煸干，倒入猪蹄块、盐、鸡精，中火焖烧至茶树菇熟，大火收汁，稍点缀即成。

科学胎教不可少

● 音乐胎教

——胎教音乐曲目推荐

普罗科菲耶夫的《彼得与狼》

作曲家运用乐器来刻画人物和动物的性格、动作和神情，形式新颖活泼，旋律通俗易懂，富有艺术魅力。当然，最可贵的还是这部作品的思想内容：只要团结起来，勇敢而机智地进行斗争，任何貌似强大的敌人都是可以战胜的。

约纳森的《杜鹃圆舞曲》

整首乐曲欢快清新，特别适合在熟睡后的早晨倾听。它以轻快活泼的节奏和清新流畅的旋律描绘了一幅生机盎然的景象。听一听活泼、可爱、明朗的《杜鹃圆舞曲》，让肚子里的小宝宝做做运动吧。

约翰·施特劳斯的《维也纳森林的故事》

春天的早晨，在美丽的、蓝色的多瑙河畔，远处群山起伏，田野一望无际。晨曦的阳光透过大树茂密的叶子洒在挂满露珠的草地上，山边小溪波光粼粼。羊儿在草地上吃草，小鸟在林间婉转啼鸣，牧童吹着短笛，猎人吹响号角，马蹄哒哒，构成一幅大自然美丽的图画。一曲《维也纳森林的故事》，一切宛如人间天堂。准妈妈们在假日的清晨，走进这美丽的森林吧！

德沃夏克的e小调第九交响曲《自新大陆》第二乐章

这一乐章是整部交响曲中最为有名的乐章，其浓烈的乡愁之情，表达了德沃夏克对祖国的无限眷恋之情。乐曲中那舒缓的旋律，表现出淡淡的相思，淡淡的哀愁。准妈妈们尽情地享受吧！

贝多芬的F大调第六交响曲《田园》

该部乐曲表达了作者对大自然的依恋之情，作品细腻动人，朴实无华，宁静而安逸，是贝多芬最受欢迎的交响曲之一。各个乐章分别表现了初到乡村时的愉快感受、溪边小景、乡村欢乐的集会、暴风雨等情景。最后的牧歌主题恬静开阔，像牧人在田野中歌唱，表现了雨过天晴之后的美景。准妈妈可以跟胎宝宝一起聆听这首曲子，一起感受大自然的美。

罗伯特·舒曼的《梦幻曲》

该曲以娴熟的浪漫主义手法，把人带进温柔优美的梦幻境界。其主题非常简洁，具有动人的抒情风格和美好的幻想色彩，使人不觉中被引入轻盈缥缈的梦幻世界。准妈妈在入睡前聆听此曲，能帮你尽快地安然入睡。

❀ 情绪胎教

——孕妈妈情绪会遗传给宝宝

尽量不发怒

准妈妈总会有发怒的理由：老公晚回家，邻居家的狗又跑过来撒尿，发现新买的裙子并不合身等。这些生活中遇到的琐事都可能会让准妈妈大发雷霆。殊不知，准妈妈发火之后自己心里是痛快了，可对胎宝宝的个性却造成了不好的影响。事实上，一个容易动怒的妈妈，很可能会生出一个容易动怒的宝宝。

◎危害：准妈妈常常发火的话，容易使孩子的性格更固执、更偏激，也更容易情绪化，说不定以后还会变成经常顶嘴或离家出走的问题儿童。

◎解决之道：最好的办法是准妈妈一旦遇到可能会发火的事情，就告诉自己先冷静一下，然后喝点水，在屋子里走几圈，等这个过程完成后，心里的火应该已经熄灭了。为了减少发火的次数，准妈妈也可以在觉得自己要发火前出门散步，这样也有助于稳定情绪。

不要多愁善感

在怀孕期间遇到不顺心的事也是常有的，但不少多愁善感的准妈妈经常会将一些小挫折扩大为自己人生的失败，因此整天自怨自艾，愁眉不展。殊不知，这也会影响到胎宝宝的情绪。

◎危害：准妈妈经常哭泣、伤感，容易使孩子形成胆小、懦弱、缺乏自信心的性格。

◎解决之道：最好的办法是准妈妈在伤心时找一些事来做，以分散自己的注意力，也可以看一些轻松愉快的电影、电视节目来缓解情绪。当然，如果伤感情绪严重的话，找人倾诉则是最佳的宣泄方法。

别自己吓自己

有些想象力特别丰富的准妈妈，在自己看完恐怖片或者侦探小说之后，就会变得疑神疑鬼，经常会不自觉地陷入担惊受怕的情绪中。比如一个人在家时总是担心有人来袭击，也有的人因为担心半夜有贼侵入而整夜睡不着。其实，这也会对胎宝宝的身心发育造成不良影响。

◎危害：准妈妈经常处于恐惧中，容易使宝宝产生行为偏激、固执、自卑的性格，长大后这样的孩子在语言能力上可能会遇到困难。即使没有语言障碍，也不容易跟别人友好相处。

◎解决之道：尽量不要看恐怖片或侦探小说，即便偶尔看看，也要在白天进行，因为晚上看恐怖片往往容易造成失眠，对胎宝宝的身心危害更大。

怀孕对于准妈妈来说，不仅仅是为了延续生命，也是为了体验过程。怀孕过程中那份喜悦，那份母子共存的情感经历，是妙不可言的。但是，对于准爸爸而言，他在创造了这个小天使之后，就不再有身体上的职责了，也就无法得到和准妈妈同样的身体感受。但是，孩子的孕育毕竟自己承担着一份责任，所以，此时的准爸爸便会在情感和心理上产生一些暂时不可消除的障碍。

做好心理准备

在妻子怀孕时，每位男性的情感都会或多或少地发生一系列变化，如表现为力不从心、缺失目标等，这本身并没有什么错，也是可以理解的。因为在妻子怀孕的这段时间里，丈夫要成为妻子的避风港，成为在关键时刻能够独当一面、化险为夷的顶梁柱，心理必然承受着极大的压力。但是，大部分男性往往不愿意把自己藏在内心深处的这些情感表达出来。或许对于许多男性而言，在人生行走的路上如果感到害怕和疑虑，就如自己做了对不起妻子的事一样令他们懊恼。尤其在妻子怀孕之际，他们不愿意丧失自己在妻子心中伟岸的形象。但也有心理学家认为，男性的这种类似于疑虑、担心甚至恐惧的情感，并不完全

是消极的，如果能够充分认识并理解这些情感的源头，将为男性做一个好爸爸打下一定基础。

多与妻子沟通

作为准爸爸，你是否感到前途有太多的困惑和迷茫？可又该如何让这些压力和情绪宣泄出来呢？其实，最合适的倾诉对象是妻子。也许你的妻子此时已经为肚子里的宝宝畅想未来而没有太多时间理会你，但是，当妻子能够听到你在这特殊时期向自己诉说的顾虑后，一定会和你共同面对。所以，准爸爸也可以趁此机会改善孕期的夫妻关系。

当然，也有可能是作为妻子的准妈妈本来就十分关注丈夫的内心世界，只是在等待一个合适的机会，两个人好好沟通。那么，何不趁此机会，重新感受一下那份安宁、平和的心态呢？

准爸爸要做的各种准备

适应角色的转变

作为一名男性，其一生中首先是父亲的儿子。身为人之子意味着朝气蓬勃，才刚刚踏上生命的征途，并且还处在父母的保护伞下。然后会成为一个女子的丈夫。现在，面对妻子逐渐隆起的腹部，想着马上就要成为一

个小生命的父亲，有些感慨和一时的不适应在所难免，也是情有可原的。

一个男人一旦成为父亲，他要承担的责任肯定比原来要多得多，付出的也要相应多些。首先是家庭，为了家庭的幸福，男性必须牺牲掉部分个人的需求去满足大家的需求和渴望，要以家为重，做宝宝和妻子的良师益友，做一个纪律的维护者。

爱妻子，也要爱宝宝

对于男性来说，妻子要在那么长的时间里承受怀孕带来的种种不适，可是准爸爸们除了口头上的安慰之外，实在也不知道该去做些什么。所以，男性的那些心理压力和妻子的痛苦相比，也就显得微不足道了，所以，准爸爸要对妻子精心呵护，同时也细心关爱妻子腹中的胎宝宝。

总之，要想成为一名合格的父亲，要面临的问题是在所难免的，也是成为一名父亲必须要经历的。

做好财政预算

告别了原来两份薪水养活两个人的日子，现在即将面对同样的甚至更低的收入支撑一个三口之家，家庭未来的收支问题将成为此时准爸爸最敏感的话题之一。因为有了宝宝，就意味着有许多额外的开销。只有夫妻两个人的时候，挣的钱只要能养活两个人就行了。但当宝宝来到这个世界后，同样的钱就要支撑一个三口之家，这便会带来一系列的问题，这也要求准爸爸能在宝宝出生前就做好详细的财政预算。

当然，做财政预算也没有必要把所有要支出的钱都算得清清楚楚，只要大体有数就行。该财政预算主要应考虑到宝宝将来由谁照顾的问题。如果请保姆，那也是一笔支出，否则就需要夫妻双方中的一个带孩子，只剩一个人的收入是不是更拮据了呢？这个问题的确很棘手。

如果这种担心太过严重的话，那一定会影响到准爸爸的健康。

如果想要减轻金钱带来的困扰，还需要准爸爸有良好的心理调节能力。既然决定了生宝宝，就不要拘小节，制订一份循序渐进的计划，同时也要坐下来和妻子好好地商量一下。

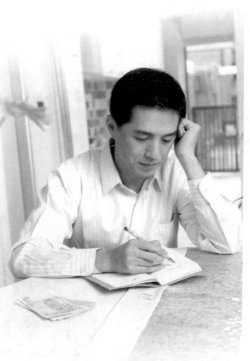

●准爸爸做财政预算要考虑全面，不能顾此失彼。

预防孕期便秘与痔疮

怀孕后，准妈妈们得便秘和痔疮的概率大大提高，这已成为准妈妈们难以启齿的困扰。这两大困扰，虽不至于给准妈妈和胎宝宝的生命带来威胁，但也会给其日常生活带来诸多不便。所以，准妈妈们在孕期一定要做好预防工作。

恼人的孕期便秘

便秘形成原因

准妈妈怀孕后，体内激素分泌改变，连带造成胃肠道蠕动速度变慢，直接后果就是使粪便停留在肠内的时间比孕前长，这是引起便秘的直接原因。另外，还有些准妈妈没有摄取足够的膳食纤维或缺乏运动，从而影响了肠胃代谢，以至于造成便秘。

准妈妈的便秘症状在孕早期表现得还不算太严重，到了孕晚期，因为子宫变大，压迫到肠道，会导致便秘加重。

预防便秘的对策

◎多喝水是预防便秘的法宝之一：准妈妈要养成多喝水的习惯，平均每天至少要喝 2000～2500 毫升水。这是因为足够的水分可以防止粪便太干燥而难以排出。另外，喝适量的蜂蜜水对预防便秘也有不错的效果。

◎要多吃蔬菜、水果：蔬果含有足够的膳食纤维，可以促进肠胃的蠕动，有助于排便。蔬果含有丰富的维生素，不但对准妈妈和胎宝宝的健康有益，也能使准妈妈的皮肤保持原有的光泽。所以，建议准妈妈们吃正餐时要多吃蔬菜，如果在两餐之间觉得

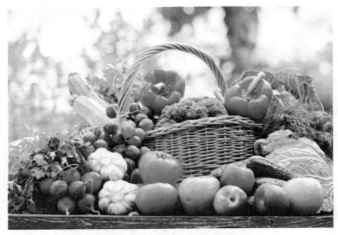

●准妈妈多吃蔬果既能补充营养，还可以预防便秘。

肚子饿了，可以吃一些水果当零食，既补充了营养又可以预防便秘。

◎**养成经常运动的好习惯：**准妈妈可以视个人情况安排散步、健身操等运动项目，做一些轻松的家务也是一个不错的选择。只有有了足够的运动量，才能促进肠胃蠕动及身体循环代谢，降低便秘发生的可能性。而如果懒得运动，每天以床、沙发为伴，则只会使便秘越来越严重。

◎**选择固定的时间坐便：**准妈妈们除了有便意时要赶快上厕所外，最好每天固定安排一段自己最放松的时间坐马桶，如洗澡前、早饭后，只要身心放松如厕，久而久之就可以培养出定时如厕的好习惯。

🌑 烦人的孕期痔疮

痔疮是由于肛门内外的血管肿胀（静脉曲张）而引起的，发生在肛门口的称为外痔，发生在肠内壁的则称为内痔，内外痔同时都有的则称为混合痔。造成痔疮的原因一般包括长期便秘、腹泻、遗传体质、老化、怀孕、久站久坐等。虽然有便秘的人不一定有痔疮，但无法否认的是，便秘是形成痔疮的一大主因。如果准妈妈在孕期长时间便秘，就很有可能引发痔疮。此外，准妈妈也可能因为子宫增大，压迫静脉循环，使得痔疮发生的概率增加。孕期痔疮一般会随着孕期的结束而消失或减轻。

保守方法治疗痔疮

一旦得了痔疮该怎么办呢？只能忍着疼痛熬到分娩的那一天吗？当然不是。准妈妈在孕期得了痔疮，如果还没有严重到需立即处理的情况，可以先进行保守治疗。因为孕早期的胎宝宝尚不稳定，如果用药，会影响到胎宝宝的健康；而孕晚期如果用药，则会引发早产；如果等到宝宝出生后再根治，或许只需要简单治疗就可痊愈。什么是保守治疗法呢？此法首先应预防便秘的发生，如多吃蔬果、少吃刺激辛辣的食物，多喝水；养成良好如厕的习惯等（如排便后擦拭力量不可以过大，要轻柔）；每天可以进行温水坐浴，促进血液循环及消肿；尽量避免久站、久坐、久蹲，以此来缓解痔疮的加重；还要适当躺卧休息，减轻下半身的压力。当痔疮严重时，可以在医生的指导下使用药膏及软便剂，以避免如厕时用力过度而加重痔疮脱出。

痔疮加重，不得已时也要做手术

当痔疮越来越严重时，如开始发生大量便血、疼痛难耐的情况，准妈妈们也可以考虑接受局部切除或手术等积极的外科方法治疗痔疮。

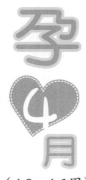

孕4月

（13～16周）

从本月起，准妈妈就进入了怀孕黄金期——孕中期，大部分准妈妈都沉浸在孕育新生命的喜悦中！

怀孕中期，正是准妈妈最舒适、胎宝宝最稳定的时期。这段时期，不但准妈妈能吃得好、睡得好，而且胎宝宝也在迅速成长。但是要提醒准妈妈们，为了确保整个孕期的健康，别忘了要保持规律的生活作息和轻松的心境，绝不可以因为一时的大意而有任何闪失。

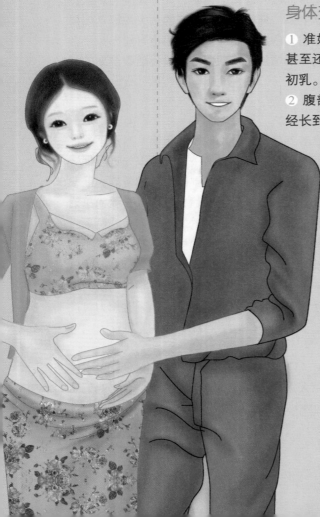

❋ 准妈妈的身体变化早知道

身体变化信息反馈

① 准妈妈能明显地感觉到乳房增大，乳头甚至还能挤出一些乳汁，有点像刚分娩后的初乳。

② 腹部开始明显地增大，那是因为子宫已经长到如小孩头般大小，致使子宫已长出小骨盆，宫底在肚脐与耻骨上缘之间，并偶有不规则的无痛性收缩，这是妊娠期正常的现象。妊娠反应基本消失，准妈妈的胃口变得好了很多。

③ 孕激素水平的提高会导致小肠的平滑肌运动减慢，使准妈妈遭受便秘的痛苦。同时，扩大的子宫也会压迫肠道，影响其正常的功能。

④ 流产的可能性明显减少，但白带多、腹部沉重感及尿频现象依然持续存在。妊娠斑也开始较为明显，要避免日光直接照射面部。准妈妈基础体温已经恢复正常，并会一直持续到分娩。

关于准妈妈

孕期体重增长情况

　　准妈妈的体重在整个孕期以增长约 12 千克为宜，最多不可超过 18 千克。

　　按照这样的总数分配下来后，足月宝宝的平均出生体重约为 3.2 千克，生产时胎盘重约 0.6 千克，羊水约有 0.8 千克，子宫约增加 0.9 千克，乳房增加 0.4 千克左右，血液增加 1.2 千克左右，血液以外的细胞外液增加 1 千克。

　　因此，准妈妈在妊娠期间体重增加应不少于 8 千克。

✳ 胎宝宝的发育情况早知道

① 本月末，胎宝宝身长已经长到 14 ~ 17 厘米，体重约 120 克。

② 胎宝宝肺脏的形成在此期间已基本完成，呼吸运动变得发达起来，胸部能够做有节奏、有规律的收缩活动。

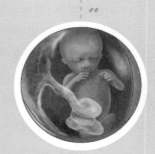

③ 这时可以在准妈妈的腹部听到胎宝宝心脏跳动的声音，频率 120 ~ 160 次 / 分钟。

④ 胎宝宝胃肠道的功能充分发育，可以吸收水分，并将不被吸收的物质运送至大肠。

⑤ 胎宝宝皮肤增厚，变得红润有光泽，并开始长头发了。

⑥ 由于肌肉组织和骨头的发育，胎宝宝的手足能稍微活动，但准妈妈尚不能感觉到胎动。

⑦ 胎盘发育完成，附着在胎盘上的脐带将胎宝宝与准妈妈连为一体，形成维持胎宝宝发育的系统。

⑧ 子宫里的小宝宝现在开始打嗝了，这是他呼吸的前兆。

⑨ 此时胎宝宝的头如乒乓球大小，大脑和小脑已经形成，而嘴巴也具备了吸吮的反射功能，会吸吮自己的手指。此时子宫内羊水占的比例较多，胎宝宝会在羊水中自由地浮沉回转。

不能忽视的孕期细节

进入孕中期了，准妈妈该为胎宝宝和自己的健康做哪些准备呢？在生活中又该注意哪些新的问题呢？这是准妈妈本月特别要关注的问题。

中药会伤身

准妈妈不要以为西药对胎宝宝有害，而中药就没事。其实，服用中药也要特别小心，因为中药是复方药物，对于胎宝宝的影响不容易在很短的时间内察觉，但当发现后则会后悔晚矣。所以，建议那些持有怀孕时要用中药补身之观念的准爸爸、准妈妈们，要及时改变观念，因为这种说法和做法都是不可取的。

性生活要节制

孕早期（0～3个月），由于准妈妈的身体不适以及胎宝宝不稳定等原因，准爸爸、准妈妈应尽量避免性生活。进入孕中期（4～7个月），胎盘稳定，克制了几个月的准爸爸、准妈妈可以适当放松一下了，但也不可以"为所欲为"地进行性生活。进入孕中期，过性生活要遵循以下原则：

◎**动作要轻柔、缓慢**：由于准妈妈的腹部已经突起，所以，为了胎宝宝的安全，过性生活时不能像未孕时那样放松，也不宜过于频繁。如果性生活频繁或动作粗暴，容易刺激子宫引起收缩，导致胎膜早破。

◎**要注意阴部卫生**：因为怀孕会使准妈妈的抵抗力下降，阴道分泌物也会增加，极易受到病菌的侵扰。所以为了避免出现感染的问题，夫妻双方在性生活前要清洁阴部，性生活后准妈妈也要及时清洗阴部，且最好采取淋浴的方式洗澡，这样可降低细菌入侵体内的概率。

◎**采用合适的体位**：为了不压迫准妈妈的腹部，性生活时以采取前侧卧位、后侧卧位、后背位为宜。

洗澡有讲究

准妈妈洗澡的水温不宜过高，因为过高的温度会损害宝宝的中枢神经系统，而且这种损害多属于不可逆转的永久性损害，胎宝宝出生后会出现智力障碍、癫痫，甚至畸形等。所以孕期准妈妈最好洗温水澡，水温不烫不凉，与体温相近，且洗浴时间不宜太长。

孕期抽筋有对策

抽筋是怀孕期间常见的症状，如果准妈妈发生小腿抽筋的现象，可用双手仔细按摩小腿，或是将脚伸直且脚尖上翘，这样也可减轻抽筋带来的不适。但万事都要预防，为了不使自己小腿抽筋，准妈妈应该多吃含钙高的食物，如牛奶、鱼等，这样可避免因血液中钙浓度偏低而发生的抽筋；还要尽量避免长时间行走，让腿部得到充分休息，也能降低发生抽筋的概率。

睡姿须调整

随着腹部的隆起越来越大，大多数准妈妈都会担心的问题之一就是自己睡觉的姿势会不会影响到胎宝宝？这个担心是很有必要的。从孕4月起，准妈妈最好开始采取左侧卧位，这样可避免压迫到腹部主动脉及下肢静脉，造成血液回流受阻。

另外，孕中期以后因为睡姿受限，有些准妈妈也可能会出现睡不安稳的症状，这也属于正常现象。准妈妈可以通过合理调节饮食，如睡前喝杯牛奶等来帮助自己尽快入睡。

均衡饮食，控制体重

从此时开始，准妈妈在合理膳食的同时，更要注意调整体重了。因为准妈妈从痛苦的害喜生活中解放出来之后，看到什么食物都觉得美味，因此容易出现暴饮暴食的现象。可是，如果过度饮食，体重就会快速增加，容易造成胎宝宝过大而出现难产。因此，本月的准妈妈还是要多注意维持健康的饮食。

❀ 乳房护理知识

从受精卵形成的那一刻起，乳房就已经开始为日后分泌乳汁积极地进行着准备。所以每一位准妈妈从孕期就应该开始呵护乳房，这样才能保证在分娩后成功地进行母乳喂养。

按摩促进乳腺发育

准妈妈可以在洗浴之后对乳房进行正确的按摩。每次清洗乳晕和乳头后，用热毛巾敷盖住乳房并用手轻轻

● 左侧卧位是最适宜准妈妈的睡眠体位。

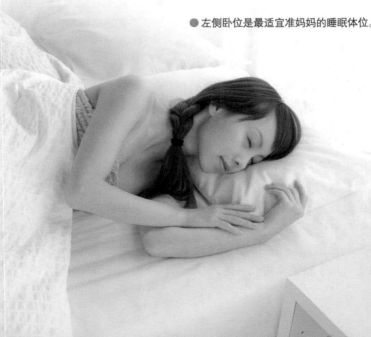

地按住，之后将乳房擦净，抹一些爽身粉，并用涂有爽身粉的手指从乳房的四周由内向外轻轻地按摩，用指腹在乳房周围以画圈方式轻轻按摩；然后轻轻按住乳房，从四周向着乳头方向轻轻按摩，拇指和食指压住乳晕的边缘，并用两指轻轻挤压。

增加乳头的坚韧性

乳头在没有经过吮吸时较为脆弱，故在分娩后喂奶时易被宝宝吮破。同时，如果乳头皮肤的破损没有得到及时、恰当的处理，易引发乳腺炎或乳腺脓肿，并导致母乳喂养的失败。因此，在孕期，准妈妈对乳头实施积极的护理对于分娩后顺利进行母乳喂养至关重要。

◎从孕中期起，准妈妈就应经常使用温和的香皂水或清水对乳头和乳晕进行擦洗，清除乳痂，这样可增加乳头表皮的坚韧性，避免日后宝宝吸吮时易破损。

◎每次洗澡后，准妈妈可以先在乳头上涂上油脂，用拇指和食指轻轻抚摩乳头及其周围皮肤；不洗澡时，也可用干净柔软的毛巾擦拭乳头，然后用同样的方法按摩。

矫正凹陷或扁平乳头

如果准妈妈乳头有扁平或内陷的现象，会对日后的哺乳造成很大的影响。因此，准妈妈应该在孕期对乳头内陷和扁平现象予以矫正。

◎如果乳头凹陷或扁平，准妈妈可以在擦洗时用手轻柔地将乳头向外捏出。

同时，凹陷的乳头很容易积存污垢，应该先涂上油脂将污垢软化后，再用肥皂水清洗干净。

◎准妈妈还可以通过促使乳头皮肤坚韧的方法来矫正乳头内陷。准妈妈洗净双手后，用手指轻轻将乳头向外牵拉，同时捻转乳头；然后用浓度70%的酒精对乳头进行擦拭，每天牵引并擦拭 2 ~ 3 次，每次 20 ~ 30 分钟；等到乳头皮肤变得坚韧后，乳头就不容易内陷了。

◎采用吸奶器吸出乳头也是矫正乳头内陷的方法之一。准妈妈可以把橡皮玻璃吸奶器的玻璃罩去掉，捏紧橡皮球以挤去球内空气；然后用其开口处吸住乳晕，吸引内陷的乳头；10 分钟后可把橡皮球取下，准妈妈即可牵拉、捻转乳头，这样坚持一段时间后乳头逐渐会突出来。

◎还有一种矫正乳头内陷的方法就是用手指从深部向外牵拉乳头。准妈妈一只手托起乳房，使乳房耸起，另一只手的食指、中指和拇指拉住乳晕部，从深部向外牵拉乳头，并在纵横方向上轻轻牵引，每次只需几分钟即可。这种方法可以在每天入睡前、起床后及洗浴时进行。

在使用以上方法矫正乳头内陷和扁平现象时，准妈妈需要注意，在用手牵引乳头时，会促使垂体后叶分泌催产素，进而引起子宫收缩。因此，准妈妈在做乳头牵引时手法和动作一定要保持轻柔，时间也要短。如果在牵引的过程中子宫出现频繁收缩，准妈妈应立即停止。

另外，有早产、习惯性流产的准妈妈，绝对不能采用以上方法矫正乳房，只能在妊娠前或分娩后进行处理。

✿ 当心孕期阴道炎

孕期由于激素水平的变化，阴道的酸碱度也会发生有相应的变化，所以这期间容易患阴道炎，即为孕期阴道炎。其主要有以下几种类型。

◎ **细菌性阴道炎**：主要表现为白带增多，呈稀糊状，为灰白色、灰黄色或乳黄色，带有特殊的鱼腥臭味，伴外阴瘙痒。

◎ **念珠菌性阴道炎**：也称为霉菌性阴道炎，主要表现为外阴有明显瘙痒、灼痛感，白带为较稠的白色或黄白色凝乳状或豆腐渣样。

◎ **滴虫性阴道炎**：主要表现为白带增多呈脓性泡沫状，伴外阴瘙痒。

对于孕期阴道炎的防治，准妈妈除了每天要清洁阴部、勤换内裤外，还应注意性生活卫生，避免交叉感染。一旦出现上述三种阴道炎的症状时，应尽早到医院诊治，在医生的指导下用药，切不可自行盲目服用抗生素和激素，以免导致胎膜早破从而造成早产。

✿ 唐氏筛查

唐氏综合征又称"先天愚型"或"21－三体综合征"，特指21号染色体由正常的2条变成3条，是一种先天性染色体异常的多基因畸变造成的疾病，是我国发生率最高的出生缺陷之一。患儿表现为严重多发性先天畸形（特殊面容、先天性心脏病、大脏器功能异常及肢体异常），并伴严重的智力低下，生活基本不能自理，多数患儿未成年便夭折。所以产前筛查及诊断十分重要。

唐氏筛查即是通过抽取孕妇血清，检测母体血清中甲型胎儿蛋白和绒毛促性腺激素的浓度，并结合孕妇的预产期、年龄、体重和采血时的孕周等，计算生出唐氏综合征患儿的危险系数的检测方法。进行筛查的最佳时间是怀孕的第 15 ~ 20 周。一般抽血后一周内孕妇即可拿到筛查结果，如结果为高危也不必惊慌，因为还要进一步做羊膜腔穿刺，抽取羊水进行染色体检查才能明确诊断。但是羊膜腔穿刺有导致流产的风险，所以要慎重考虑。

✿ 选择产检、生产医院

从这个月起，要进行规律的产前检查了。产检时，可以选择专业特色明显的妇幼保健院、综合实力强大的综合性医院以及以服务见长的民营医院。

生产和产检最好是在同一家医院，这样有利于医生对准妈妈健康状况把握的连续性和全面性。对于医院的选择，最好要符合以下标准：

◎ **安全性**：尽量选择医疗条件较好、医生医疗水平较高的医院。

◎ **便利性**：最好选择离家近的医院。

◎ **专业性**：医护人员具备丰富的临床和保健方面的经验。

◎ **服务性**：需要考虑医院的服务水平能不能保证自己的需要。

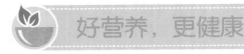

好营养，更健康

❀ 必不可少的营养素

孕4月，除了要加大钙质的补充外，为了准妈妈和胎宝宝的健康，还要大量补充以下营养素。

◎**铁**：准妈妈体内铁的总需要量为 1000 ~ 3600 毫克，因为孕中期的铁元素主要应从食物中获取，而动物性食品中都含有大量的铁，所以准妈妈可以多吃动物的肝脏等。

◎**碘**：本月准妈妈要继续保证碘的摄入。如果准妈妈缺碘，胎宝宝就没有足够的碘可供吸收，结果会导致宝宝先天性克汀病或脑损害。我国营养学会推荐：准妈妈的碘供给量每天至少应为 175 微克。这就需要准妈妈多吃含碘丰富的食品，在炒菜时，不要提前放盐，避免造成碘丢失。

◎**镁**：准妈妈体内含镁量低可引起早产，所以要比正常成年女性每天多摄入 150毫克镁（正常成年女性每天要摄入 300 毫克）。含镁高的食品有绿叶蔬菜、黄豆、花生、核桃、玉米、苹果、麦芽等。

值得注意的是，许多准妈妈即使在孕期饮食较为合理，但镁的吸收率却仅能满足需求量的 60%。这是因为食物中的草酸、植酸盐和纤维素等会影响镁的吸收。所以，如果准妈妈不能通过食物摄入足量的镁，就应通过药物额外补充。

◎**锌**：准妈妈体内缺锌的话可导致胎宝宝体重增长缓慢。所以，准妈妈每天要摄入 40 ~ 45 毫克的锌才能满足身体所需。尤其是在孕中期，准妈妈血浆中锌的浓度会有所降低，而此时的胎宝宝对锌的需求量却是孕早期的 7 倍，这就更要求准妈妈每天摄入足够的锌。大量的锌也是可以从食物中获取的。含锌量较高的食品有海产品、坚果类、瘦肉、标准面粉或玉米面、芋头、萝卜、茄子等。但补锌也不能过度，因为摄入过多的锌，会影响铁的吸收。

❀ 孕中期如何补钙

孕4月，胎宝宝开始长牙根，为了让胎宝宝的骨骼及牙齿能很好地发育，补充足够的钙质是很有必要的。

我国营养学会推荐：孕中期的准妈妈平均每天要摄入 1500 毫克钙质。同样，钙质也不是摄入得越多越好，以每天最高摄入量不超过 2000 毫克为宜。准妈妈在日常饮食中，可以多食用乳制品、豆类制品、鱼、海带、紫菜、发菜、黑木耳、黑芝麻等富含钙质的食物，或服用钙剂来补充身体所需的钙。

❀ 准妈妈营养均衡，胎宝宝眼明心亮

准妈妈的饮食与胎宝宝的视力发育有着密切的关系，因此，为了胎宝宝有一双明亮健康的眼睛，准妈妈应注意以下几点：

不偏食，营养更全面

准妈妈们若在孕期不重视全面摄入营养，经常挑食的话，就会导致母体中各类营养的不足，直接影响胎宝宝的视力发育。

如锌和钙，都是胎宝宝的眼球生长发育和视觉功能不可缺少的元素，如果准妈妈体内缺乏锌，就可能导致胎宝宝发生弱视。准妈妈可以常食用一些含锌和钙丰富的食物，并同时进食其他食物，一定要做到均衡营养，克服偏食的不良饮食习惯。

油质鱼类带给宝宝更多营养

油质鱼类富含二十二碳六烯酸（DHA），有助于胎宝宝视力的健康发展。准妈妈如果没有摄入足量的 DHA，胎宝宝将会出现神经炎、视力模糊等症状，甚至会失明。油质鱼类中的沙丁鱼、金枪鱼都是富含 DHA 的典型代表，是准妈妈们不错的选择。

❀ 健康饮食小知识

整个孕期说长不长，只有 10 个月；说短也不短，因为这 10 个月是至关重要的。孕期如何饮食才是最健康、最绿色的呢？

◎要通过食物多样性来保证营养均衡性和膳食结构的合理性。

◎尽管处于怀孕的特殊时期，也没有什么营养素是食物不能提供而必须依靠营养补充剂来补充的。

◎没有一种营养素能够独自承担胎宝宝某一器官的发育。

◎没有哪一种食物能够担当起提供准妈妈和胎宝宝所需的所有营养素。

◎某一位准妈妈在孕期经常吃并且很有效的食物和营养品，并不一定适合所有准妈妈。

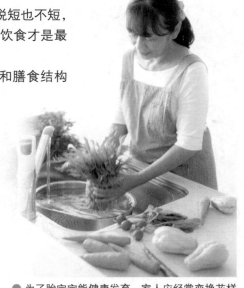

● 为了胎宝宝能健康发育，家人应经常变换花样给准妈妈准备饮食。

双耳炒金针菇

材料

水发银耳、水发黑木耳各 100 克，金针菇 80 克，葱、薄荷叶各少许。

调料

盐、鸡精各 1 小匙。

做法

❶ 将金针菇洗净，放入沸水中氽烫断生后捞出沥干；葱切成葱花。

❷ 水发银耳、水发黑木耳分别去蒂，洗净，沥干，撕小朵，备用。

❸ 油锅烧热，放入葱花爆香后再放入银耳、黑木耳，翻炒均匀后加入适量清水，改大火烧沸后转小火，再加入金针菇进行翻炒，调入盐、鸡精翻炒均匀后装盘，点缀上薄荷叶即可。

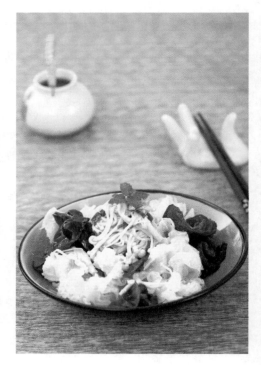

黄金玉米煮豆腐

材料

猪肉末、胡萝卜各 50 克，嫩豆腐 1 盒，玉米粒 200 克，葱 1 根。

调料

盐、白胡椒粉、鸡精各少许。

做法

❶ 将嫩豆腐切成小块；玉米粒洗净，备用。

❷ 把葱、胡萝卜洗净切成小块，备用。

❸ 油锅烧热，放入猪肉末、玉米粒与做法 2 的材料，以中火爆香。

❹ 加入做法 1 的豆腐块，再加入所有的调料，以中火煮约 10 分钟至入味即可。

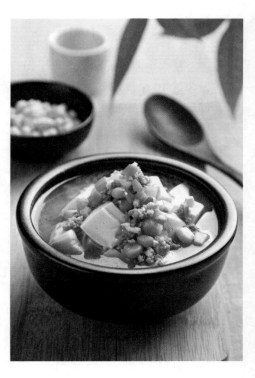

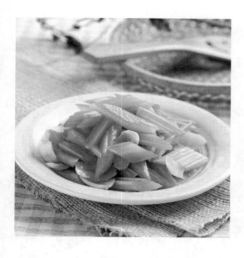

材料

西芹 200 克，百合 100 克。

调料

盐、鸡精、香油各 1 小匙。

做法

❶ 西芹去皮，洗净，切片；百合去头部，洗净。

❷ 将西芹、百合分别放入沸水锅中氽烫，捞起，过冷水漂凉，沥水，放入盆中，加入盐、鸡精、香油充分拌匀后装盘即可。

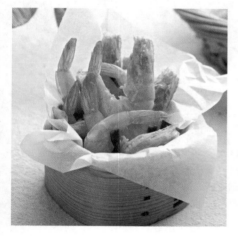

材料

鲜虾 600 克，青葱段、姜片各适量。

调料

盐少许，醪糟 1 大匙。

做法

❶ 鲜虾去头、去须后洗净，装入容器中，加青葱段、姜片、醪糟腌约 10 分钟，加入盐拌匀。

❷ 将腌好的虾下入蒸锅，蒸约 5 分钟，取出摆盘即可。

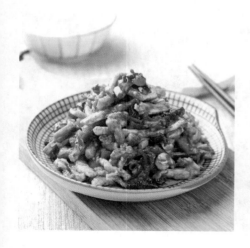

材料

鱼肉 250 克，黑木耳丝 15 克，葱末 3 克。

调料

A.盐、淀粉、料酒各适量；B.盐、酱油、醋、辣椒油各适量。

做法

❶ 鱼肉洗净切丝，加调料 A 腌渍。

❷ 油锅烧热，放入鱼肉丝炒香捞出；另取油锅烧热，爆香葱末，放黑木耳丝炒匀，加入鱼肉丝翻炒片刻，放调料 B 调味即可。

酱香墨鱼

材料

墨鱼 300 克，姜片、香菜叶各少许。

调料

蚝油、料酒、鱼露、番茄酱、橄榄油各适量。

做法

❶ 墨鱼切十字花刀，反复清洗。

❷ 锅内加水烧沸，入姜片、料酒，再下入墨鱼花，待墨鱼花成卷后，捞出，过凉水，摆盘。

❸ 取一碗，将剩余调料放入碗中，制成凉拌酱，淋到处理好的墨鱼上，点缀上香菜叶即可。

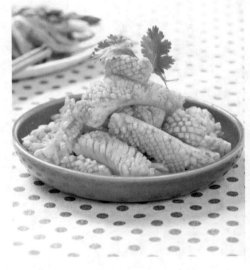

豆花滑牛肉

材料

内酯豆腐 500 克，牛柳 100 克，香葱 1 棵，老姜 10 克。

调料

料酒、生抽、郫县豆瓣酱各 1 大匙，白糖、花椒粉、淀粉各 1 小匙。

做法

❶ 香葱洗净，切葱花；老姜去皮洗净切末；内酯豆腐入大碗中备用。

❷ 牛柳洗净切片，加白糖腌渍 20 分钟，入料酒、生抽、淀粉抓匀。

❸ 油锅烧热，将牛肉片滑入锅中炒至变色，盛出备用。

❹ 锅底留油，放入豆瓣酱、葱花、姜末炒香，加牛肉片翻炒片刻，盛出放豆花上；撒上花椒粉，淋上热油即可。

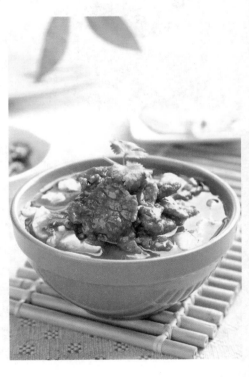

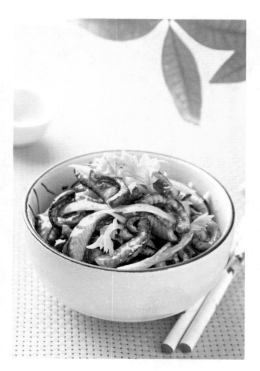

材料

嫩芹菜 100 克，鳝鱼肉 200 克。

调料

料酒、水淀粉各 2 小匙，胡椒粉、盐各适量。

做法

❶ 将芹菜洗净，切成段，备用；鳝鱼洗净，斜刀切成丝，用盐、水淀粉拌匀上浆；盐、胡椒粉和水淀粉调成汁，备用。

❷ 油锅烧热，放入鳝鱼丝，烹入料酒炒散，再放入芹菜段，烹入做法 1 中调好的汁，炒熟即可。

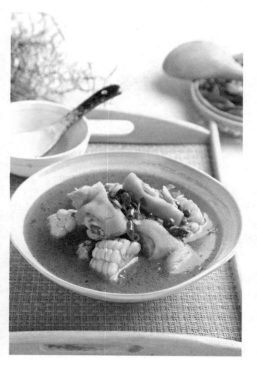

材料

猪蹄、玉米各 2 个，姜 5 片，葱花适量。

调料

鸡精、盐、桂皮、豆豉、大料各少许，豆瓣酱、料酒各适量，老抽、白糖各 1 小匙。

做法

❶ 猪蹄洗净，剁成小块，氽烫；玉米洗净切成段。

❷ 油锅烧热，入姜片、干辣椒、豆豉、桂皮、大料煸香，然后下入猪蹄块，爆炒至断生加盐、料酒、老抽、豆瓣酱、白糖，加入大半锅水。

❸ 煮沸后入玉米段，盖上锅盖，煮至再次沸腾后转小火，焖 30 分钟收汁，加入鸡精调味，炒匀后装盘撒上葱花即可。

科学胎教不可少

❀ 音乐胎教

——轻音乐为宝宝营造轻松愉快的氛围

有些准妈妈可能会问，胎宝宝听轻音乐好，还是听流行音乐好？

专家建议多听一些轻音乐。轻音乐是用比较通俗的手法改编成的，而这些乐曲是小型或大型乐团都可以演奏的，音乐可以营造出温馨浪漫的情调，轻松优美的旋律也常带有休闲性质。轻音乐结构简单、节奏明快、旋律优美动听，也有简单明了的内涵，通常会带给人们轻松的享受。因此，很适合拿来做胎教音乐。

❀ 抚摸胎教

——胎宝宝可以感受的爱

胎宝宝的皮肤在孕 8 周时开始有感觉，到孕 12 周左右便与成人一样发达了。外胚层有的发育成皮肤，有的发育成大脑，为此有人称皮肤是人的第二大脑。孕 4 月时，准妈妈如果经常抚摸胎宝宝，可使羊水轻轻晃动，刺激胎宝宝的触觉，同时也能促进大脑的发育。因此，从这个时候开始，准妈妈就可以对胎宝宝进行抚摸胎教了。准爸爸也可以用手轻轻地、充满爱意地抚摸准妈妈的腹部，让胎宝宝感受到准爸爸的爱。

另外，可选一个比较安静的场所，准妈妈取舒适的姿势，集中精神抚摸腹部，每天坚持抚摸 10 分钟。

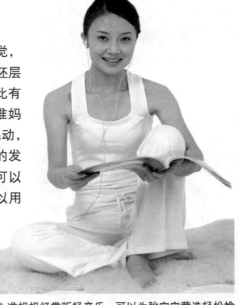

● 准妈妈经常听轻音乐，可以为胎宝宝营造轻松愉快的氛围。

❀ 运动胎教

——适度运动让准妈妈和胎宝宝更健康

运动原则

孕 4 月，胎宝宝已经处于一个相对稳定的状态了，此时准妈妈可适当增大运动的强度，但是一定要避免剧烈运动和过度疲劳。因此不适宜做爬山、登高、蹦跳之类的平衡运动，以免发生意外。准妈妈可以根据自身的情况选择散步、做孕妇操、慢跑等锻炼项目，而且随着体重的增加，活动应日趋轻微柔和。

运动须知

❶ 需选择有教练指导的教室。

❷ 怀孕4月以后的准妈妈，练习前需得到医生的许可才能进行。

❸ 感到不舒服时，要立即休息。

❹ 在家练习时，要仔细回忆教练的要求。

事先暖身

具体做法：

❶ 单脚站立培养平衡能力。

❷ 向左右轻柔伸展，加强侧腹力量。

❸ 双脚上下屈伸，然后做跟腱活动。

❹ 从3步开始，腿朝侧面伸直。

❺ 扶住墙壁，身体向后拉伸，要体会到腰、腿、腹部被拉伸的感觉，但不要过度用力。

注意事项：练习过程中，准妈妈要仔细体会身体发出的声音。如果感觉到任何不适需立即停止，有特殊疾病的准妈妈练习前需征求医生的意见。

缓和强化

具体做法：

❶ 双臂上抬至肩膀，上身朝左右转动。

❷ 双臂向后伸展，上身弯曲与地面平行。头部上抬，眼睛注视前方。

❸ 双脚用力分开，屈膝，身体下蹲，双臂绕过两腿前侧，抓住后脚踝处。

❹ 两脚分开，膝盖伸直，抓住脚踝。

注意事项：练习过程中不要挤压到腹部，如果实在无法完成动作需立即停止。

事后放松

具体做法：

❶ 仰卧，双脚上抬，张开闭合，反复练习。

❷ 仰卧，抬起一条腿，保持伸直。另一条腿屈膝，双腿交替练习。

❸ 仰卧，双臂稍微张开，慢慢地放松全身。

注意事项：准妈妈可根据个人状况确定练习时间，练习强度以身体不感到疲劳为度。练习结束后必须充分放松。

进入孕4月，也就进入了准妈妈怀孕的孕中期，这是"暴风雨之前的平静"，是准妈妈在孕期身体感觉最佳的日子。虽然每位准妈妈的情况各不相同，但这段时间通常是准爸爸和准妈妈最甜蜜的孕期时光。

做个合格的准爸爸

陪妻子一起走过了前3个月的准爸爸，此时面对妻子越来越好的状态，应该陪着妻子一起，去拥抱美好的新生活。那么，妻子进入孕4月后，对于准爸爸，这个积极的参与者来说，又该如何做才能和爱妻共享这个甜蜜的孕中期呢？为了不让你做一个"糊涂"的准爸爸，先来看看下面的要领吧！

● 准爸爸在孕期应时时关心妻子，时刻保持宽容、耐心的心态。

陪同产检、上培训课

怀孕是夫妻双方共同的责任，准爸爸一定要尽量抽空陪妻子做产检、上培训课。

陪妻子产检，一方面能减轻妻子独自面对产检的不安，并降低妻子独自外出的危险性；另一方面，也可以让自己更了解胎宝宝的健康状况，同时通过超声波和胎宝宝见面，增进与宝宝之间的感情。准爸爸应珍惜这样的机会。另外，陪妻子上产前培训课、学习分娩呼吸法、认识分娩征兆、了解分娩过程、学会一些关键时刻的应对办法，对帮助妻子安度孕期、顺利分娩都有很大帮助。

谅解妻子的坏情绪

虽然到了孕4月，准妈妈仍然会

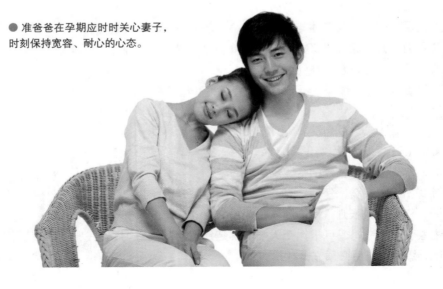

小心翼翼，担心胎宝宝的健康，担心受到电脑的辐射等。即使妻子的心情很好，也绝对不要在离她很近的地方打开电脑，如果你不信，试一试吧，她的过激反应肯定会让你大吃一惊。所以，准爸爸在整个孕期都要一如既往地理解妻子，在力所能及的范围内尽量满足妻子的愿望，时刻保持宽容、耐心的心态，使她紧绷的神经能放松下来。即便与妻子有不同意见，也不要当场起争执。

生活习惯要健康

现代人有着各种各样的生活习惯，如有的人习惯晚睡晚起，有的人习惯不吃早餐，这些大部分人早已习以为常的习惯，其实都是应该摒弃的。对于准爸爸来说，有一个健康的生活习惯尤为重要，因为此时你不光是为了自己而生活。为了爱妻，为了将要出生的宝宝，准爸爸必须保持健康的身体及充沛的体力，养成规律起居的好习惯。

与妻子一同学习

也许从感受到胎动的那一刻起，准妈妈就有强烈的做妈妈的欲望了。为了孕育一个出色的宝宝，此时准妈妈对孕育知识的渴求会超过以往任何时候。买育儿书籍、看育儿期刊，几乎要搜遍所有可以获取此类知识的渠道。此时的准爸爸，一定要抽空和妻子一起阅读，学习育儿方面的知识，这不仅能给准妈妈心理上的安慰，还能在准妈妈遇到麻烦时助她一臂之力。

另外，准爸爸在胎教过程中的角色也是不可替代的。很多研究证明，准爸爸参与胎教，对准妈妈孕期的生活和胎宝宝的生长都会产生非常有利的影响。所以，这就需要准爸爸在胎教中能充分发挥自己的作用，和妻子一起参与到对胎宝宝的胎教中来。

❀ 感受胎宝宝的幸福感

这个时期，准妈妈很容易产生漂浮在幸福云端的感觉，备受宠爱，要风得风、要雨得雨，加上早孕反应消失，胃口大开，胎盘已经稳定，更是如鱼得水。所以，准爸爸一定要把握好这个来之不易的孕4月，趁着妻子有如此难得的好心情，也让自己舒展一下疲惫的身心。此时，可以安排一次浪漫的郊游或是做一件十分想做却一直没有付诸实践的事情。因为等到宝宝出生后，所有的精力都会放在宝宝身上，一切都会无暇顾及。

这期间，还可以感受到的美妙就是第一次胎动。选一个晴朗的午后，准妈妈躺在床上或躺椅上，然后准爸爸把手轻轻地放在妻子的肚子上，耐心地多等一会儿，你就可以听到肚子里会发出"嘭"的声音，这就是宝宝的动作，他（她）在准妈妈的肚子里"调皮"呢！那个时刻，无论是准爸爸还是准妈妈，一定都会觉得自己是世界上最幸福的人。

孕4月之所以能够感受到胎宝宝的活动，是因为胎宝宝的胳膊和腿已经基本发育成熟了，他（她）在活动他（她）的小胳膊、小腿呢！

孕期体重管理方法

有些准妈妈有这样的想法：为了胎宝宝，宁可尝遍所有食材，也绝对不落下一个。难道吃得越多就对准妈妈越有好处吗？孕期体重越重就说明准妈妈和胎宝宝越健康吗？答案当然是否定的。

孕期体重管理很重要

提到孕期体重管理，很多准妈妈容易把它和减肥混为一谈。其实不是这样的。体重管理是指在孕期合理地增加体重，不要太胖，也不要太瘦，应该控制在合理的范围内。前文已经介绍了一些体重管理的基本知识，那么，准妈妈为什么要进行体重管理呢？

◎体重管理可以为顺利分娩做好充足的准备。如果准妈妈体重过重，就会导致胎宝宝体积过大，会给分娩造成负担。如果准妈妈在孕期的体重增加超过15千克，那么就会很容易造成难产，而且剖宫产的风险也是体重正常准妈妈的3倍。

◎体重超出正常标准的情况下，准妈妈患妊娠期高血压、妊娠期糖尿病的可能性增大，产后出血的风险也会增大。还有一点十分重要，就是会使准妈妈的乳汁分泌减少，产后难以实现母乳喂养。

◎体重不合格不光是体重过重，也有过轻的可能。如果准妈妈的体重增加不足，会导致宝宝发育迟缓。

◎准妈妈怀孕时如果增重不是很多，那么产后比较容易恢复到孕前的身材，如果体重过重的话，产后则很难恢复体形。

体重指数

体重管理一般通过饮食、运动来管理，每个人的体重增加范围也要根据 BMI 来具体制订。

什么是体重指数

体重指数（Body Mass Index，简称 BMI），是通过人的身高和体重的比例来估算一个人的标准体重的一种方法。BMI 在 18.5 ~ 22.9 之间是亚太地区成人标准的体重范围。

$$BMI = 体重（千克）/[身高（米）]^2$$

体重指数与体重的关系

不同准妈妈的身体状况、身高等不同，在孕期增加的体重也会不同。所以，准妈妈在控制自己的孕期体重时可以把 BMI 与体重关系表作为参考。

孕期体重管理准则

◎根据 BMI 计算出自己孕期体重增加的范围。每个人增加的体重都是不一

BMI 与体重关系表		
妊娠前 BMI	类型	孕期体重增加目标
18.5以下	偏瘦型	12～15千克
18.5～22.9	标准型	10～14千克
23以上	偏胖型	7～10千克

样的，所以准妈妈一定要先根据 BMI 计算出自己孕期体重增加的范围，这样可以更加合理地控制体重。

◎建议准妈妈每天称两次体重，最好是早晨一次，晚上一次，并将每天的数据记录下来。如果条件允许，还可以把每天吃的食物种类及数量记录下来，这样更容易清楚地掌握。

◎准妈妈要有自制力，不要因为怀孕后口味改变而大吃油炸食品。油炸的食品属于高热量食物，很容易转为脂肪，所以要避免吃高热量食品。

◎有些准妈妈为了控制体重而放弃食用主食，认为主食热量过高，改用零食填饱肚子。其实这种想法是错误的，这样不均衡饮食更容易使体重增加。所以饮食原则一定要以主食为中心，少食多餐。吃主食时，也不要一味吃细粮，还要搭配粗粮，如玉米、小米、紫米、燕麦等，这些食物能量低，常吃不但能预防肥胖，还有通便的效果。

◎散步是最休闲，也是最有效的消耗热量、帮助消化的方法，尤其是晚餐胃口比较好的准妈妈，一定要坚持散步，将能量消耗一下。而且，散步还可以缓解疲劳，为顺利分娩做准备。

◎规律的作息是必需的，即使是周末也不能养成晚睡晚起的习惯，这样不但会使体重增加，而且会影响到胎宝宝的习惯，不要让胎宝宝在腹中就变成"小夜猫子"哦！

◎生活中难免会有一些不愉快的事情，所以准妈妈要学会放松自己，及时释放不良情绪。放松心情，坦然面对压力。

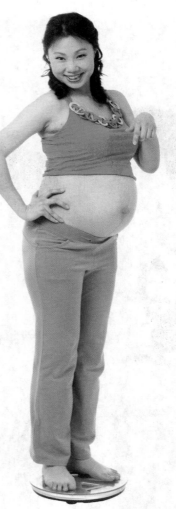

● 准妈妈的体重要控制在标准范围之内。

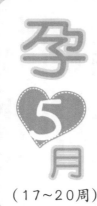

孕5月

（17~20周）

从孕5月开始，准妈妈的身体会发生更大的变化：胎动开始出现、腹部隆起也比前4个月更明显、食量见长，由此而直接体现出来的，则是准妈妈比以前更为丰满了。

这一系列的身体变化，更加需要准妈妈在日常生活中多注意保养，无论坐卧行走都要保持正确的姿势，走路时尽量伸直背肌，让骨骼能平均承受全身的重量，以免因为姿势不良而压迫到腹部。

❋ 准妈妈的身体变化早知道

身体变化信息反馈

❶ 伴随着妊娠脚步的推进，准妈妈在外貌与体形上出现了较大的变化，子宫的增大使下腹愈发隆起，子宫底的高度与肚脐平齐，乳房和臀部变得丰满，皮下脂肪增厚，体重增加。这时的子宫直径约有18厘米，羊水量为200~350毫升。

❷ 准妈妈的面部、乳晕、外阴部的色素继续沉积。随着乳房的增大，应及时更换大码的胸罩，维持乳房的张力，以避免日后乳房下垂。平时要注意乳头的护理。

❸ 这一时期开始，多数的准妈妈可以感觉到腹中胎宝宝有力的活动，即胎动。准妈妈应将首次感觉胎动的时间记录好，在做产前检查时供医生参考。

❹ 妊娠带来一些生理变化及不适：清晨刷牙时，牙龈易出血；因阴道局部充血，宫颈分泌功能旺盛，阴道分泌物继续增多。由于关节、韧带的松弛，还会感到腰背酸痛。

应对孕期水肿的方法

　　孕期水肿的主要原因是妊娠子宫增大，压迫静脉，造成静脉回流受阻。为了消除水肿，最好的办法就是卧床休息，适当抬高下肢，特别是左侧卧位，可改善血液循环，减轻水肿。同时，适当限制食盐的摄入量。另外，散步也很重要，因为散步的时候，通过小腿肌肉的调节，可以改善一些静脉压迫现象。日常生活中，还要注意不能久站、久坐，要穿舒适的鞋子和袜子。

✳ 胎宝宝的发育情况早知道

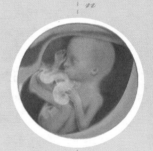

① 胎宝宝在准妈妈的腹中渐渐长大，此时身长已有20 ~ 25 厘米，体重 300 ~ 320 克，体型逐渐变得匀称。
② 全身皮肤由深红色透明变为不太透明的红色，从头、面部开始，全身渐渐被汗毛所覆盖，头上长出少量的头发，并且有眉毛、指甲长出。
③ 胎宝宝的脑部已经发育，能及时产生与准妈妈完全一致的喜怒哀乐等感受。
④ 胎宝宝可以较真切地听见外部传来的各种声音；视网膜已经发育，对光线会有所反应。
⑤ 由于骨骼肌进一步发育，所以在羊膜腔中较活泼；心脏发育不断完善，跳动非常明显。
⑥ 牙釉质、牙质开始沉积；大脑联合完成，脊髓髓鞘开始形成，大脑皮质具典型层次。
⑦ 此段时期，正常胎宝宝的心跳逐渐有力，胎心率每分钟 120 ~ 160 次。18 周后，用听诊器在准妈妈腹壁可听到胎心音。
⑧ 皮下开始积储脂肪，背部及四肢关节皮肤皱褶处形成一种白色油腻状的物质叫做胎脂，它具有保护皮肤的作用。

孕期无小事

● 不能忽视的孕期细节

孕5月的生活守则

进入孕5月，准妈妈的新陈代谢更加旺盛，皮脂腺、汗腺分泌物增加，常常会出现大汗淋漓的状态。此时，准妈妈一定要注意休息，遵循本月生活守则。

◎适宜的运动对准妈妈及胎宝宝都有好处。准妈妈散步时，胎宝宝能得到适度的晃动，有利于其神经发育；准妈妈游泳时，能大大减轻妊娠带来的腰酸背痛，胎盘、子宫的血液循环也能达到最佳状态。

◎腹部突出明显，不要到人多拥挤的地方；进行产检时，要穿宽松的上衣、容易穿脱的裤子、舒服且方便穿脱的鞋子，不要穿连裤袜。

◎本月的准妈妈食量大增，但一定要适当控制体重，不可让体重增长过快。

◎随时观察白带颜色。怀孕后子宫颈管的黏膜及阴道内的分泌物会增加，虽然这是伴随怀孕而产生的变化，属于正常现象，但最好还是要经常观

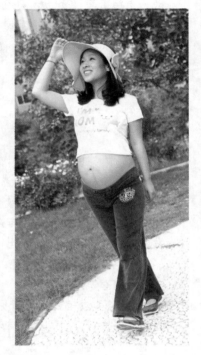

察白带的颜色。茶褐色的白带表示有出血的可能，伴随发痒与疼痛的白、黄色白带有可能是阴道发炎引起的。平时要勤换内裤，常洗澡，保持外阴清洁。

接受正面信息

本月的准妈妈，随着之前的种种不适逐渐减轻和消失，情绪也会逐渐进入平稳阶段。但是，享受惯了前4个月那种倍加呵护的生活后，大多数准妈妈会变得心理依赖性增强，什么事都想让别人代办，认为自己最好少活动，甚至就连简单的家务活都不愿意干了。

这种生活方式是不健康的。准妈妈应该在保证身体健康的情况下做一些力所能及的工作和家务，进行适当的运动，这样不但可增强肌肉力量和体力，而且有助于日后分娩，同时对调整心理状态也大有益处。建议准妈妈在与他人日常交谈

时最好避免听一些关于胎宝宝畸形的事情，以免对其心理造成不良的影响。

保持心情愉悦

到了孕 5 月，准妈妈的体型开始有了明显的改变，无论是外形还是行动力都不再像以往那样出色，这样容易导致准妈妈缺乏自信。再加上担心胎宝宝能否健康成长、孕期生活能否顺利度过等恐惧，都会造成准妈妈心情低落。

在此郑重提醒准妈妈们，保持愉快的孕期心情，是为胎宝宝提供良好成长条件的基础。怀孕期间，准妈妈可以多和过来人或其他准妈妈分享彼此的孕期乐事，这样不但可解除疑惑，也能互通有无，让彼此的心情放松。还可以听些轻柔的音乐、读小品文或诗集，这些都有助于准妈妈保持孕期的愉快心情。

定期监测胎动

孕 5 月是刚刚开始能够感知到胎动的时期。这个时候的宝宝运动量不是很大，动作也不激烈，准妈妈通常觉得这个时候的胎动像鱼在游泳，或是"咕噜咕噜"吐泡泡，跟胀气、肠胃蠕动或饿肚子的感觉有点像，没有经验的准妈妈常常会分不清，此时胎动的位置比较靠近肚脐眼。

到孕 5 月底，准妈妈要开始监测自己的胎动情况了。准妈妈可以在每天早、中、晚固定时间各数 1 小时，每小时大于 3 次，这说明胎儿的发育状况良好。也可将早、中、晚三次胎动次数的和乘 4，即为 12 小时的胎动次数。如果 12 小时胎动达 30 次以上，反映胎儿情况良好；如果胎动少于 20 次，说明胎儿异常；如果胎动少于 10 次，则提示胎儿宫内缺氧。

❀ 选择合适的内衣

怀孕后，准妈妈的乳房会朝腋下方向扩大，在这个阶段，如果没有合适的内衣支撑，纤维组织就会不规则伸展，从而引起乳房下垂，还会在皮肤上留下难以去除的妊娠纹。所以，准妈妈们选择孕期内衣时，一定要选那些能给乳房完全的支撑和保护的内衣。

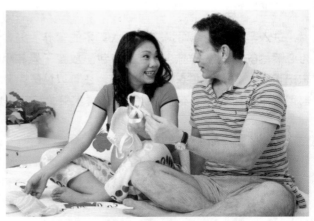

● 选择合适的内衣，可减少身体某些不适感的发生。

除了要有支撑作用，准妈妈还要选择伸缩性大、吸水性强的弹性纤维和棉质内衣，缝制方式也以不刺激皮肤为原则，这样才能让准妈妈的胸部舒适、透气。肩带是内衣的灵魂，准妈妈内衣的肩带更是不能忽视，要选择肩带比一般内衣宽的内衣，如此才能承受乳房的重量，并减轻肩颈的负担。

准妈妈的乳房胀大不是一蹴而就的，而是有一个过程，这就需要准妈妈不断购买合适的内衣。大体上，选购内衣可分两个时段：第一阶段是在孕早期，第二阶段要在孕中期末、孕晚期初，也就是七八个月的时候。

❀ 孕期旅行需注意

孕 5 月，准妈妈发生流产的危险性比较低，孕早期的一些不适症状通常从这个月起完全消失，可以说是准妈妈和胎宝宝在整个孕期中最稳定、安全、舒适的时光。此时如果条件允许的话，准爸爸可以把握机会，带着准妈妈以及腹中的胎宝宝外出旅行，但途中千万要注意，不可过于劳累。

交通工具

交通工具的选择是即将参加长途旅行的准爸爸、准妈妈们首先要考虑到的问题。建议准爸爸、准妈妈们出行时一定要尽量选择乘坐平稳宽大、有洗手间设施的交通工具，如火车、大型轮船等，而不宜选择乘坐大巴，因为大巴的颠簸最容易引起流产。如果必须得坐大巴，那也一定要学会正确使用安全带。

另外，准妈妈在乘飞机时，最好选择紧靠通道的座位，这样便于经常起立活动下肢，也便于去洗手间或上下机舱。乘飞机还应定时做腿部运动，促进血液循环，同时将安全带环绕下腹部系好，以防因颠簸导致胎盘早期剥离。

临行准备

进入孕 5 月的准妈妈需要摄入更多的营养，经常会感到饥饿，所以多餐便成为必需的安排。临行前，一定要在包里放些干果和小点心等健康小零食，更不要忘记带水。如果想准备更充分一些，还可以请医生开一些维生素和补充矿物质的药剂，以备在出行中不能正常补充新鲜水果、蔬菜和足够的蛋白质时所用。

预防疾病

在旅途中，首先要注意的是要根据天气情况及时增减衣服，防止感冒；其次，还应讲究饮食卫生，饭前便后要洗手，不吃生、冷和没有彻底清洗的食物，不喝生水，尤其不要乱吃车站、码头上那些小摊上的食物，这可是挑战准妈妈自我控制力的时候哦！

住宿条件

住宿时也尽量选择在星级宾馆，严禁到那些没有卫生保障、附近没有医疗机构的地方住宿。当然，如果旅行地有亲戚朋友，也可选择在亲戚或朋友家住宿，有人招待对准妈妈来说是最安全可靠的，同时还可找到回家的感觉。

紧急求助

如果准妈妈在途中发生腹痛、阴道出血等情况时，一定要及时终止旅行，并且要到附近医院立即就诊。如果发生了与胎宝宝有关的意外，如流产、早产、妊娠并发症等问题，应先在当地稳定病情，请妇产科医生协助与当地医疗机构联系，然后视病情决定是留在当地继续治疗还是转回本地治疗。

如果准爸爸带着准妈妈到国外旅行，应先请主治医生写封信或写出孕检摘要，记载有关怀孕情形和产前检查的状况，必要时作为在国外就诊时给医生的参考。准妈妈一旦在国外发生意外，可以请卫生机构或外交机构协助处理。

必备物品

准妈妈外出旅行不同于未孕女性，所以每件事都马虎不得，一定要备齐下列衣物：宽松的衣裤、舒适的鞋袜、遮阳帽、托腹带、护垫、产前检查手册、保健卡、平时产前检查医院、医生的联络方式，需要每天服用的维生素、钙剂等保健品，对怀孕安全的抗腹泻药、肠胃药，准妈妈无飞行危险的医生证明或准妈妈怀孕周数的证明书，防晒霜、润肤乳液、纸内裤、健康小零食、干净的毛巾和个人洗漱用品，护照或身份证等。还有一样非常重要，就是带上足够的钱或银行卡。

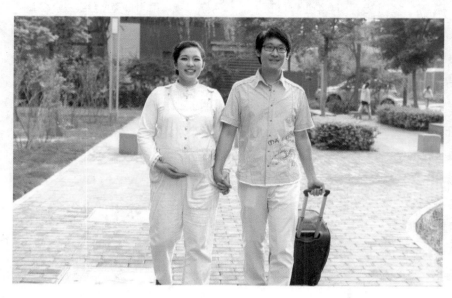

● 孕中期对于准妈妈而言是一段相对舒服的日子，可以与准爸爸一起带着胎宝宝和一份惬意的心情去旅行一下。

补充维生素C很重要

补充维生素 C 的意义

准妈妈需要适量补充维生素 C，是因为维生素 C 对准妈妈和胎宝宝的生长发育具有十分重要的作用。那么，具体都有什么作用呢？

◎据墨西哥科研人员研究指出，维生素 C 在维持羊膜的正常功能中能起到重要作用，可以降低羊膜破裂性早产的危险。

◎维生素 C 可使准妈妈的子宫更强壮，为以后营造一个顺利的生产过程而做足准备。

◎维生素 C 又称抗坏血酸，它能对人体生理功能的维持起到至关重要的作用，可增强准妈妈的抗病能力，同时也是很好的肌肤营养素，是肌肤美白、保湿过程中必不可少的。

◎维生素 C 还可以促进胎宝宝皮肤、骨骼、牙齿的生长以及造血系统的健全。尤其是在胎宝宝的牙齿形成时期，如果缺乏维生素 C，会造成牙基质的发育不良，胎宝宝在出生后牙齿容易损伤或者产生龋齿。

◎充足的维生素 C 会明显促进胎宝宝大脑的发育，使其大脑灵活、敏锐，还能提高其智商和记忆力。

◎准妈妈虽然需要补充维生素 C，但也不能长期、过量地服用，那样也会

食物所含维生素 C 一览表

名称	每 100 克所含维生素 C 量	名称	每 100 克所含维生素 C 量
青椒、尖椒	74毫克	柑橘	28毫克
酸枣	1731毫克	刺梨	2585毫克
柿子椒	72毫克	西红柿	19毫克
鲜枣	243毫克	白菜（脱水）	178毫克
番石榴	70毫克	甜椒（脱水）	846毫克
葡萄	29毫克	菠菜	30毫克
红辣椒	144毫克	大白菜	31毫克
油菜	35毫克	野苋菜	153毫克
猕猴桃	75毫克	香菜	48毫克
草莓	48毫克	豌豆苗	78毫克
菜花	73毫克	苦瓜	56毫克

对身体产生不利影响,甚至是有害的。

补充维生素C的诀窍

既然维生素 C 这么重要,准妈妈需要怎么补充呢?

要补充维生素 C,最好不要口服维生素片,经常吃一些新鲜蔬菜、水果是最科学、最自然的方法。食物中,酸枣、青椒、菜花、白菜、菠菜、柠檬、苹果、西红柿、柑橘、杏、草莓等新鲜果蔬,既能满足准妈妈嗜酸的需要,又能补充维生素,可谓一举两得。

另外,还值得一提的是,利用蔬菜和水果补充维生素 C 不会导致摄入过量,过量的情况只有长期服用人工药剂时才会发生。在补充维生素 C 时要注意,该营养素容易流失和破坏,靠食补一定要注意方法。一般蔬菜应先洗再切,这样可以减少维生素 C 溶于水中的量;也不要浸泡或煮得过久,以减少维生素 C 的流失;蔬菜被撕碎、挤压等都会造成维生素 C 的流失。

❀ 合理饮食很关键

孕 5 月的准妈妈一般胃口大开,食欲极佳。同时,胎宝宝的脑组织细胞分化发育也会出现第一个高峰,同时胎宝宝的嗅觉记忆也渐渐成熟,当准妈妈津津有味地吃着美食的时候,胎宝宝也在享受着呢!但是,不能因此而成为"大胃王",因为准妈妈要适当控制体重。进入孕 5 月,准妈妈可以每天吃 6 顿饭:主食 250 ~ 300 克,早上 50 克(配上蔬菜吃),中午、晚上各 100 克左右。其中,上午 10 点、下午 3 点、晚上 10 点可以各加餐一次。

◎应该有意识地增加优质蛋白的摄入量,因为人体的主要组成成分是蛋白质。准妈妈应多吃鱼、鸡蛋、牛奶、豆制品等,也要吃些坚果,坚果里含有人体需要的各种微量元素,并且含有优质的蛋白质,可以促进胎宝宝大脑的发育。

◎每天要多吃 50 克的肉、鱼、蛋及豆类,保证主食和水果的摄取量。

◎每天喝 2 杯牛奶。因为牛奶除了提供蛋白质和维生素 B_2 外,还能提供丰富的钙质。对于不喜欢或不能喝牛奶的准妈妈来说,也可以从鱼、海米、藻类、蛤蜊、牡蛎等食物中获得钙质。

◎孕 5 月的准妈妈除了吃的分量要增加之外,食物的营养品质也要注意,要饮食多样化。

◎随着准妈妈体内所需热量及蛋白质的增加,饮食中也应增加维生素 B_1、维生素 B_2、维生素 B_6 以及烟碱酸和泛酸的摄取。

◎在蔬菜方面,每天要有 3 种富含维生素 C 及纤维素的蔬菜;在水果方面,每天要有 2 份富含维生素 C 的水果,如橙子、猕猴桃等。

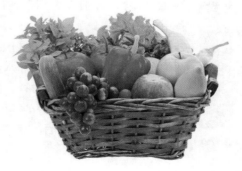

栗子乌鸡煲

材料

乌鸡 1 只，板栗 200 克，冬菇 50 克，大枣 30 克，姜少许，香菜适量，葱少许。

调料

盐适量，料酒 2 小匙。

做法

① 乌鸡斩块，加入料酒和适量清水，大火煮开，水沸后撇去浮沫，捞出乌鸡，用清水洗净。冬菇洗净去蒂，姜去皮切片，葱切段，香菜切碎，大枣洗净，板栗去壳。

② 煲中添足水，放入乌鸡、板栗、冬菇、姜片和剩下的料酒，盖上锅盖，开大火炖煮至乌鸡熟烂，放入大枣、葱段，继续小火炖煮 10 分钟，加入盐调味，撒上香菜碎点缀即可。

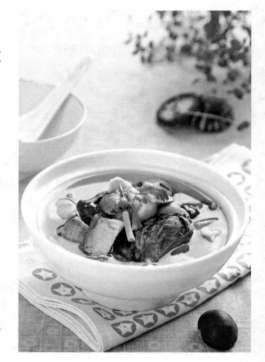

红黄鲫鱼

材料

鲫鱼 400 克，西红柿 100 克，姜、鲜柠檬片各适量。

调料

胡椒粉少许，料酒、盐、鸡精各适量。

做法

① 鲫鱼处理干净，在鱼身上切花刀，然后均匀地抹上盐，放入鲜柠檬片腌渍 30 分钟。

② 西红柿、姜分别清洗干净，切片，备用。

③ 油锅烧热，下入腌好的鲫鱼将其两面煎至金黄，入姜片、开水，加入西红柿片、鲜柠檬片增香，大火烧 6 分钟。

④ 出锅前调入盐、料酒、胡椒粉、鸡精调味即成。

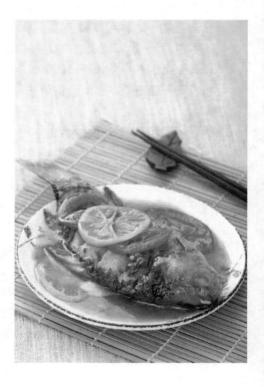

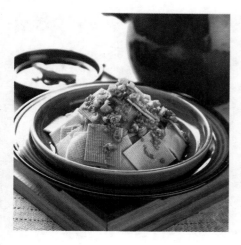

材料

豆皮 400 克，熟芝麻、葱各少许。

调料

盐、鸡精各少许，醋、老抽各 1 小匙。

做法

❶ 豆皮洗净，切正方形片，入沸水汆烫，捞出备用。

❷ 葱洗净，切葱花，和调料、熟芝麻调成汁，浇在豆皮上即可。

芝麻豆皮

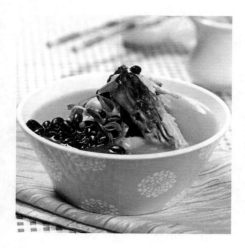

材料

鲤鱼 1 条，红枣 8 个，黑豆 30 克，葱段、姜片各适量。

调料

盐、料酒各少许。

做法

❶ 将鲤鱼处理干净，切段；红枣洗净，去核；黑豆淘净，用清水浸泡一晚上。

❷ 锅中放入适量清水和鲤鱼段，用大火煮沸，再加入黑豆、红枣、葱段、姜片、盐和料酒，改用小火煮熟即可。

红枣黑豆炖鲤鱼

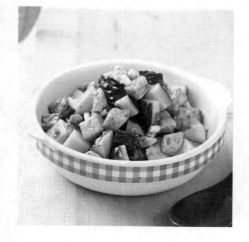

材料

黄瓜丁 500 克，鸡肉丁 200 克，葱段、姜末各 5 克。

调料

酱油 1 小匙，花椒、大料、盐各少许。

做法

❶ 油锅烧热，加花椒、大料略炸。

❷ 入葱段、姜末炒香，再放入鸡肉丁爆炒至八成熟时加酱油、盐、黄瓜丁炒熟，起锅装盘即可。

爆双丁

葱油莴笋

材料
莴笋 400 克，葱适量。

调料
盐、香油、花椒适量。

做法
❶ 莴笋去皮洗净，切成长块；花椒洗净；葱洗净，切成葱花。
❷ 水烧开，放入莴笋氽烫，捞出置于盘中控干。
❸ 油锅烧热，放入葱花、花椒炒香，加入盐、香油调成味汁浇在莴笋块上。

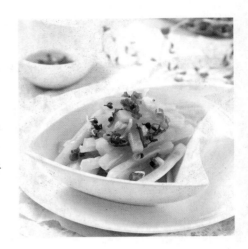

烤牛小排

材料
牛小排 300 克，蒜瓣 3 粒，水梨 50 克，洋葱 20 克。

调料
味淋、酱油各 2 大匙，糖、醪糟各 1 大匙。

做法
❶ 蒜瓣、水梨、洋葱加入所有调料，用果汁机打成泥，放入牛小排，腌渍 8 小时。
❷ 将牛小排放入烤箱中先以 120℃烤约 10 分钟，再以 200℃烤至表面焦香。

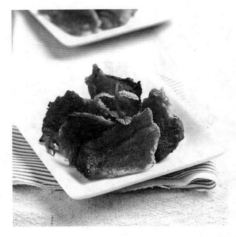

莲子猪肚

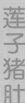

材料
猪肚 1 个，莲子 40 粒，葱花、蒜末各适量。

调料
香油、盐各适量。

做法
❶ 猪肚洗净；莲子去心，将其装入猪肚内，用线缝合，放入锅内加水炖至熟。
❷ 熟后待凉，将猪肚切成细丝，与莲子放于盘中，然后加香油、盐、葱花、蒜末拌匀即可。

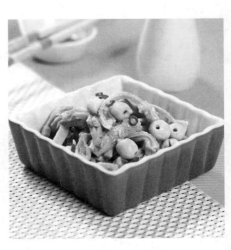

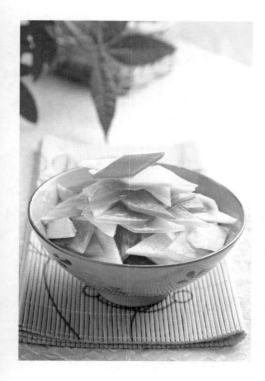

材料

山药 300 克，莴笋 200 克，胡萝卜 50 克。

调料

白醋 1 小匙，盐适量，鸡精少许。

做法

❶ 山药、莴笋、胡萝卜分别洗净去皮，斜切成大小相同的片。

❷ 大火烧开锅中的水，加入白醋，再将山药片放入氽烫 1 分钟，捞出。

❸ 油锅烧至七成热，放入莴笋片和胡萝卜片滑炒均匀，随后放入山药片，继续翻炒 2 分钟，加鸡精和盐调味即可。

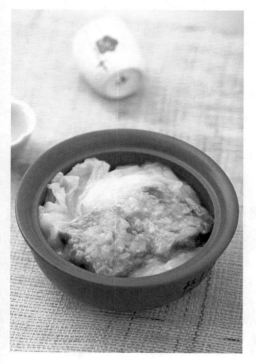

材料

净带鱼段 500 克，白菜叶、粉丝各 75 克，葱花、姜末、蒜末各少许。

调料

盐、鸡精、豆瓣酱、料酒、酱油、香醋、白糖、香油、鲜汤各适量。

做法

❶ 带鱼段洗净，用盐、料酒、酱油腌渍片刻，入热油锅中煎炸至半熟，捞出沥油；白菜叶洗净，入沸水中氽烫；粉丝放入砂锅中加水浸泡。

❷ 油锅烧热，下入豆瓣酱、葱花、姜末、蒜末爆香，烹入料酒、鲜汤，大火烧沸后，加入带鱼段、酱油、白糖、香醋炖至熟，然后放入白菜叶和粉丝稍炖，加盐、鸡精调味，淋香油即可。

音乐胎教

——与胎宝宝一起听音乐

怀孕 5 个月后，准妈妈可以开始和胎宝宝一起听音乐了。每次听之前，准妈妈要先用手轻轻触压几下腹部或用手轻轻拍几下胎宝宝，告诉胎宝宝："音乐胎教开始了，要注意听哟！"

听音乐的时间可自己选择，在每天下班回家后、每晚睡觉前或每天上午均可。最好两首乐曲交替播放，重复播放可训练胎宝宝的记忆能力。

抚摸胎教

——胎宝宝可以感受妈妈的爱

调查研究表明，如果胎宝宝经常得到妈妈爱的抚摸，那么，胎宝宝出生 6 个月后，动作发育会比较快，站立、爬行、行走等能力也要比一般的婴儿超前，而且手脚较灵活，步履更稳健。

与胎宝宝玩踢肚游戏

进入孕 5 月后，大多数准妈妈可以感觉到胎动了，此时，准妈妈可以与胎宝宝玩踢肚游戏。在游戏过程中，胎宝宝能体会到准妈妈爱的抚摸，也会给准妈妈一些回应，这样既能增进母子间的感情，又能达到抚摸胎教的目的。

具体做法： 准妈妈感到胎动时，轻轻拍打被踢部位，等待胎宝宝第二次踢肚。一般来讲，1 ~ 2 分钟后胎宝宝可能会再踢。这时准妈妈轻拍几

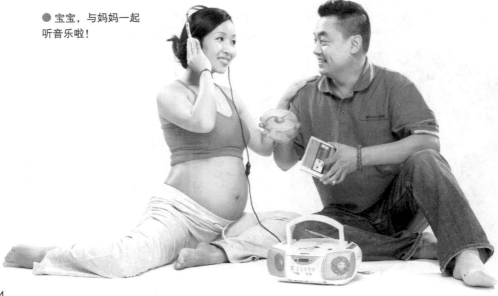

● 宝宝，与妈妈一起听音乐啦！

下再停下来，待胎宝宝再踢时，准妈妈可改换拍的部位，胎宝宝便会向改变的地方踢去。但要注意，改拍的位置不要离胎宝宝一开始踢的地方太远。

该游戏每天进行 2 次，每次进行 5 分钟。如果准爸爸和准妈妈一起做抚摸胎教，既可增加夫妻感情，又能增进父子间的感情。

与胎宝宝一起做体操

通常情况下，胎宝宝在傍晚时胎动较频繁，准妈妈可抓住这一时机，与胎宝宝一起做体操。

准妈妈仰卧在床上或坐在舒适宽大的椅子上，全身放松，把双手手指放在肚子上。然后伴着轻松的音乐，从上到下轻轻抚摸腹部，然后再从左到右抚摸腹部，如此反复进行。

除此之外，准妈妈还可用中指和食指轻轻并反复触压胎宝宝，然后双手稍握拳，轻轻叩击腹部。待胎宝宝习惯这样的抚摸后，只要准妈妈一抚摸腹部，胎宝宝就会主动迎上来，以或踢或打的动作来迎合妈妈的动作。

● 语言胎教
——胎宝宝能"听懂"准妈妈的话了

从怀孕 5 个月开始，每天都要与胎宝宝说话。例如，早上起床后可以对胎宝宝说："早啊，宝宝。""天亮了，妈妈要打开窗帘喽！""哇！今天是好天气。"准妈妈可以将看到的景象描绘给胎宝宝听。重点是在说的时候，脑中必须想象这些景色，同时将这些美景传达到胎宝宝的大脑，好像看电影似的传送画面。准妈妈只要想象准爸爸的长相并传送到胎宝宝脑中，胎宝宝就会拥有好像看到爸爸清晰照片般的印象。准妈妈如果此时配合这些映象对胎宝宝说话，胎宝宝就能了解准妈妈所说的话了。

● 运动胎教
——每天都可以进行

橡皮带操

橡皮带阻力较小，使用安全且携带方便，可以随时放在包里，每天抽出时间练习，无论是在办公室还是在家里，都能轻松地完成训练计划。如果办公室里有其他准妈妈，不妨和她们一起运动。

练习方法：

❶ 将橡皮带放在瑜伽垫上，然后盘腿坐在橡皮带上，双手握在橡皮带的两端，自然放于身体两侧。

❷ 呼气时两手抓住橡皮带两端，手臂向身体两侧平举，吸气时还原至初始位置。反复练习 10 次。

半蹲

半蹲对准妈妈来说也是一项非常好的运动方式，闲暇时，准妈妈不妨经常练习。

练习方法：两脚自然分开，膝盖对准脚尖方向，手臂自然下垂放于身体两侧，目视前方。吸气时屈膝半蹲（至自己能承受的程度），手臂向前平举，呼气时还原，反复练习 10 次。

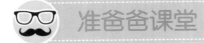

准爸爸课堂

看着妻子日渐隆起的小腹，准爸爸会有哪些新的想法呢？做好迎接这个新生命的准备了吗？是不是仿佛在一瞬间，就感觉到自己成熟了很多呢？一般来说，进入孕 5 月后准爸爸要做好以下准备！

❀ 准备迎接新成员

准爸爸应该从现在开始就做好迎接宝宝的准备了。在有空闲的时候，可以和准妈妈一起用布娃娃来练习照顾宝宝的生活，让宝宝及早进入家庭中，成为家庭中备受欢迎的新成员。

❀ 人际交往要调整

对于一个男人来说，有了自己的宝宝是生命中一件很重要的事情。但与此同时，准爸爸的生活也会在不知不觉中发生很大的变化。在妻子没有怀孕时，准爸爸可以随心所欲地召集一大帮朋友来家里喝酒，而那时的妻子就是为丈夫提供巨大支持的人，炒菜、做饭、收拾屋子，无一件不需要妻子来打理。现在，随着宝宝出生之日的临近，这些又会发生怎样的变化呢？

几乎可以肯定的是，当妻子结束了一天的工作后，回到家里已经是筋疲力尽，很早就上床睡觉了。妻子睡得早，那就意味着准爸爸得承担更多的家务，这将占用准爸爸更多的空余时间。遇到节假日，之前的朋友们邀请其一起出去郊游的时候，也会因把

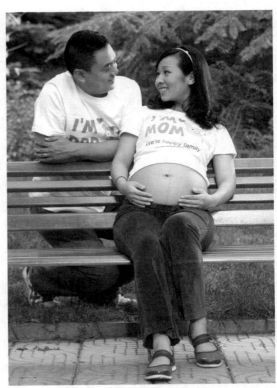

● 妻子怀孕后，准爸爸要调整人际交往，将重心转向家庭不妨现在就多陪陪妻子。

妻子一个人扔在家里感到内疚而拒绝。还有就是，每天下班后不得不马上回家。

在妻子没有怀孕时，准爸爸可以经常和朋友一起出去看电影或是听音乐会，可是到了现阶段，就得好好考虑一下了。这一切对于那些没有成家的朋友们来说是难以理解的，他们没有妻子和孩子，空闲时间很多，还不能完全理解这种心系家庭的感觉。所以，从此以后，他们可能就会从心理上把你归为有家一族，慢慢就很少再邀请你参加什么活动了。与此同时，准爸爸们就会发现，单身时相处的朋友越来越少，以往的单身生活已经逐渐被三口之家所取代。

所以，即将当爸爸的男性朋友们，当妻子怀孕之后，必须认识到这些社交生活发生变化是正常的，在许多方面，它是向好的方面发展的。不要感到不安，也不要感到辛苦，这一切都会随着宝宝的出生而消失。

❀ 与妻子的家人融洽相处

妻子怀孕后，准爸爸们还有一件需要面对的事情就是和妻子的家人、朋友交往得越来越密切了，并且会逐渐融入这个圈子中去。他们来家里做客的机会越来越多，来看妻子的次数也越来越多。所以，妻子的怀孕也是给了准爸爸和岳父、岳母加深了解的机会，让彼此之间相处得更加融洽。

通过了解，准爸爸也许会发现，其实岳母并不是电视和电影中描述的那样一个大嗓门、专横跋扈的老太太。但无论岳母有怎样的个性，岳母毕竟是长辈，且有生育宝宝的经历，遇到事情要多和老人商量一下比较好。要知道，岳母也会疼爱这个未出世的小生命。由于天性使然，岳母和母亲会成为准爸爸生育知识的领路人，所以，无论她们说的话是引导也好，是挑刺或批评也好，至少要相信，每句话都是中肯的且发自内心的，准爸爸应该虚心而且满怀感激地接受。

通过相处，准爸爸也许会发现，其实自己的岳父也不像电影或电视里描述的那样总是板着脸，还是有其可亲的一面。岳父可能不太会主动参与到妻子怀孕和宝宝降生的过程中去，但这并不意味着他不会提供什么建议。对于怀孕，他还是略知一二的，而他也愿意与你共享，不要忽略了他的建议。

如果准爸爸在妻子怀孕之前一直没有和岳父、岳母相处过，那也不用紧张，妻子的怀孕已经让自己更深入地走进了这个家庭，你的岳父、岳母和宝宝有着血缘之亲，那么，他们同样也有和你建立融洽关系的意愿。

与妻子的其他家庭成员和朋友相处也都一样，因为他们也都欣喜地盼望着宝宝安全出生的那一刻，他们经历着和作为准爸爸的你同样的情感体验。如果说从前你们不是很熟悉，甚至有一些误会的话，那么现在走得这么近，都是宝宝带给你的，看着家庭成员逐渐扩增，作为准爸爸的你是否也会惊喜不断呢？

孕5月，胎宝宝活动更加明显了，这时的准妈妈与胎宝宝之间会产生一些最直接的互动，准妈妈会逐渐感受到胎宝宝在体内的存在，这可是加深母子感情的"法宝"之一哦！这种母子的互动就是胎动。很多准妈妈在第一次感觉到胎宝宝在活动时，心中都会充满激动与喜悦，甚至终生难以忘怀。胎动的强度、频率及形态与胎宝宝的成熟度有关。此时的准妈妈，应该开始关心胎动的情况了，以保证胎宝宝的健康。

🌸 什么是胎动

孕5月，胎宝宝的手脚形成后，会不时做一些必要的活动。虽然此时胎宝宝还不大，再加上羊水的缓冲，准妈妈还无法强烈感觉到胎宝宝的活动，但在超声波的帮助下，已经能够观察到胎宝宝手舞足蹈的模样了。到孕18～20周，大多数的准妈妈都可以首次明显地感觉到胎动。那么，具体什么是胎动呢？凡是胎宝宝的主动性动作，包括伸手、踢腿、翻滚、呼吸、张嘴等都属于胎动。胎宝宝在受到外在刺激，如准妈妈打喷嚏、咳嗽、呼吸、动脉搏动时所被动产生的活动，不能算是胎动。

那么，胎动究竟是种什么感觉呢？

有人说像肚子里有小鸟在振翼，有人说肚子里如同有蝴蝶在飞舞，还有人说感觉像肠子在蠕动或胀气一般，由此可见，胎动的感觉因人而异，不尽相同。

因人而异的还有胎动的时间。有的准妈妈在怀孕4个月时就可感觉到胎动了，有的人却到5个月时才有感觉，而绝大部分准妈妈都是在孕5月感受的最为明显。总之，因每个人的敏感程度不同，察觉到胎动的时间也可能不同。如果准妈妈较晚感觉到胎动，那也不必太担心，只要每次产检时听到胎宝宝的心跳正常就好。

胎宝宝在不同时期所表现出来的胎动也不尽相同。孕中期以后，随着孕期时间的增加，胎动会越来越频繁，同时动作幅度也越来越大，有时甚至可以看到肚皮会随胎宝宝的活动而局部隆起。到了孕晚期将近足月时，因胎宝宝体重增加、体型增大，子宫内的空间变得相对狭小，此时胎动也会逐渐减少。

🌸 胎动与胎宝宝的健康

从孕中期起，胎宝宝的活动次数会逐渐增加，一般在傍晚时较为活跃。此外，在餐后1小时，准妈妈的血糖上升，胎宝宝的活动也会比较频繁。胎动的强度、频率及活动范围还与胎宝宝的成熟度有关。胎动不仅仅是胎宝宝单纯在活动，还与胎宝宝的健康有着密切的关系。胎宝宝的胎动很有规律，则说明胎宝宝很健康；如果胎动次数突然减少或停止，则很可能有危险。这时候不能掉以轻心，应该给予适当的刺激，并密切观察。如果胎宝宝仍无明显反应，应迅速到医院检查。因为此时的胎宝宝极有可能供氧不足，因缺氧而发生宫内窒迫。发生这类状况的原因可能有下列几种：

胎盘功能不佳让胎宝宝感觉不舒服

当准妈妈的胎盘功能不佳时，流经脐带的血流就会受到影响，会造成胎宝宝供氧不足。另外，如果准妈妈因患有妊娠合并高血压而造成子痫时，或胎盘受到严重外力撞击造成胎盘早期剥离等情况时，胎动也会不规律。

胎宝宝脐带绕在脖子上

母体内正常的脐带长度为 50 厘米左右，如果脐带过长则容易缠绕在胎宝宝的脖子或身体上。而胎宝宝一旦出现脐带缠绕或打结的情况，就会造成脐带内血液流通不顺，严重时有可能使胎宝宝窒息，这时胎动会逐渐减少甚至停止。既然胎动与胎宝宝的健康息息相关，那么准妈妈就有必要了解有关胎动的知识。一般来说，胎动次数与怀孕周数有关。根据专家用超声波观察平均每天的胎动次数发现，在孕中期每天可有 200 次胎动，到了孕晚期时每天可达 600 次，快分娩时又减少到 200 次左右。

🌸 记录胎动的方法

因为胎动是胎宝宝健康与否的重要指标，因此测量胎动在整个孕程中占有很重要的地位。在医院固然能借助超声波仪器来观测胎宝宝在子宫内成长的状况，包括胎动的情形，但产检的次数毕竟有限，所以准妈妈要学会自己在家数胎动。

要准确测量胎动，建议准妈妈利用饭后休息时进行。准妈妈可以选择一个舒适的姿势先躺下，头部稍垫高，专注于胎宝宝的活动，在规定时间内测胎动的次数。有时胎宝宝会压迫在准妈妈的背部或肋骨处，动作较不明显，可以进行多次测量，取中间值。

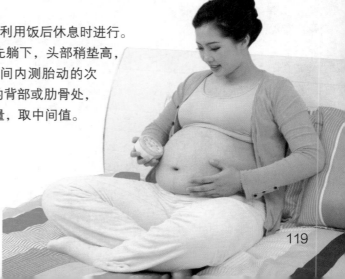

● 准妈妈也可自己来数胎动，以观察胎宝宝是否正常。

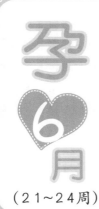

孕6月

（21～24周）

进入孕6月了，准妈妈和胎宝宝都会有哪些变化呢？本月中准爸爸、准妈妈都该掌握哪些孕产知识呢？

孕6月虽然是孕期中的安全月，可安全月不表示万无一失，如果有了意外该怎么及时解决呢？如果在这期间出现了一些身体上的不适，该如何判断哪些是可以忽略不计的？哪些是可以自己调整的？而哪些必须是不能怠慢的？带着诸多问题，来学习本月内容吧！

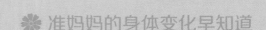

❀ 准妈妈的身体变化早知道

身体变化信息反馈

❶ 准妈妈的子宫明显增大，子宫底的高度在耻骨联合上方18～20厘米处，羊水量在350～500毫升。这时小腹隆起已经相当明显，支撑子宫的韧带被拉长，偶尔会产生痛感。由于子宫的压迫，准妈妈会出现呼吸困难、消化不良等症状。

❷ 阴道分泌物增多，呈白色糊状；由于器官被压迫，尿失禁、痔疮痛会加重；心率增快，每分钟增加10～15次。

❸ 体重急剧增加，膨大的腹部会破坏身体整体的平衡，使准妈妈容易感到疲劳，同时还伴有腰痛症状。

❹ 由于子宫的增大和加重而使脊椎骨向后仰，准妈妈的身体重心向前移，体形会有所改变。由于身体对这种变化还不习惯，所以很容易出现倾倒。

❺ 由于子宫压迫下腔静脉，使盆腔及下肢血管内的血液淤积，再加上孕期激素的变

化，很可能会造成准妈妈下肢水肿，腿肚及膝盖部也可能发生静脉曲张。

关于准妈妈

正确认识孕中期腹痛

孕中期腹痛包括生理性腹痛和病理性腹痛两种。生理性腹痛是指由于子宫增大，子宫韧带被牵拉所致，尤其在走远路或者变换体位时更明显。这种腹痛不用担心，多卧床休息就可缓解。

病理性腹痛有可能为食管裂孔疝、晚期流产、卵巢囊肿蒂扭转等的临床表现。若出现腹痛伴随反胃、嗳气、胸骨后疼痛，或是阵发性腹痛伴阴道出血，或是间歇性的一侧下腹痛伴恶心、呕吐和虚脱等症状时，要马上到医院检查。

✾ 胎宝宝的发育情况早知道

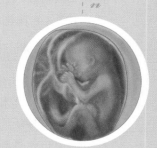

① 6个月的胎宝宝身长28～30厘米，体重650～700克。

② 此时的胎宝宝身体各处布满血管，皮肤出现皱纹，皮下脂肪开始沉积。此月的胎宝宝已有呼吸动作，但离开妈妈的子宫很难存活。

③ 宝宝的汗腺逐渐形成，皮肤变得滑溜溜的，身上仍然覆盖着滑腻的胎脂。

④ 五官已经发育成熟，面目清晰，可清楚地看见眉毛、睫毛，头发变浓，牙基开始萌发。

⑤ 能够咳嗽、打嗝、皱眉、眯眼，在熟睡时会被外界的声音吵醒，会吸吮自己的大拇指，能够吞咽身体周围的羊水。

⑥ 骨骼、肌肉、神经逐渐发达，已经发育得比较结实了，四肢能自由活动。

⑦ 借助羊水的保护免受来自子宫壁上的外来压力的影响，羊水能够保持适当的温度，并使胎宝宝在羊膜腔内容易变动位置。

⑧ 胎宝宝脑细胞的发育可在本月底完成，但由于肺的功能还不是十分发达，所以仍然要注意早产的危险。

🌸 孕期须谨慎

大幅度动作不宜做

孕 6 月，随着子宫的增大，准妈妈身体的重心也发生了变化，腹部更突出，使重心前移，准妈妈为了保持平衡，不得不挺起肚子走路，由此出现孕妇特有的状态。由于身体对这种变化还不习惯，所以很容易出现倾倒，腰部和背部也特别容易疲劳，准妈妈在坐下或站起时常感到有些吃力。这时，准妈妈就不宜做幅度过大的动作了，否则容易摔倒，发生意外。

缓解腿部抽筋

这个月腿部抽筋的现象更频繁了，睡前可以热水泡脚，对小腿后方进行 3 ~ 5 分钟的按摩；调整睡姿，尽可能采用左侧卧位；伸懒腰时两脚不要伸得过直；注意下肢的保暖；多晒太阳。

改善腰酸背疼

大部分的准妈妈这个月都会有腰酸背疼的症状，此时要多注意休息，最好每工作 1 小时放松 5 ~ 10 分钟，将自己的活动量控制在体力能承受的极限之内，避免长时间站立和步行。还有，在重物面前千万别逞能；长时间弯腰也是准妈妈忌讳的动作。

保证睡眠充足

孕期要保证充足的睡眠，睡眠的时间应该比平常多一些，如平常睡 8 小时，孕期就可以睡到 9 小时，多增加的 1 个小时可以放在中午。晚上睡觉前避免饮用含咖啡因的饮料，不要喝过多的水；养成有规律的睡眠习惯，睡前不要做剧烈运动。

🌸 睡姿正确很重要

不良睡姿危害大

怀孕后，胎宝宝在准妈妈体内不断生长发育。为了满足和适应胎宝宝的需要，准妈妈全身生理功能和解剖结构都会发生一些变化。特别是随着子宫的逐渐增大，子宫的血流量也会大大增加。

如果这时准妈妈仰卧睡觉，增大的子宫压在子宫后方的下腔静脉上，回心血量就会减少，易造成子宫的供血量明显不足，这会直接影响胎宝宝的营养摄取和生长发育。

准妈妈仰卧，增大的子宫还可能压迫下腔静脉，使回流到心脏的血流量急剧减少，导致大脑的血液和氧供应随之减少，从而影响全身各器官的供血量。这时，准妈妈会出现胸闷、头晕、恶心、呕吐、血压下降等现象，医学上称为"仰卧位低血压综合征"。

妊娠期间，经常右侧卧也不利于胎宝宝发育。由于子宫不断增大，使腹内其他器官受到挤压。此时，下腹腔内乙状结肠受挤压，准妈妈的子宫不同程度地向右旋转，使维护子宫正常位置的韧带一直处于紧张状态。系膜中营养子宫的血管受到牵拉会影响胎宝宝的氧气供应，造成胎宝宝慢性缺氧，严重者还会引发胎宝宝窒息或死亡。

选择左侧卧位睡姿

医学专家就准妈妈的睡姿进行了长期的临床研究后证实，准妈妈在妊娠期，特别是孕晚期，采取左侧卧位是准妈妈的最佳睡姿。

◎左侧卧位可以减轻增大的妊娠期子宫对准妈妈主动脉及髂动脉的压迫，维持正常子宫动脉的血流量，保证胎盘的血液供给。

◎左侧卧位可以减轻妊娠期子宫对下腔静脉的压迫，增加回心血量，从而使肾脏血流量增多，改善脑组织的血液供给，有利于避免妊娠期高血压疾病的发生。

◎在孕晚期，子宫呈右旋转程度，左侧卧位可减轻子宫血管张力，增加胎盘血流量，改善子宫内胎宝宝的供氧状态，从而有利于胎宝宝的生长发育，这对于减少低体重儿的出生和降低围产儿死亡率有重要意义。

❀ 当心缺铁性贫血

孕中期，很多准妈妈会出现头晕、全身无力、双腿发软等症状，这很有可能就是由于缺铁性贫血引起的。出现这些症状时，准妈妈应该到医院监测血红蛋白，尽早诊断是否有缺铁性贫血，以免影响准妈妈的健康和胎宝宝的发育。

为什么准妈妈会缺铁呢？其实很多准妈妈在孕早期的时候由于早孕反应，经常呕吐，没有胃口进食，营养跟不上，造血功能本来就差，再加上胎儿在妈妈腹中一天天长大，需要的养分越来越多，吸收了妈妈体内相当一部分的造血物质——铁。因此妈妈是自己一个人努力摄入铁来供给母婴两个人使用，这样就必然带来铁的需求量过大而供给量不足的问题，所以准妈妈特别容易出现缺铁性贫血。

通过食物补充铁是纠正准妈妈缺铁性贫血的一种有效方式，因此准妈妈要注意从饮食中摄取补充含铁和叶酸丰富的食物。可以多吃动物内脏，如猪肝、羊肝、鸡肝等，不仅含铁量高，而且维生素的含量也很丰富；黑木耳和红枣也含有很丰富的铁质，准妈妈经常吃，不仅能防治缺铁性贫血，还可以滋补强身；还要多吃绿色新鲜蔬菜和瓜果，因其含有丰富的维生素

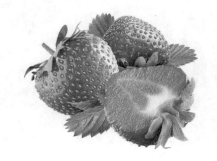

C，能促进食物中铁的吸收。必要时，可在医生的指导下，补充铁剂和维生素 C。

✿ 自己动手乐趣多

怀孕了，准妈妈们仍然会一如既往地扮演家庭主妇的角色，但有了肚里甜蜜的负担后，经常会遇到各种各样的麻烦：不敢着凉水，不可够太高，等等。这些问题该怎么解决呢？别担心，学了这一节内容，将让你重现"家政女王"的风采！

为宝宝收拾衣物

准妈妈和准爸爸在期待宝宝的过程中，会为宝宝精心准备很多必需品，恨不得把自己家变成婴儿用品收藏店，这样一来，物品就会多之又多，该怎么收拾、整理这些小物品呢？下面几招就可以帮助准妈妈轻松解决。

◎**巧用收纳盒和整理箱**：将宝宝的小袜子、尿布兜等分别归一下类，然后整齐地放入收纳盒内，这样找起来就会方便很多。如果为宝宝购买的物品较多，也可以购买多个不同颜色的收纳盒，然后根据收纳盒的颜色分类整理宝宝的不同小物品。

准妈妈还可以购买几个小的整理箱和一个大的整理箱，然后将宝宝的衣帽、洗澡用品、洗漱用品等分类放入小的整理箱中，然后在上面贴上标签，最后再放入大的整理箱中，这样既整齐又方便。

如果觉得整理箱比较占用空间，也可以选择真空压缩袋，分类放好后塞在床下，但压缩袋下要放置可以去

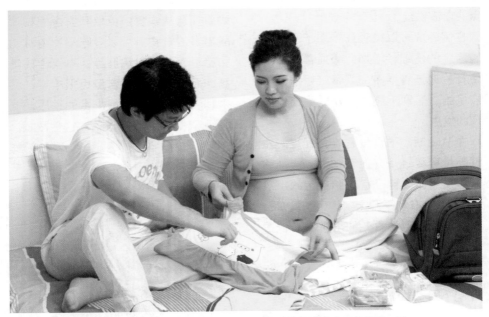

● 准妈妈在孕期肯定会为宝宝精心准备很多物品，有时间不妨和准爸爸一起整理一下。

除湿气的报纸。千万不要把宝宝的洗浴用品过早地放入到洗漱间，因为洗漱间是水容易聚集的地方，会滋生很多细菌。

◎ **6大原则轻松买到适合宝宝的衣服，买宝宝衣服应遵守以下几个原则：**

第一，要绝对舒适。宝宝的衣服尽量要宽松一点，不要把宝宝裹在紧紧的衣物里。

第二，因为还不能确定宝宝的性别，所以尽量给宝宝选择不带有性别色彩的颜色，如白色、淡蓝色、翠绿色等。

第三，因为宝宝的汗腺不发达，比较容易出汗，所以选择衣服时要选择纯棉制品，吸水性强、透气性好，不会刺激到宝宝的皮肤。

第四，宝宝的皮肤很薄，所以尽量选择商标在外侧的衣服，这样就不会让商标划伤宝宝。

第五，新生宝宝长得比较快，所以建议准妈妈、准爸爸不要买过多的衣服，有五六套即可。

第六，购买衣服后，最好用婴儿专用洗衣液把衣服都先清洗一遍，清除细菌及残留物质，然后在阳光下暴晒，杀菌消毒。

怎么样？是不是已经感觉到宝宝在向自己招手了呢？不要着急，静待4个月后就可以与宝宝见面了！

自制漱口水

为了清洁口腔，许多在职准妈妈中午吃完饭后都要刷牙，由于在公司，条件不允许，只能用漱口水代替。但是，市场上卖的漱口水一般都有刺激性气味，加上怀孕后的准妈妈对味道都很敏感，尤其是孕6月的准妈妈。这时，不妨试一试在家里自制漱口水，然后带到公司，这样也能达到清洁口腔的作用。

◎ **第一步：**取两杯矿泉水倒入锅内，直至煮沸。

◎ **第二步：**将桂皮放入煮沸的清水中，盖好锅盖，继续煮大约5分钟。

◎ **第三步：**将煮好的桂皮水放入事先选好的干净瓶子里，冷却后即可使用。

需要注意的是，桂皮被煮的时候，会散发出一种类似中药的味道，但是冷却后味道就会变得很淡。此外，如果你选用塑料的瓶子装漱口水的话，应在漱口水冷却后再倒入瓶子里，以防烫软塑料瓶。

● 避免戴隐形眼镜

有统计资料表明，约5％的准妈妈不适宜戴隐形眼镜。准妈妈由于内分泌系统发生很大变化，角膜组织发生轻度水肿，使角膜的厚度增加。而隐形眼镜本身就会阻隔角膜接触空气，孕期如果继续戴隐形眼镜，将增加角膜缺氧程度，使角膜发生损伤引起敏感度下降。敏感度下降将导致视力减退、无故流泪等。同时，准妈妈的泪液分泌量也比平常减少，黏液成分增加，眼角膜弧度也会发生一些变化，容易造成角膜损伤，引发眼睛有异物感、有摩擦感、眼睛干涩。因此，准妈妈应避免戴隐形眼镜。

好营养，更健康

● 孕6月的饮食要求

合理饮食更健康

◎准妈妈不宜猛吃猛喝，要健康饮食。
◎合理饮食结构可改善伴随准妈妈的便秘、痔疮。
◎摄入充足的人体所需的必需脂肪酸。
◎维生素 D 能有效帮助人体吸收钙。
◎适当运动和日光浴可促进钙的吸收。

改掉不良饮食习惯

◎偏食。
◎爱吃高脂肪的食品，如蛋糕等。
◎爱吃腌制食品。
◎爱喝咖啡、浓茶、饮料。

孕期饮食要点

◎不要吃稀奇古怪的食物。
◎不要光吃价格贵的食物。
◎不要总选择以前很少吃的食物。
◎妊娠反应期吃了就恶心的食物最好不要吃。

孕期营养佳品

◎含优质蛋白的食物，如海产品、蛋清、奶制品。
◎含钙丰富的食物，如虾皮、奶制品。
◎含铁丰富的食物，如动物肝脏、蛋黄、绿叶蔬菜。
◎含锌丰富的食物，如海产品、坚果类。
◎含碘食物，如海带。

◎含 DHA 的食物，如油质鱼类。
◎含胡萝卜素的食物，如胡萝卜。
◎含维生素丰富的食物，如水果、蔬菜。

准妈妈应少吃的食物

◎刺激性食物，如辣椒。
◎动物油脂食物，如肥肉、荤油。

准妈妈最好不吃的食物

◎有可疑农药、重金属、类激素污染的食物，如未经质检的蔬菜、水果、奶制品和肉制品。
◎含乙醇高的食物，如白酒等。
◎大补食物，如鹿茸、人参、冬虫夏草。

孕期饮食禁忌

◎盐和含钠食物，如成品食物、饭店菜肴等。
◎含防腐剂的饮料，如可乐、雪碧等。
◎含添加剂食物，如罐头、常温储藏熟食品、油条等。
◎高热量食物，如西式快餐等。
◎高油脂食物，如水煮鱼、水煮肉片、油炸甜品等。

克服不良饮食习惯

◎偏食，如偏爱特酸、特辣、特甜的食物。
◎饮食单一，如每天的主食几乎都是米饭。
◎喜欢吃过冷或过热食物，如冰激凌、

麻辣烫等。

◎狼吞虎咽，不知饭菜何味，囫囵吞枣咽下肚里。

◎不吃早餐，这是最不好的饮食习惯。

◎饥一顿，饱一顿，准妈妈不能这样。

◎暴饮暴食，遇有丰盛的大餐则海吃一顿。

◎只吃认为是好的食物，忘记还有很多种食物需要吃。

◎边吃饭，边喝水，冲淡了胃液。

◎边吃饭，边喝饮料，造成胃部饱胀感，影响进食。

◎饭后喝茶，影响铁的吸收。

◎饭后立即活动，不利于食物的消化吸收，应该在饭后半小时后运动。

◎饭后坐着看电视或看书，会影响食物的消化。

❀ 关注饮食细节

最佳食物搭配

◎**种类搭配适宜**：水→蔬菜→粮食→水果→奶、豆→肉、蛋→油类。

◎**蔬菜色泽讲究齐全**：绿→白→黄→红→黑→紫，不买看起来没有丝毫瑕疵的蔬菜。

◎**肉、蛋颜色主次明确**：白→红→黄。不买看起来个超大且均匀的鸡蛋，不买硕大的鸡腿和鸡胸肉。

◎**粮食种类配比要得当**：白→黄→绿→红→黑→紫。

另外，买粮食时还应遵循下列原则：买粗不买精，买新不买陈，买散不买包装，买真空包装，不买普通装，不买免淘米、非常规颜色米、看起来

白得耀眼的面粉、看起来金黄耀眼的小米和玉米面、看起来嫩绿的绿豆。

如何选择水果

选择水果时，第一选择为应季；第二选择为地域；第三选择为品种；第四选择为色泽，颜色最好为黄→绿→红→白→紫→黑。不买包装好的水果（篮），不买昂贵的、从来没有吃过、也不认识的水果，不买切开、处理过的水果。

孕期喝水有讲究

不要一次喝水喝太饱，也不要等到渴得难耐时才喝水；矿泉水、纯净水、自己煮的白开水、功能水、营养水、饮料水、泡的药水、泡的食物水，没有哪个绝对不能喝，可也没有哪个可以代替所有。

如果实在无法选择，就只喝自己煮的白开水；饭前半小时、饭后、睡觉前1小时尽量不喝水；一天一口水都不喝是最不可取的。

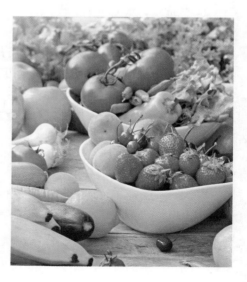

山药炒肉片

材料

山药 500 克,猪瘦肉 100 克,鸡蛋 1 个,葱片、姜片各适量。

调料

肉汤、水淀粉各 2 大匙,酱油 1 大匙,料酒、盐、鸡精各少许。

做法

❶ 山药去皮切片,过凉水,沥干备用;猪瘦肉切片,加盐、料酒、鸡蛋液、水淀粉拌匀上浆。

❷ 油锅烧热,放葱片、姜片炒香,入猪瘦肉片炒至变色,加入剩余调料,放入山药片迅速翻炒均匀,盛盘即可。

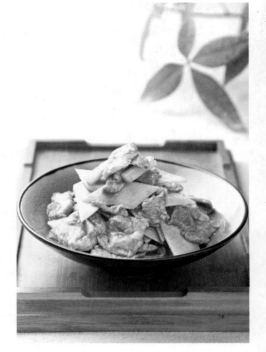

玉米炒蛋

材料

嫩玉米粒 150 克,鸡蛋 2 个,火腿、青豆、胡萝卜各适量。

调料

盐适量,水淀粉 1 小匙。

做法

❶ 嫩玉米粒、青豆分别洗净备用;胡萝卜洗净去皮,切丁;火腿切丁;鸡蛋打散,加盐和水淀粉调匀。

❷ 油锅烧热,倒入做法 1 的蛋液,炒散成小块蛋花。

❸ 再放入嫩玉米粒、胡萝卜丁、青豆和火腿丁炒至断生。

❹ 加入盐调味,翻炒均匀,起锅装盘即可。

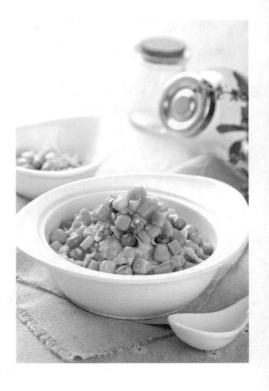

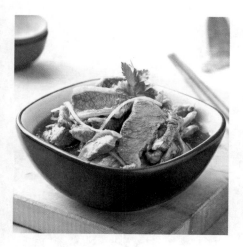

材料

熟羊肉 500 克，葱 10 克，姜 5 克。

调料

酱油 2 小匙，花椒油、水淀粉各 1 小匙，料酒、盐各少许。

做法

❶ 熟羊肉切条，备用；葱、姜切细丝。

❷ 油锅烧热，加入葱丝、姜丝炝锅，烹入料酒、酱油，加适量水。放入羊肉条煮至熟透，加入盐炒匀，以水淀粉勾芡，淋上花椒油即可。

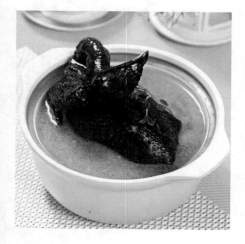

材料

乌鸡 1 只，炒杜仲适量。

调料

盐适量。

做法

❶ 将乌鸡去除毛杂和内脏，再用纱布将杜仲包好，放入鸡腹内。

❷ 锅内加水烧开，放入乌鸡，煮至乌鸡烂熟时，将鸡腹内的杜仲拿出，再加入盐调味即可。

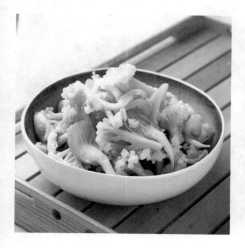

材料

平菇 200 克，菜花 150 克。

调料

水淀粉 2 小匙，高汤、盐、鸡精各少许。

做法

❶ 平菇洗净，撕小片；菜花洗净，掰成朵，汆烫。

❷ 油锅烧热，放入平菇煸炒一下，加高汤、盐、鸡精，烧沸后，放入菜花煸炒至熟，用水淀粉勾芡，起锅装盘即可。

材料

鸡肉 180 克，芦笋 150 克，红甜椒条、黄甜椒条各 30 克，蒜末、姜末各 10 克。

调料

A. 盐、淀粉各少许，醪糟 1 小匙；
B. 盐、鸡精、白糖各少许。

做法

① 鸡肉切条；芦笋洗净切段，备用。

② 鸡肉条加入调料 A 拌匀备用；芦笋入沸水锅中汆烫后捞起备用。

③ 油锅烧热，放入蒜末、姜末爆香，加入鸡肉条炒至变色，再放入红甜椒条、黄甜椒条稍炒片刻。

④ 最后放入汆烫好的芦笋段，调入调料 B 炒至入味，起锅装盘即可。

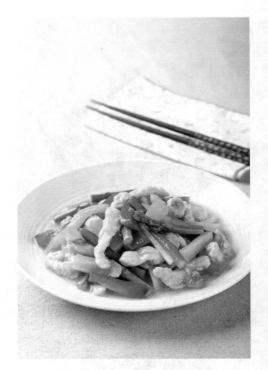

材料

牛肋条、白萝卜块各 500 克，胡萝卜块 200 克，西洋芹 100 克，洋葱末 20 克，姜末 30 克。

调料

大料 2 粒，豆瓣酱 3 大匙，白糖 2 大匙，盐少许。

做法

① 牛肋条洗净切小块，入沸水汆烫至变色，捞出；西芹洗净，切块。

② 油锅烧热，爆香洋葱末及姜末，加豆瓣酱拌炒至散发出香味，加入牛肋条块翻炒约 1 分钟。

③ 做法 2 的材料倒入汤锅加 1000 毫升水，放入剩余材料和调料大火煮开后改小火煮 90 分钟，至牛肋条块熟软即可。

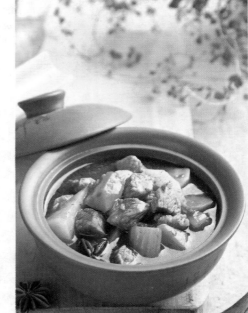

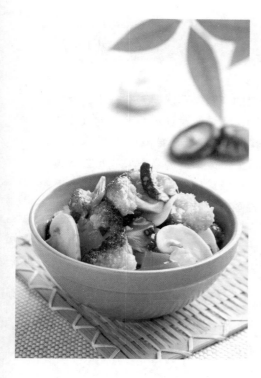

材料

西蓝花 200 克，香菇、双孢菇、胡萝卜各 50 克，蒜末适量。

调料

高汤 100 毫升，白糖、水淀粉各 1 小匙，生抽、盐、小苏打各适量。

做法

❶ 西蓝花掰成小朵，与小苏打一起放入清水中浸泡 5 分钟，再用清水冲洗后汆烫备用；胡萝卜表皮涂抹小苏打，用双手揉搓后洗净切片；双孢菇洗净；香菇预先泡发备用。

❷ 油锅烧热，下蒜末炒香，放入胡萝卜片、西蓝花、高汤，加盐、白糖调味，中火煮沸后改小火。放双孢菇、香菇、生抽，大火翻炒均匀，淋上水淀粉勾芡即可。

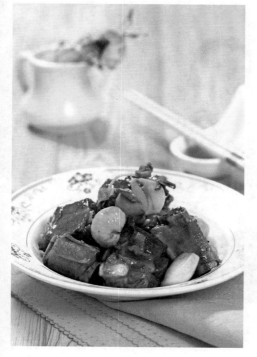

材料

猪排骨 300 克，栗子 100 克，蒜（白皮）10 克。

调料

酱油 1 大匙，淀粉 2 小匙，盐 1 小匙，白糖半小匙，香油适量。

做法

❶ 排骨洗净，剁成小块，加入盐、白糖、酱油、淀粉、植物油拌匀，腌至入味。

❷ 将栗子剥去皮，洗净；蒜去皮洗净，切成片备用。

❸ 锅内加油烧热，放入蒜片爆香，倒入排骨块，以大火爆炒至半熟，然后加入栗子，继续翻炒 5 分钟左右。

❹ 加适量清水，以小火焖 15 分钟，淋入香油即可。

🌸 语言胎教

——多跟胎宝宝交流

给胎宝宝起个乳名吧

准妈妈和准爸爸可提前为胎宝宝起一个亲切的小名，以便可以随时呼唤他，与他拉些家常话，同时用手抚摸他。

听故事，能让胎宝宝更聪明

讲故事是语言胎教中一项不可缺少的内容。准妈妈可认真地用亲切动听的语言，充满感情的语气给胎宝宝讲故事。

讲故事时，要注意选择一个舒服的姿势，精力要集中，发出轻快、明朗、舒缓的声音。不仅要带有一定的感情色彩，还要绘声绘色一些，这样才能感染胎宝宝，但不要高声喊叫。

关于故事的内容准妈妈可任意发挥，随意编一些话题，如看到墙上有一幅画就可根据看到的画面想象一个故事，也可读一些图文并茂的画册或读物，故事内容要轻松诙谐，不宜选择容易引起伤感、压抑等情绪的作品。

向胎宝宝介绍他的房间吧

先向胎宝宝介绍一下为他准备的房间及各种布置，以便他出生后就置于一个熟悉亲切的环境中，能够尽快适应新环境。

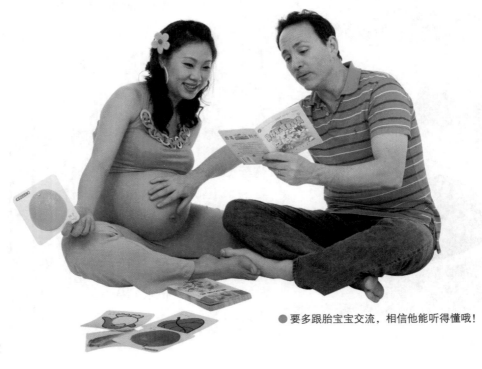

● 要多跟胎宝宝交流，相信他能听得懂哦！

情绪胎教

——准妈妈保持情绪稳定，能让胎宝宝心情愉悦

进入孕 6 月后，准妈妈的心情不再像孕早期那样战战兢兢、容易波动了。准妈妈情绪稳定了，更有利于让肚子里的胎宝宝拥有愉快的心情。

不过，随着孕月的增加，准妈妈的身体负担会越来越重，行动也会越来越缓慢，身体比较容易疲倦，多多少少也会影响准妈妈的情绪。此时，不妨让自己在每天临睡前洗个放松浴，舒舒服服地泡在热水（不要太热）里，让肌肤彻底放松，这样不但能消除一天的疲劳，积蓄体能，同时也是练习深度放松、愉悦心情、与胎宝宝亲密接触的好机会。

洗浴前，还可以往水里滴上几滴稀释后的植物精油，将会给你的放松浴增添温馨浪漫的情调。不过，在选择精油的时候，要看清楚说明，凡是准妈妈忌用的产品均不宜选用。

运动胎教

——准妈妈要适度运动

游泳

游泳须知

1. 原则上，在孕 6 月之际，在得到医生的许可后才能游泳。
2. 要选择适宜的水温，最好去专业的游泳室。
3. 下腹感到明显的疼痛或膨胀感强烈的情况下禁止游泳。
4. 游泳时间要控制在 1 小时内。

适合准妈妈的水中动作

1. **水中前进**。手扶平衡板，腰背挺直，大踏步前进，每一步都要体会重量从脚跟到脚尖的滚动传递。
2. **水中转体**。身体垂直，两脚分开，肩下沉到水下，两手水平打开。呼气时用腰腹部肌肉带动身体转动，保持手臂伸直，动作节奏慢一些。
3. **水中侧向走**。徒手或手戴划水掌，侧向做并步，迈步同时手臂侧向打开，注意保持手腕、手臂伸直，体会水的阻力。
4. **划水步行**。大步前进，同时手臂笔直地前后摆动到肩膀的高度。
5. **水中迈大步**。两手放在腰间，向前迈大步，注意体会后腿的充分伸展。
6. **放松**。仰卧漂浮在水面上，鼻子吸气，嘴巴呼气，呼吸节拍为 3/3。水性不好、无法漂浮的准妈妈可在背部下方放大睡板，并由教练协助进行。

靠墙支撑

具体做法：双手分开，比肩略宽，指尖向上，斜撑在墙壁上，双脚自然分开（约同肩宽），与墙壁保持一定距离（约一小步）。头部、脊柱、腿部保持平直。吸气时，将双肘向墙壁的方向弯曲；呼气时将其伸直，恢复至原位。此动作重复 8 ~ 12 次。

注意事项：准妈妈的双腿要尽量分开，以支撑整个身体，保持身体平衡，避免摔倒。

妻子已经进入孕 6 月了，作为准爸爸的你还保留着一些不利于妻子和胎宝宝健康的生活习惯吗？还会经常表现出对妻子粗心大意的举动吗？

即使准爸爸已经习惯了曾经的生活方式，但在宝宝还有 4 个月就要出生的日子里，还是尽量调整一下吧！利用这 4 个月好好适应一下，以一个全新的面貌迎接自己的宝宝。

协助妻子养成良好的生活习惯

远离烟酒基本上是本书一直贯穿的思想。怀孕前后，戒烟戒酒、不随便吃药、不随便吃东西等，都是妻子必须遵守的，而准爸爸在妻子怀孕后却有很大的自由选择的机会。比如，在妻子怀孕期间，准爸爸可以在外面喝酒、抽烟，而不会对孩子造成直接的影响。

但是，不要以为这样做就可以万事大吉，要知道自己的行为控制力也很重要，这些将直接影响到妻子的自控力。如果准爸爸以身作则，就可以通过自己的言行激励妻子，这些支持和鼓励会帮助妻子度过许多难关。

也许你的妻子像许多第一次做妈妈的女性一样，疯狂地阅读了大量关于怀孕方面的书，咨询了医生，但是准爸爸的亲自参与对妻子会有更大的帮助，也会增加准爸爸与胎宝宝之间的感情。

关注妻子的饮食细节

饮食健康是全家都应该注意的，对于准妈妈和胎宝宝来说，健康饮食的意义则更是重大。所以，妻子的饮食是否科学，甚至是衡量准爸爸是否合格的一个基本标准。在妻子怀孕期间，并不是所有食物都是有益的，有些食物在孕期不宜多食，几乎所有的食物都要做熟了再吃。另外，如果家中是准爸爸做饭，还应切记：切过鱼或鸡肉的刀、砧板一定要洗净后再用来切蔬菜，以避免交叉污染。这是许多男性容易疏忽的地方。

陪妻子一起做运动

对于准妈妈来说，做运动同吃饭一样重要，尤其是晚饭后的运动更重要。每天在身体允许的情况下做适当的锻炼有利于准妈妈保持体形，促进身体血液循环，缓解便秘，改善睡眠，促进代谢等，会让准妈妈看起来更加年轻漂亮。同时，锻炼也可使准妈妈在精神上放松。

陪妻子进行适度的锻炼，也会给准爸爸自身带来意想不到的好处，如在工作之余放下手中的琐事，同妻子一起出去散散步、游游泳，其自身也会得到放松，能缓解压力。而适当的体育锻炼也会让你们的夫妻感情更加和睦。相信这一定是一段非常有回忆价值的时光。

帮妻子进行乳房按摩

准妈妈进入孕6月后，由于激素的改变，会促使其乳腺胀大，因而产生乳房肿胀的现象，甚至还会有轻微的疼痛感，这都属于孕期的正常生理现象，准妈妈不必担心。但是，也不能任其疼下去，准妈妈从这个月起就要特别注意保护乳房了。

为了缓解妻子的乳房疼痛，准爸爸可以抽时间多帮妻子进行乳房按摩，以此促进乳房的血液循环及乳腺的发育。在减缓妻子不适感的同时，也能让妻子感受到准爸爸的爱与关怀，可增进夫妻感情。

做好妻子的专属厨师

对于所有家庭来说，妻子怀孕后，准爸爸们都不得不负担起更多的责任，买菜、做饭就是一个典型例子。

许多习惯了妻子做饭的准爸爸们，对于这种变化也许会一时接受不了，会怀念以前吃现成饭的日子，甚至在自己做饭时会偷工减料、应付了事，这种想法和做法是大错而特错的。

妻子怀孕是为这个温馨小家增添新生命的一件大事，对于准爸爸们来说，要把下厨当成一种乐趣。准爸爸们要明白，对于做饭新手来说，即使一时做不出美味的饭菜，妻子也会心存感微，并且吃得津津有味，因为这顿饭的意义不仅仅代表着一顿饭，更渗入了浓浓的情谊，对此，妻子一定会很高兴。

对于虚心好学的准爸爸们来说，还可以通过看烹调书掌握相关知识。烹调书中有许多菜谱和烹调基本技巧，如各种菜品的烹调时间和应掌握的火候等，准爸爸可以多翻阅。在此，也向准爸爸们介绍一些做饭的技巧：无论做什么菜都要用新鲜原料，这样成菜后味道鲜美；绿叶蔬菜和水果富含维生素C、铁、钙以及其他矿物质，可以多选择这样的食物做菜。

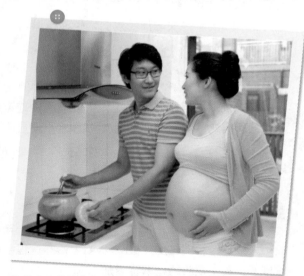

● 做个合格的准爸爸，一定要学会一些烹调技巧，为妻子做出一些营养美味的食物。

专题 多胎妊娠知多少

多胎妊娠是指一次妊娠宫腔内同时有两个或两个以上的胎宝宝，但是不包括输卵管多胎妊娠或子宫输卵管复合妊娠。多胎妊娠以双胎最多见，三胎少见，四胎及四胎以上罕见。其中，双胞胎又分为同卵双胞胎和异卵双胞胎。

❀ 多胎妊娠的原因

遗传因素

多胎妊娠受家庭遗传影响，凡夫妻一方家庭中有分娩多胎的历史，多胎的发生率就会增加。单卵双胎与遗传无关，而双卵双胎则有明显的遗传史。如果准妈妈本身为双卵双胎之一，分娩双胎的概率比准爸爸为双卵双胎之一者更高，也就是说，妈妈的基因型影响较爸爸大。

年龄及产次

父母双方年龄大小对单卵双胎发生率的影响不明显。权威医学杂志公布的数据为：单卵双胎发生率在 20 岁以下者约为 3‰，大于 40 岁者约为 4.5‰。双卵双胎发生率随年龄增长显著升高，在 15 ～ 19 岁年龄组仅 2.5‰，而 30 ～ 34 岁组上升至 11.5‰。产次增加，双胎发生率也增加，初产妈妈约为 21.3‰，非初产妈妈约为 26‰。

内源性促性腺激素

自发性双卵双胎的发生与体内促卵泡生成激素（FSH）水平较高有关。分娩双胎的新妈妈，其卵泡期早期血 FSH 水平明显高于分娩单胎者。准妈妈停服避孕药后 1 个月受孕，发生双卵双胎的概率升高，可能是脑垂体分泌促性腺激素增加，导致多个始基卵泡发育成熟的结果。

促排卵药物的应用

多胎妊娠是药物诱发排卵的主要并发症。与个体反应差异、剂量过大有关。应用人类绝经期促性腺激素（HMG）治疗过程中易发生卵巢过度刺激，以致多发性排卵，发生双胎的概率将增加 20% ～ 40%。

🌸 多胎妊娠的表现及诊断

孕早期，多胎妊娠准妈妈的妊娠反应通常很严重，到了孕10周以后，子宫生长得很快，比单胎的准妈妈的腹部明显增大。孕早期时，如果妊娠反应很严重，就应想到多胎妊娠的可能。若是多胎妊娠，医生做盆腔检查时就会发现，准妈妈的子宫明显大于停经时间应有的大小，在孕中及晚期腹部可触及多个肢体及两个或多个胎头。有时未做盆腔检查，但在妊娠12周以后，医生用多普勒胎心听诊器可以听到有两个或多个不同速率的胎心。有时因可疑多胎妊娠或其他原因需做B超检查，孕早期B超可看见两个或多个胎囊，在孕8周后，可看到两个或多个胎心，并能够很清楚地看到有两个或多个胎宝宝的存在，多胎妊娠的诊断就可以确诊了。

🌸 多胎妊娠的注意事项

多胎妊娠时，早孕反应比较严重，所以特别要注意饮食及适当的休息，身体出现不适时需要去看医生。由于多个胎宝宝的营养需要增加，所以及时按照医生的嘱咐补充铁及钙剂也很必要，否则准妈妈容易发生贫血及缺钙问题。由于子宫要担负孕育多个胎宝宝的任务，所以其体积会较大。如此一来，随着子宫的增大，会压迫下肢的血液循环，容易发生下肢水肿及静脉曲张，并且发生妊娠期高血压疾病的概率也较单胎增加。在饮食上需注意少吃盐，要定期测量血压及检查尿中有无尿蛋白的存在。

因为多胎妊娠对于胎宝宝是一种严峻的考验，所以可以考虑采取多胎妊娠缩减术，以保全1或2个胎宝宝的安全。

🌸 双胎妊娠分娩时的注意事项

双胎妊娠的准妈妈子宫体积过于庞大，使子宫的肌肉收缩能力减弱，分娩时易发生子宫收缩乏力，引起产程过长，甚至因此而需要做剖宫产。又由于每个胎宝宝都较小，且胎位不正常的概率又多，所以破膜后脐带易掉出子宫颈口，甚至掉到阴道外口，引起胎宝宝血液循环中断，发生对胎宝宝极危险的情况。生双胎时，第二个胎宝宝的危险要比第一个要大，因为第一个胎宝宝娩出后，第二个胎宝宝易发生胎位不正常，且在第二个胎宝宝还没娩出之前，胎盘就可能从子宫壁发生分离，引起出血，导致胎宝宝缺氧，从而对第二个胎宝宝产生很大的危险。双胎如果都是头位，两个胎宝宝还可能互相阻碍，使胎头不能下降而发生难产。子宫收缩不好，很容易发生产后出血，因此生完宝宝后，医生不仅需要给静脉点滴催产素，还需密切地观察产妇的情况，因为即使用了催产素，仍可能发生出血。

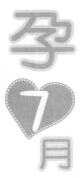

孕**7**月

（25~28周）

孕 7 月，是孕中期的最后 1 个月了，本月的准妈妈会经常出现胎梦。胎梦是专指那些可以预测健康状况、胎儿性别、命运走向等未来事件的梦。这是准妈妈心情紧张所致，只要放松心情，这种情况便会逐渐消失。同月，大部分准妈妈会遭遇"面包脚"和"大象腿"（妊娠水肿）以及让准妈妈欲说还休的便秘。所以，针对种种不适，准妈妈们要格外注意，警惕身体的健康警报哦！

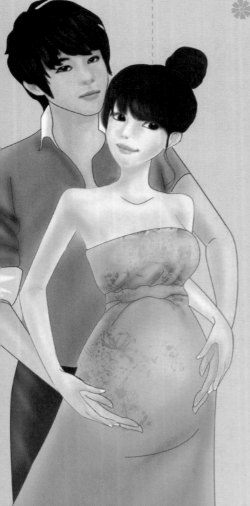

❀ **准妈妈的身体变化早知道**

身体变化信息反馈

❶ 子宫增大使子宫底的高度可达脐上 3 横指处，子宫直径约 26 厘米。若从耻骨联合上缘测量其高度（宫高）为 21 ~ 24 厘米。羊水量也增加到 500 ~ 650 毫升。

❷ 大约有 90% 的准妈妈腹部、臀部、大腿及乳房皮肤会出现妊娠纹。条纹的形状弯曲、不规则，呈粉红色或紫红色，其大小和范围有较大的个体差异。

❸ 由于胎盘的增大、胎宝宝的成长和羊水量的增多，准妈妈的体重迅速增加。

❹ 子宫肌肉对外界的刺激开始敏感，如用手稍用力刺激腹部，可能会出现较微弱的收缩，一般不会引起疼痛，也不会使子宫颈扩张，只是有腹部紧绷感，用手抚摸可感觉到腹部发硬，一般持续数秒即可消失，不必紧张。

❺ 因身体越来越笨重，准妈妈的活动量会减少，因此，便秘现象增多，小腿抽筋、头晕眼花等症状在此期间时有发生。

关于准妈妈

应对难看的妊娠纹

　　孕 7 月开始，多数的准妈妈会受到妊娠纹的困扰。要想远离妊娠纹，需要准妈妈在孕前就要注意锻炼身体，增强皮肤的弹性。怀孕后也要坚持适度运动，如散步等；要保证均衡、营养的膳食，多吃一些富含蛋白质的食物；淋浴时水温不宜过高，可以用微凉于体温的水冲洗腹部，并轻轻按摩腹部皮肤，从而增强皮肤弹性。

　　按摩也可以预防妊娠纹的产生，可在按摩时搭配妊娠霜或乳液进行，使手掌与皮肤轻柔温和地接触，达到预防和减轻妊娠纹的目的。

✳ 胎宝宝的发育情况早知道

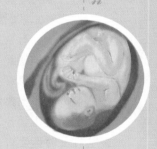

① 这一时期，胎宝宝身长 36 ~ 40 厘米，体重 1000 ~ 1200 克。头与躯干的比例已接近新生儿。

② 胎宝宝的皮下脂肪仍很少，皮肤呈粉红色，有皱纹，因而面貌似老人。

③ 皮肤胎脂较多，头发约 0.5 厘米长。指（趾）甲尚未超过指（趾）端。女孩阴唇已发育成形，男孩的睾丸开始下降。

④ 此阶段，胎宝宝肺部的成长速度加快，肺泡的表面活性物质已开始形成，但两肺尚未完全成熟。

⑤ 骨骼肌肉更加发达，内脏功能已逐渐完善。

⑥ 视网膜层完全形成，能够区分光亮与黑暗。

⑦ 脑部开始发达，并可自行控制身体的动作，有时还会淘气地踢准妈妈的肚皮，准妈妈能真切地感到胎宝宝的存在，且能幸福地体验胎动带来的美妙感受。

⑧ 如在这个时间段娩出，宝宝的四肢活动良好，能够啼哭及吞咽，但宫外的生活能力弱，如果在优越的条件下监护可能存活。

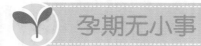

❀ 孕期拍照要点

近几年流行起来的孕期拍照可谓准妈妈的必做之事。确实如此，十月怀胎何其不易，在孕期留下有着特殊意义且具有神圣之美的照片，是一辈子都值得珍惜的。其实，准妈妈拍靓照是不需要大张旗鼓来准备的，因为大自然本身就是一种美。但是，仍有几个小问题需要提醒准妈妈们，以免到时候扫兴。

选择合适的时间

准妈妈在拍摄靓照之前，一定要先选择拍摄时间，这主要是出于对准妈妈的身体安全考虑，准妈妈不能让自己受累。在孕7月，准妈妈的肚形能完全显露，身体状况也比较稳定，所以是拍摄靓照的最佳时间。

联系影楼时，要提前与之沟通，约定拍摄时间，以便影楼有更充足的时间准备让对方多为准妈妈考虑，如外出时要带上宽大、无棱角的椅子等。

拍照时，准妈妈不用担心自己的形象太胖或不好看，要知道，每个准妈妈都是最特别的，有自己特殊的美，只要把自己这时的特色美自然地记录下来就是成功的。所以准妈妈一定要放松心情，积极参与到摄影师的作品创造中，给摄影师提供灵感的源泉，只有这样拍出来的照片才有灵气。在刚开始拍摄时也许有的准妈妈会有些不自然的表现，这也是情理之中的，这时要主动与摄影师沟通，找些轻松的话题来谈论，等进入适宜的氛围后，心情自然就会放松下来了，好的作品就会在此时诞生。

随身携带衣物

几乎所有的影楼都有很多服装与道具，或五彩缤纷，或个性十足，可仍然建议准妈妈们多带几件自己比较喜欢的衣服。一来穿着舒服，二来有生活气息，这样更容易出彩。即使选用影楼的衣服，也要注重服饰与色彩的标准，衣服与人物的搭配要有意境，也就是能够表达出一种感觉。可以是准妈妈甜蜜的美，也可以是欧洲的古典美，中国的儒雅美等。如果准妈妈有几件衣服和部分首饰是有特殊纪念意义的，那么一定要带上，便于摄影师在拍摄时出灵感或搭配使用。

选择舒适的环境

拍摄的环境没有特别的局限，可以在影楼，可以在家，也可以在户外的公园里拍摄外景，但不论在哪，都一定要以清静、舒心为主。在影楼，多以简洁的背

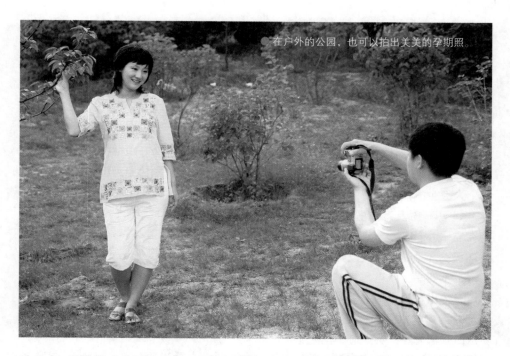

在户外的公园，也可以拍出美美的孕期照。

景为主，能够使人物更加突出，突显细节，更好地体现出准妈妈的曲线美和神态美；在家里，经过与准爸爸的精心设计，可以让自己平时熟悉的家变成另外一个非常有艺术性和高品位的世界，这种品位与准妈妈的"孕"味结合在一起，有锦上添花之功效。不要吝啬自己的地盘，暂时把它交给摄影师来尽情发挥；如果选择在外景地拍摄，丰腴的准妈妈和青山绿水融合在一起，是真正人性美的升华，可以体现出人与天、地、大自然之间生命的呼应，是真正的回归大自然的情调，这种创作意境是任何人为的造作都无法比拟的。

此时的准妈妈是不是有种飘飘欲仙的感觉呢？就在此刻，抛弃上班的忙碌和世俗的纷争，紧紧抓住这珍贵的经历，来经营一下自己的精神乐园吧！别忘了，拍照的时候一定要请准爸爸来陪伴哦！

❀ 应对汗多有妙招

随着孕月的增加，准妈妈不但会出现牙龈出血、阴道分泌物增多，还会出现更多不请自来的汗液。该如何应对这些多余"流液"，做个清爽的准妈妈呢？

怀孕不但能改变女性的外形、体态，也能改变其皮肤特性，如汗液增多就是一个典型。准妈妈的汗液增多主要表现为手和脚的掌面、皮肤的皱襞、肛门、外阴以及头皮等汗腺分布较多的部位，在炎热的夏季，准妈妈甚至经常会出现"浑身冒汗"的情况，到孕晚期还可能出现因多汗而发生湿疹的情况。这是因为孕期肾上腺和甲状腺的功能都相对地亢进所致。

对付出汗，准妈妈不妨看看以下几个妙招：

◎怀孕以后要注意及时补充水分，多吃蔬果，用来补充汗液中流失的钾、钠等离子，保持体内电解质的平衡。

◎平时要勤换内衣、勤洗温水澡，保持个人卫生的清洁。

◎准妈妈不要因为怕出汗就长时间地待在空调房间里，这对于身体的血液循环极为不利。而且当准妈妈出汗较多时，不要马上吹电风扇或空调。

◎当身体出汗过多时，为了避免脱水，要及时增加饮水量，以喝 20℃左右的新煮白开水为好；或补充一些淡盐水，最好不要喝甜饮料或者刺激性的饮料。

● 妊娠期糖尿病筛查

妊娠期糖尿病筛查（简称糖筛查），是孕 7 月要做的一项重要检查，用以筛查妊娠期糖尿病（指怀孕前未患糖尿病，而在怀孕时才出现高血糖的现象）。筛查方法简单易行、费用低廉。一般在孕 24 ~ 28 周采血化验筛查。具体筛查方法：筛查前空腹 12 小时，将葡萄糖粉 50 克溶于 200 毫升水中，5 分钟内喝完，喝第一口开始计时，1 小时后抽血查血糖，血糖值大于或等于 7.8 毫摩尔／升为糖筛查异常，需进一步做葡萄糖耐量试验。

葡萄糖耐量试验方法：试验前空腹 12 小时，先空腹抽血查血糖，然后将葡萄糖粉 75 克溶于 300 毫升水中，

5 分钟内喝完，喝第一口开始计时，1 小时、2 小时、3 小时后分别抽血查血糖，正常值标准为：空腹 5.6 毫摩尔／升，1 小时 10.3 毫摩尔／升、2 小时 8.6 毫摩尔／升、3 小时 6.7 毫摩尔／升，其中有 2 项或 2 项以上达到或超过正常值，则可诊断为妊娠期糖尿病，仅 1 项高于正常值，则诊断为糖耐量异常。

妊娠期糖尿病危害多

妊娠期的糖耐量异常或妊娠期糖尿病虽不会给准妈妈带来很明显的身体不适症状，但它们对胎宝宝及准妈妈潜移默化的危害却是很大的。妊娠期糖尿病可能引起胎宝宝先天性畸形、新生儿血糖过低及呼吸窘迫综合征、死胎、羊水过多、早产、准妈妈泌尿道感染、头痛等，不但影响胎宝宝发育，也危害准妈妈的健康，因此妊娠期间检查是否患有糖尿病是很重要的。

妊娠期糖尿病处理方案

若准妈妈已患妊娠期糖尿病，该如何处理？以下几点可供参考。

◎最好从妊娠前就开始严密监测糖尿病准妈妈的血压、肝肾心功能、视网膜病变以及胎宝宝的健康情况。

◎妊娠前有效控制糖尿病，因为胎宝宝最严重的畸形是发生在孕早期的6 ~ 7 周内。

◎所有妊娠期合并糖尿病的准妈妈均需控制饮食，因为空腹时极易出现饥饿感，应该将每天的食物量分为 4 ~ 6次吃，且临睡前必须进餐 1 次。每增加 1 个妊娠月，热量的摄取量就要增

加 15% ～ 40%。

◎妊娠期糖尿病应勤查血糖，及时增减胰岛素用量。

◎密切监测胎宝宝的大小及有无畸形，定期查胎心及胎动，胎宝宝一旦有危险信号出现，准妈妈应立即住院，由医生决定是否引产或剖宫产。

● 警惕妊娠期高血压疾病

从孕中期开始，准妈妈就应该注意监测自己的血压，以预防妊娠期高血压疾病的发生。

什么是妊娠期高血压疾病

妊娠期高血压疾病是产科常见疾病，占全部妊娠的 5% ～ 10%，所造成的孕产妇死亡约占妊娠相关的死亡总数的 10% ～ 16%，是孕产妇死亡的第二大原因。其主要症状为高血压［≥ 140/90 毫米汞柱（18.7/12.0 千帕）或更高］、蛋白尿、水肿，甚至抽搐等。妊娠期高血压疾病的治疗目的是预防重度子痫前期和子痫的发生，降低胎宝宝死亡率，改善母婴预后。

准妈妈血压升高不仅危害自己，同时也会对胎宝宝产生较大影响，因此应给予及时、合理的治疗，以保证准妈妈与胎宝宝的安全与健康。

治疗妊娠期高血压疾病要趁早

妊娠期高血压疾病的治疗不同于一般高血压，应根据不同病因，从饮食、活动及药物等方面采取综合性措施，以控制好血压。

◎非药物治疗：①充分卧床休息并消除紧张情绪。②低盐饮食。③补充钙剂：每天补钙 1.5 ～ 2.0 克，可使收缩压和舒张压分别下降 5.4 毫米汞柱（0.72 千帕）和 3.4 毫米汞柱（0.45 千帕）。在低钙摄入人群中补充钙剂十分有益。但是补钙并不能减少先兆子痫的发生率。

◎药物治疗：降压药物虽可使准妈妈血压下降，但由于降压药物对胎儿有不利影响，因此，妊娠期血压高的准妈妈应慎用降压药物。如孕前期血压轻度升高且没有并发症，在孕早期应停止服用降压药，因为孕期常有生理性低血压，故无需要用药。但如血压值大于或等于 140/90 毫米汞柱（18.7/12.0 千帕），则应用药物治疗，且应选择对胎儿无致畸作用的药物。

预防妊娠期高血压疾病有必要

整个孕期需要密切注意血压水平，同时应注意下肢是否有水肿和尿量的变化，若发现异常就要及时去医院就诊。一旦发现有先兆子痫或子痫的倾向，为了母婴安全，应到医院进行紧急处置。

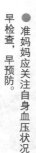

● 准妈妈应关注自身血压状况，早检查，早预防。

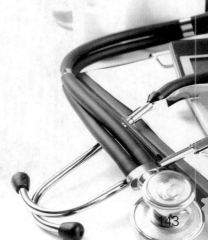

143

好营养，更健康

❀ 饮食要均衡

随着孕期的增长，准妈妈的子宫会越来越大，这时更要注意少吃多餐，每顿饭吃到五成饱就可以了，可以每天增加饮食的次数。如果每顿饭吃得太多，胃里肯定会有饱胀感，从而造成膈肌上升，压迫心脏，引起身体不适。

饮食均衡仍然是本月的饮食原则。多吃优质蛋白、粗粮；水果要适量，多吃西红柿、黄瓜。

另外，在注意补钙的同时，还要注意避免贫血。因为一方面要给胎宝宝准备足够的血液，运送足够的养料和氧气，还要为分娩储备血液，避免分娩后出现贫血影响产后恢复和母乳喂养。血液是给胎宝宝运送养分的主要介质，而铁又是血液的主要成分，因此准妈妈需加强对铁质的摄取。

在怀孕第 7 个月及哺乳期间所需铁质约为每天 45 毫克，而富含铁质的食物有猪肉、牛肉、羊肉、动物内脏等。此外，维生素 C 有助于铁质吸收，摄取高铁食物后，搭配富含维生素 C 的食物，如柳橙，可使铁质的吸收率加倍。

孕 7 月的准妈妈为了预防便秘，在饭后仍应坚持散步，这样有助于消化和把多余的糖分变成能量散发出去。同时，掌握一些好的食疗方法对便秘也有很好的

● 家人在给准妈妈准备饮食时仍应注意均衡搭配、种类丰富。

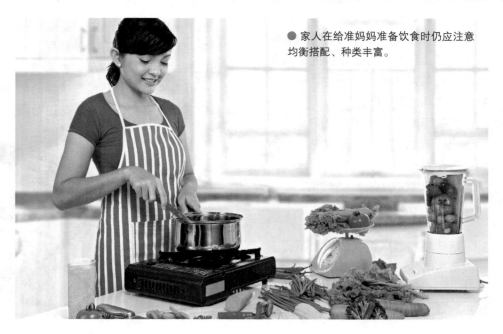

效果，准妈妈可以尝试食用下面几种粥。

◎**胡桃粥：**取胡桃仁 4 个，大米 100 克。将胡桃仁捣烂同大米一起煮成粥。此粥适合体虚、肠燥的便秘准妈妈食用。

◎**芝麻粥：**先取黑芝麻适量，淘洗干净，晒干后炒热研碎，每次取 30 克，同 100克大米放在一起煮粥。此粥适合身体虚弱、头晕耳鸣的便秘准妈妈食用。

◎**酥蜜粥：**取酥油 30 克，蜂蜜 50 克，大米 100 克。先将大米加水煮沸，然后兑入酥油和蜂蜜，煮成稠粥。此粥适合阴虚劳损的便秘准妈妈食用。

◎**柏子仁粥：**将柏子仁 30 克洗净去杂捣烂，再放入 100 克大米一起煮粥，喝时兑入适量蜂蜜。此粥适合患有心悸、失眠的便秘准妈妈食用。

◎**无花果粥：**取无花果 30 克，大米 100 克。先将大米加水煮沸，然后放入无花果煮成粥，喝时加适量蜂蜜或砂糖。此粥适合有痔疮的便秘准妈妈食用。

● 准妈妈如何选用乳制品补钙

如何选择孕妇奶粉

从奶粉的气味、色泽、洁度等感官指标上鉴别

通过以上指标，可以发现你所选用的奶粉是正常的还是伪劣产品，是否有杂质和异物，是否变质等不正常情况。

了解各种品牌的特点

不是所有的孕妇奶粉中的营养含量都是一样的，有的是低脂或脱脂奶粉；有的不含乳糖，很少有胃肠道反应；有的强化了普通奶粉所没有的而胎宝宝发育需要的叶酸；有的提供了亚油酸、亚麻酸等必需脂肪酸或 DHA；还有的不含糖。这就需要准妈妈根据自身情况合理选用。

多考虑自己的口味特点

有些准妈妈对口味比较敏感，有独特的偏爱和厌恶，这种情况下可以根据自己的口味选用。

不宜过多食用奶酪

奶酪是准妈妈最好的补钙食品之一，最好每天食用 40 克左右。但是，食用奶酪也要讲究：不能与鲈鱼同吃；吃奶酪前后 1 小时左右不要吃水果。

另外，奶酪虽然同样是乳制品，但和牛奶的营养成分是不一样的，其中的碳水化合物含量较少，而蛋白质和脂肪含量较高，属于难消化食品。

因此，有消化系统疾病的准妈妈要慎重食用。而对于那些体重增长过快的准妈妈来说，最好少吃，否则就有体重失控的可能了。

五香豆腐丝

材料

豆腐丝 400 克，胡萝卜 200 克，芹菜 100 克，姜、蒜各 5 克。

调料

盐、鸡精各少许，水淀粉适量。

做法

❶ 胡萝卜洗净切丝；芹菜洗净切段；姜、蒜分别去皮，洗净切末；豆腐丝洗净，备用。

❷ 油锅烧热，下姜末、蒜末炒香，放入胡萝卜丝、芹菜段稍炒片刻。

❸ 放入豆腐丝拌炒均匀。

❹ 调入盐、鸡精炒至入味，用水淀粉勾芡，起锅装盘即可。

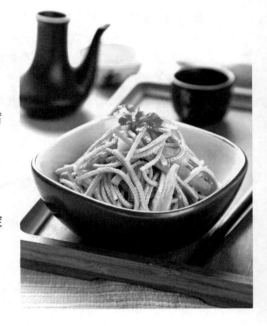

大枣枸杞子蒸猪肝

材料

猪肝 300 克，大枣 10 克，枸杞子 50 克，葱花、姜丝各少许。

调料

醋 1 小匙，干淀粉、盐各少许。

做法

❶ 猪肝用加了醋的水浸泡 30 分钟，换水 2 次；大枣、枸杞子清洗干净，备用。

❷ 猪肝切成 0.3 厘米厚的片，继续泡去多余的血水，沥干后和大枣、枸杞子放到盘里，加入姜丝、干淀粉、盐，搅拌均匀，腌渍 10 分钟。

❸ 入锅蒸约 10 分钟，熟透后取出撒上葱花即可。

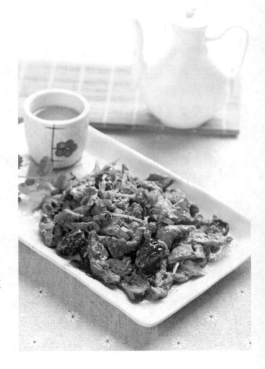

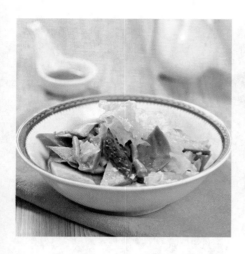

材料

黄瓜（切片）200克，银耳25克，干鱿鱼100克，姜片、蒜蓉各少许。

调料

盐少许。

做法

❶ 银耳泡软；鱿鱼浸软切片。

❷ 将黄瓜片、银耳先炒熟装盘，再用姜片、蒜蓉炒鱿鱼片，最后把盘里的黄瓜片、银耳重新倒进锅里炒匀，加盐调味即可食用。

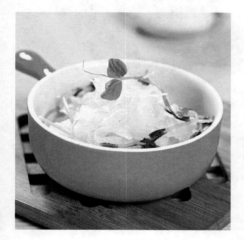

材料

银耳100克，豆苗50克。

调料

盐、香油各适量。

做法

❶ 将银耳泡发，去蒂，洗净，撕成小朵，余烫后沥干；豆苗洗净，余烫后沥干，备用。

❷ 锅置火上，放入适量清水，加入银耳煮沸，捞出盛入碗内过凉，撒上豆苗，加盐拌匀，淋上香油即可。

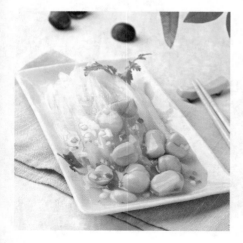

材料

净白菜400克，熟栗子（剥开）100克，葱末、姜末各5克。

调料

肉汤3大匙，水淀粉2小匙，料酒、白糖、酱油各1小匙，盐、鸡精各少许。

做法

❶ 白菜切细条，入水余烫至熟。

❷ 油锅烧热，炒香葱末、姜末，放除水淀粉外的所有材料和调料，烧开后煨至汤浓，用水淀粉勾芡即可。

葱烧鲫鱼

材料

鲫鱼1条，青葱2根，姜1块。

调料

辣豆瓣酱、冰糖、蚝油、醪糟各1大匙，酱油、醋各1小匙，盐少许。

做法

❶ 鲫鱼处理干净，沥干；青葱切段；姜切片，备用。

❷ 油锅烧热，放入鲫鱼，小火慢慢炸至外观酥脆，捞起沥油备用。

❸ 锅底留油，放入青葱段、姜片爆香至微焦，放入所有调料炒香，再放入做法2的鲫鱼，盖上锅盖，以小火烧至汤汁略收干即可。

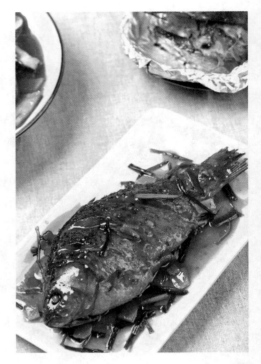

寿喜鲜菇

材料

鲜香菇、柳松菇、珍珠菇、杏鲍菇、袖珍菇、蘑菇共400克，西红柿1个，洋葱半个，葱3根，香菜叶1片。

调料

酱油、醪糟、白糖各1大匙，奶油少许。

做法

❶ 菇类洗净切片；西红柿洗净切瓣状；洋葱去皮切丝；葱切段，备用。

❷ 所有调料混合均匀，备用。

❸ 油锅烧热，放入奶油烧至熔化，放入做法1的所有材料炒香，再放入做法2的调料煮熟，起锅装盘，以香菜叶点缀即可。

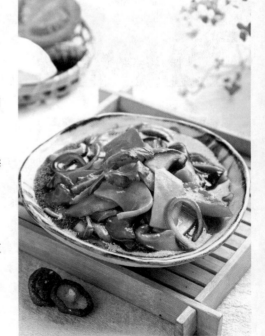

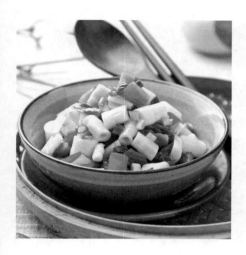

材料

嫩竹笋 250 克，酸菜 100 克，红甜椒 30 克，葱适量。

调料

生抽 2 小匙，盐 1 小匙。

做法

❶ 嫩竹笋、酸菜洗净切丁；葱洗净，切成葱花；红甜椒洗净切片，备用。

❷ 油锅烧热，放酸菜丁、红甜椒片炒匀。

❸ 下入嫩竹笋丁、生抽、盐焖炒至熟。

❹ 大火收汁，撒入葱花，起锅装盘即可。

酸菜炒小笋

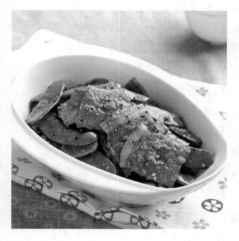

材料

咸肉 3 片，荷兰豆 250 克。

调料

盐、黑胡椒碎各 1 小匙。

做法

❶ 咸肉切片；荷兰豆去梗和老筋，洗净，放入沸水中氽烫片刻，捞出沥水备用。

❷ 油锅烧热，放入咸肉片翻炒片刻，加入荷兰豆、盐和黑胡椒碎，炒匀即可。

咸肉炒荷兰豆

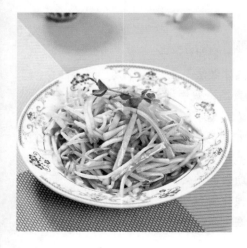

材料

鲜荷叶 200 克，莲子（水发）50 克，莲藕 100 克，绿豆芽 150 克。

调料

盐少许。

做法

❶ 将鲜荷叶和莲子煎汤；莲藕切丝，备用。

❷ 油锅烧热，放入莲藕丝炒至七成熟，加入绿豆芽、荷叶莲子汤。最后加盐调味，稍点缀装盘即可。

荷叶莲藕豆芽

科学胎教不可少

❀ 情绪胎教

——准妈妈间的交流可缓解焦虑情绪

怀孕期间，不安感是胎教的大敌，准妈妈常为此而忧心忡忡，从而影响情绪。要知道，怀孕中的不良情绪可是会影响胎宝宝的健康成长的。

因此，准妈妈不妨多参加准妈妈教室，多认识一些朋友，大家彼此互相交换"情报"。

例如，"今天，我觉得胎宝宝一直都在动""我的分泌物很多""胎宝宝一动也不动""我的脚肿得厉害"等。

如果能够和有相同状态的人谈一谈这些症状，也许这些症状也是其他准妈妈较容易感受到的，相信你就会觉得不只是自己有这种情况，不安和焦虑也会减轻许多，情绪也会因此而好转。

❀ 光照胎教

——与胎宝宝一起晒太阳

相信许多接生的产科医生，第一眼看到宝宝的眼部表情大多是"皱眉"。这是因为胎宝宝在准妈妈腹内生存280天，而每时每刻都处在一个黑暗的环境，刚接触到外面的"光明世界"会有一些不适应。

相关专家认为，胎宝宝的视觉发育比较晚，因此有些学者便提出了光照胎教。准妈妈可在阳光明媚的日子里出门晒晒太阳，让胎宝宝享受到这种自然的光照胎教。

❀ 运动胎教

——有氧健身操

在双薪家庭的时代，越来越多的准妈妈在怀孕之后仍要继续工作，虽然准妈妈们都知道在怀孕期间持续运动的重要性，却往往抽不出时间来定期做运动。再加上工作形态往往需要久坐、久站或长时间保持同一个姿势，这可能会引起或加剧准妈妈的身体不适。

本月的胎教课程，就为职场中的准妈妈设计了三套有氧健康操，让准妈妈随时随地都可以动一动，以活动筋骨，改善腰酸背痛，促进下肢血液循环。

腿部运动一

具体做法：

❶ 站直后，双手扶着椅背，重心放在左脚（图❶）。

❷ 右脚向后抬起画圈（图❷），做10次后换左脚，重复同样动作。

功效：

强化骨盆肌肉，增强会阴部肌肉的弹性，避免骨盆底肌肉松弛。

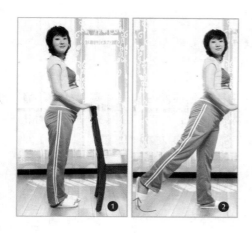

脚做相同动作。

功效：

促进准妈妈小腿的血液循环，有助于改善水肿及预防静脉曲张。

注意事项：

准妈妈做此动作时，应避免用腹部肌肉的力量。

腰部运动

具体做法：

❶ 双手轻扶椅子，腰部挺直。慢慢吸气，同时手臂用力，使身体的重心集中在椅子上（图 ❺）。

❷ 脚跟慢慢提起，腰部挺直，让脚尖着地，然后慢慢呼气，手臂放松，脚跟重新着地（图 ❻）。

功效：

预防或缓解准妈妈的腰部酸痛症状，加强腹压及会阴部的弹性，有利于胎宝宝顺利娩出。

注意事项：

❶ 应避免使用会滑动的椅子，并且椅子的高度也要适宜。

❷ 准妈妈做此动作时，应避免前倾。

注意事项：

❶ 选择高度适宜的椅子，过低会导致准妈妈重心前倾，容易导致腰酸背痛。

❷ 应避免使用会滑动的办公椅，以免重心不稳而摔倒。

腿部运动二

具体做法：

❶ 坐在椅子上，全身自然放松，背部挺直，小腿与地面成 90 度角（图 ❸）。

❷ 右脚抬起，脚踝上下摆动 30 秒（图 ❹）。也可以将抬起的脚踝以顺时针或逆时针方向打圈转动，再换另一只

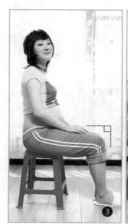
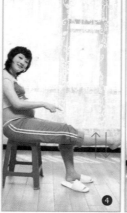
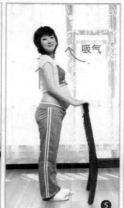
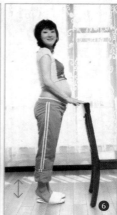

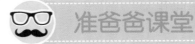
❀ 为妻子按摩

　　孕7月的准妈妈很容易发生水肿、关节疼痛等症状，如果准爸爸按照如下所示的方法为准妈妈做按摩，那么爱妻的疼痛一定会减轻哦！

　　具体做法：

❶ 准爸爸手抓准妈妈的胳膊，从肩部到手肘前后绕圈（图❶）。

❷ 从侧面向前方轻抚乳房，这样可以使全身流向乳房的血液顺畅（图❷）。

❸ 轻轻地按摩并敲打准妈妈背部肩胛骨一带。如果这个部位僵硬的话对乳汁分泌是很有影响的（图❸）。

❹ 准妈妈放松地平躺在床上，准爸爸手扶其足部左右轻轻摇晃。摇晃不宜太频繁，1～2分钟摇晃一次即可，持续10分钟左右（图❹）。

❺ 准爸爸用双手按住妻子的左肩和右腰，再换右肩和左腰，以交叉放置的方式轻轻按摩摇动。这样做能使血液循环顺畅，准妈妈的心情也会随之变轻松（图❺）。

❀ 准爸爸的"同情痛"

什么是"同情痛"

　　众所周知，女性怀孕时，身体会出现这样、那样的疼痛。可据最新的一项研究表明，在妻子怀孕时，当丈

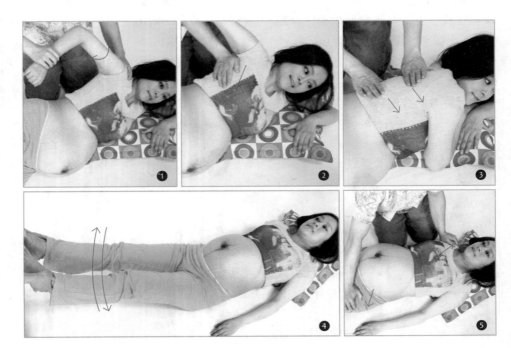

夫看到妻子有各种各样的身体不适时，自己的身体也会在不知不觉中感到不舒服。医学上把这种现象称为"同情痛"。

为什么会产生"同情痛"

截至目前，几乎没有人清楚这究竟是为什么，但准爸爸们的这些感觉又不是凭空想象出来的，而是真真实实存在的。于是，有医学专家推测，这种症状可能是准爸爸们试图保护自己妻子的一种方式。因为他们在妻子难受的时候干着急，也拿不出什么好办法来解决，他们的大脑便试图让自己的身体也出现类似的疼痛来替妻子分担痛苦。

最近的一项研究表明，当怀孕的妻子体内激素发生变化时，准爸爸体内的激素水平也会随之发生变化，会分泌激素，只是激素水平比妻子要低一些。于是，又有医学专家推测，男性出现同情痛是由于男性体内激素水平的变化所引发的。也许这个理由可以解释为什么在妻子怀孕的初期准爸爸们对宝宝的兴趣远不如后期所表现的那么强烈吧！

虽然在妻子怀孕期间准爸爸也会出现身体不适的症状，即"同情痛"，但这种痛却不值得同情。因为准爸爸的身体上所表现出来的痛和妻子比起来，实在没什么大不了的。

如何应对"同情痛"

如果此时作为准爸爸的你已经出现了同情痛，那么该怎么解决呢？要不要告诉妻子呢？

研究发现，大多数人会很不经意地提起。这虽然不是个大问题，但是你的妻子听了后一定会感激你为她所做的一切，会把它看成是你全心投入其中的结果。

所以，得了同情痛，没必要遮遮掩掩，大胆说出来吧，让夫妻一起努力，度过"痛并快乐"的孕期。

另外，准爸爸们不妨多尝试去调节自己的心理状态，把同情痛转化成更多、更深的爱，尽量和妻子一起分享孕育新生命过程中点点滴滴的快乐。

此外，你还可以找个好友聊一聊，说出自己的真实感受。不必担心被人笑话，说不定他当初的同情痛比你还强烈呢！

● 医生指出，准爸爸的"同情痛"
主要是出于对妻子的担心而产生的。

如何减轻分娩痛苦

许多准妈妈会对产痛感到紧张，总被不知所措的情绪环绕着。如果这种情绪持续到分娩的时候，就会造成准妈妈难产或会阴损伤。其实，能否轻松而顺利分娩出宝宝，很多时候取决于准妈妈分娩前所做的准备是否充分。如果准妈妈从孕 7 月就开始用心练习拉梅兹分娩法，那么当产痛来临时就能帮助准妈妈减轻痛苦，有助于胎宝宝顺利出生。

拉梅兹分娩法也称为心理预防式的分娩准备法，这种分娩方法能有效地帮助准妈妈在分娩时将注意力集中在对自己呼吸的控制上，从而转移疼痛。

❀ 待产按摩放松法

手腕放松法

❶ 准妈妈采取舒服的坐姿，准爸爸用右手轻轻地握住准妈妈的左手腕（图 ❶）。

❷ 保持刚才的体位，准爸爸用左手捏住准妈妈的左手关节（图 ❷）。

❸ 在上一动作的基础上，准爸爸上下反复地为准妈妈的手关节做运动（图 ❸）。

脚腕放松法

❶ 准妈妈采取舒服的坐姿，右腿向前

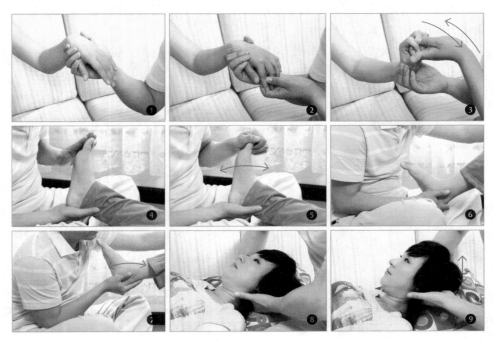

伸直，准爸爸在一旁用右手轻握住准妈妈的脚腕，用左手轻握住其脚趾（图❹）。

❷ 保持刚才的体位，准爸爸在一旁用左手轻轻地握住准妈妈的脚趾做前后运动，并要注意让准妈妈放松肌肉（图❺）。

膝盖放松法

❶ 准妈妈采取舒服的坐姿，两臂放在身后撑住身体，准爸爸用左手轻轻地握住准妈妈的膝盖，右手握住准妈妈的脚腕（图❻）。

❷ 保持刚才的体位，准爸爸按照关节运动的方向，将准妈妈的膝部反复蜷曲、伸直（图❼）。

脖子放松法

❶ 准妈妈采取舒服的仰卧位，准爸爸在准妈妈的头顶处，用双手轻轻地托住准妈妈的脖子（图❽）。

❷ 保持刚才的体位，准爸爸托住准妈妈的脖子，慢慢放下，反复练习（图❾）。

❀ 呼吸减痛法

潜伏期呼吸法

进入第1产程时，可采用潜伏期呼吸法。此时子宫开始有规律地收缩，因而腹部出现规律性阵痛。当腹部阵痛开始后，做一次准备意义上的深呼吸，即以胸式呼吸为基础，吸气和呼气的时间保持相同，每分钟呼吸12次左右，先用鼻子深深地吸一口气，将气体吸到胸腔里，再由嘴慢慢把气吐出去。阵痛暂时停止时，以深呼吸结束。

活跃期呼吸法

第2产程与潜伏期相比，宫缩会越来越强，腹部阵痛逐渐加重，疼痛持续时间越来越长，间隔时间也会越来越短。当宫口张开到6～8厘米时，宫缩达到最强，这时应该采取浅而快的胸式呼吸。准妈妈可以仰卧平躺，双手平放身体两旁，吸气与呼气量保持相同，进行短促的胸式呼吸，要比正常呼吸次数快，大约2秒呼吸一次，前一秒用鼻子吸气，后一秒用嘴呼气，阵痛停止后重新进行深呼吸。

需要注意的是，不要过度张口呼吸，保持正常呼吸即可，否则会使嘴唇干燥，容易造成体内酸碱平衡紊乱。

用力期呼吸法

在这一时期，可两腿张开，手放在膝窝下，先深深吸口气然后屏住气，模仿排便动作往下用力，在不能忍受时（15～20秒内）把气呼出去，在每一次阵痛时重复3次左右。需要注意的是平时练习时不需要用力！

松力期呼吸法

当胎宝宝开始从阴道口露出头部后，一定要停止腹部用力，要张嘴哈气，进行快速呼吸，同时放松身体。

需要注意的是，当胎宝宝的肩要娩出时，一定要积极与医生配合，并按照医生的指令用力，以免用力不当，造成会阴部损伤，严重时还会引起大出血。

孕 8 月

（29~32周）

从本月起，准妈妈就进入了孕晚期，离宝宝诞生的日子越来越近了。此时的准妈妈会随着预产期的临近而心情日益紧张，既期待着和宝宝见面，又害怕自己无法应付生产时的疼痛。此时的准妈妈更要做好孕检，保证自身和胎宝宝的安全和健康。

另外，进入孕晚期的准妈妈在生活上更要小心了，应尽量避免生活中的碰撞等危险行为，为产下健康宝宝做足准备。

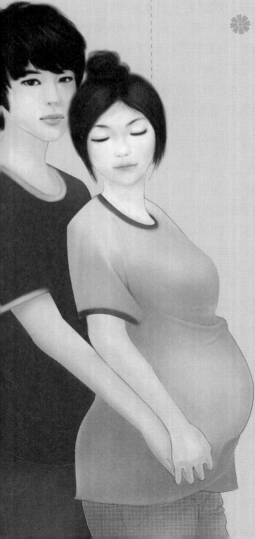

❋ 准妈妈的身体变化早知道

身体变化信息反馈

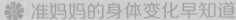

❶ 子宫迅速增大，宫高达到 25 ~ 28 厘米，腹部隆起极为明显。随着腹部隆起，肚脐突出，准妈妈的动作会越来越迟缓，并且特别容易感到疲劳，这时腹部的妊娠纹会更加严重。

❷ 孕中期的一些不适，如腰背痛、便秘、浮肿、静脉曲张等在孕晚期可能会加重，有些准妈妈还可能会发生腿部痉挛。

❸ 本月准妈妈体内黑色素分泌增多，面部可出现妊娠斑。同时，乳头周围、下腹部、外阴部皮肤颜色也逐渐发黑，这都属于正常现象。

❹ 增大的子宫向上挤压肺部，造成明显的呼吸困难、胸闷气短。子宫也会压迫胃和心脏，准妈妈会觉得胃痛和心口堵。这些都会严重影响其睡眠，所以本月的准妈妈经常会难以入睡，即使睡着，睡眠质量也不高。

❺ 这个时期易出现妊娠并发症，尤其有内外科疾病的孕妇，更要防范病情的加重，要坚持每两周检查一次身体。

关于准妈妈

警惕孕晚期阴道出血

　　孕晚期的阴道出血，除了临产前的征兆外，常见于无痛性反复多次出血的前置胎盘、突发持续性出血并伴有持续性腹痛的胎盘早剥。这两种情况对母子的安全均会构成严重的威胁，准妈妈要高度地重视。孕晚期一旦出现阴道出血的异常情况，应该立即去医院就诊，以免造成严重后果。

✳ 胎宝宝的发育情况早知道

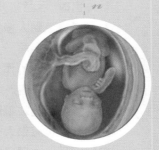

① 在孕 8 月，胎宝宝的发育、生长速度极快，身长已有 40 厘米左右，体重 1700 克左右。

② 皮肤呈深红色，皮下脂肪增厚，身体显得胖乎乎的，脸部仍有皱纹，肌肉较为发达。

③ 眼睛时开时闭，他大概已经能够看到子宫里的景象，也能辨别明暗，甚至能跟踪光源。

④ 由于身长、体重的增加，宫内的活动余地相对减少，胎宝宝在宫内的活动显得较为迟缓。

⑤ 胎宝宝的动作力量会明显变大，甚至有时会用力踢准妈妈的腹部。

⑥ 胎宝宝在宫内的位置大多数转成头部朝下，位于准妈妈的骨盆入口处。

⑦ 胎宝宝的感觉器官已经发育成熟，能够自行调节体温和呼吸，即使本月发生早产，存活率也会相应提高。

⑧ 男孩的睾丸这时正处在从腹腔向阴囊下降的过程中，女孩的阴蒂已突现出来，但并未被小阴唇覆盖。

准妈妈应该注意的生活细节

中国古籍《列女传》中记载，女性如果怀孕则眼不见邪淫之色，耳不听淫秽之声，夜晚朗读诗经，学习正义之事，如此一来，才能生出行为端正、才智过人的宝宝。所以，孕8月的准妈妈在生活中应遵循下列原则：

◎科学研究表明，准妈妈的心情会直接影响到胎宝宝的性情，所以，准妈妈应该在整个孕期都保证拥有一个平稳、乐观、温和的心境，那样将来的宝宝才不会有暴躁的脾气。

◎每天早晨起床后，先喝一杯凉白开再吃早餐，这样不但有助于预防便秘，还可以排毒，有美容功效。

◎每天晚上洗漱完毕入睡前，先做5分钟的乳房按摩，自己做或准爸爸帮忙都可以，以疏通乳腺管为哺乳做准备。

◎外出时，尽量避开强烈的日光直晒，戴上遮阳帽或撑上遮阳伞，以防色素斑加重。

◎尽量避免到人多的场合，如果要购物也应选择相对清静的商场，以免被传染上感冒或其他疾病。

◎每天有固定的作息时间，纠正以往已经养成的不良生活习惯，不做激烈活动，特别是以往有流产或早产史的准妈妈更要特别注意。

◎准妈妈无论站着还是坐着，都要保持腰部挺直，这样不但对腰肌有好处，对将来的分娩也有很大的帮助。坐着时，头部、颈、肩要保持直立与平衡，肩部放松自然下垂，上臂自然垂放在身体两侧，背部维持正常的曲度，大腿与上半身的夹角略大于90度，臀部和大腿两边的受力相等，双脚平放于地面。

◎在准备宝宝物品的时候，可以顺带买些家居饰品，点缀家庭环境，让自己保持良好的心境。或者经常改变一下自己的形象，如变化一下发型，换一件穿着舒服但很洋气的新衣服等。

◎给宝宝取名字不是一蹴而就的，要和准爸爸一起仔细思量。

◎本月开始准爸爸和准妈妈要尽量避免性生活，以防刺激子宫引起宫缩，诱发早产。

🌸 缓解孕期不适有妙招

如何缓解腰部不适

具体做法：

❶ 坐在床上或地毯上，双腿盘坐或采取放松舒适的坐姿（当腹部较大时），但不要交叉，把双手放松地搁在双膝上，一边呼气一边轻轻地转动腰部（图❶和图❷），可以像做体操那样，以8拍为一小节，连做8节。

❷ 坐在床上或地毯上，背部挺直，双腿稍屈，屈的程度根据不同月份，以不压迫腹部为原则，双臂放松地搭放在双膝上（图❸），然后一边呼气一边向前弯腰（图❹）。

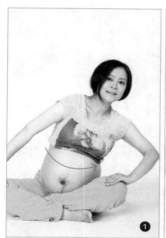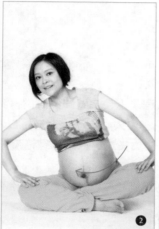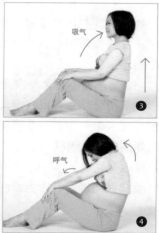

吸气

呼气

缓解腰部不适之专家建议：

❶ 每天充分休息，并在休息时将枕头、坐垫等柔软的东西垫在膝窝下，这样可在很大程度上使身体各个部位的肌肉得到放松，从而减轻腰酸痛。

❷ 夜里睡眠时，多采取左侧卧位和双腿弯曲的姿势，也有助于减轻腰部的负担。

❸ 睡觉时避免躺卧在席梦思等柔软的床铺上，这样的床铺不利于准妈妈的脊柱伸展，会加重腰部疼痛，最好睡在结实而平坦的床板上。

❹ 坐在椅子上时，把后腰舒服地靠在椅背上，上半身伸直，但也不宜坐的时间过长。

❺ 多去户外散步，以促进腰部和下肢的血液循环，减轻腰痛。

❻ 避免做经常弯腰的家务和活动，平时穿柔软轻便的低跟鞋或平跟鞋，不要穿鞋跟较高的鞋，以免使身体前倾得更厉害，加重腰部疼痛。

❼ 临近分娩时因骨盆韧带变得松弛，准妈妈会觉得腰部难以支撑腹部。因此，要少站立，多散步，适当增加休息，这样都有助于缓解腰痛症状。

❽ 饮食上注意摄取钙质，腰痛比较明显时，用热水袋热敷局部也可以减轻。

如何缓解肩背部不适

具体做法：

❶ 站立时注意把双脚分开，宽度与肩部同宽，膝盖稍稍弯曲下去，然后把双手放松地搭在双肩上，并自然地左右转动肩膀，反复数次（图❺）。

❷ 站直身体，双脚分开并与肩同宽，左臂尽量呈直角状抬起，右臂搭在左臂屈曲的肘关节处，并扭转肩膀，然后，右臂依照同样方法去做（图❻）。

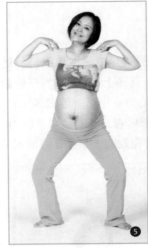
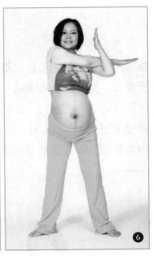

缓解肩背不适之专家建议：

❶ 每天充分休息可以在很大程度上使肩背部的肌肉得到放松，减轻酸痛。

❷ 不要长时间保持一个姿势，如久坐不动，这样可以避免肩背肌肉产生疲劳。当感到肩部肌肉僵硬不适时，让丈夫或自己采用轻拍肩背的方法，松弛 1 ~ 2 分钟，效果也很明显。

❸ 背痛时可仰卧在床上，利用脚和胳膊的力量轻轻抬高背部，可减轻肩背不适。

❀ 警惕早产

从这个月起，准妈妈们要特别注意早产的预防，虽然有小儿科的妥善照顾，但目前来说，早产仍是新生儿死亡与患病的主因。那么，准妈妈又该怎么预防早产？一旦发生早产又该如何处置呢？

早产是什么

所谓早产，是指怀孕的女性不到足月就分娩了，确切地说，即指怀孕 28 周以上未满 37 周的生产。由于早产月份的不同，胎儿出生的体重及生存能力亦有很大的差异。早产的月份越小，胎儿的体重就越轻，生存能力也就越弱，反之则越强。

早产的危险信号

早产是可预防的，关键是要及早诊断、及时治疗。当出现以下 3 种情况之一时，必须去医院检查。

◎**下腹部变硬**：在孕晚期，随着子宫的胀大，可出现不规则的子宫收缩，几乎不伴有疼痛，其特点是常在夜间频繁出现，第二天早晨即消失称之为生理性宫缩，不会引起早产。但如果下腹部反复变软、变硬且肌肉也有变硬、发胀的感觉，至少每 10 分钟有 1 次宫缩持续 30 秒以上，伴宫颈管缩短，即为先兆早产，应尽早到医院检查。

◎**阴道出血**：少量出血是临产的先兆之一，有时宫颈炎症、前置胎盘及胎盘早剥时也会出现阴道出血的情况，但这些情况出血量较多，应立即去医院检查。

◎**破水**：温水样的液体自阴道流出，就是早期破水，一般情况下破水后阵痛就随之而来，此时最好平卧，把臀部垫高，马上到医院检查。

早产的高危人群

早产阵痛及分娩会发生于任何准妈妈，但有些准妈妈发生概率却比较高。医学上已验证出一些风险因子可供医生参考判断，但这种依据是经验法则，并不能准确地预测出早产的必然性。这也就是说，有危险因子的准妈妈并非一定就会早产；没有任何危险因子的准妈妈也并非就不会有早产的可能。早产的高危人群有以下几种：

◎多胞胎怀孕。

◎过去曾有过早产史。

◎子宫或子宫颈先天异常。

◎从未接受产前检查。

◎日常习惯不良，例如抽烟、饮酒、使用非法药物等。

◎准妈妈身体、心理压力负担过大。

◎准妈妈生理状况出现问题，例如胎膜过早破裂、子宫颈感染、阴道感染、性病及其他感染、高血压、糖尿病、凝血功能异常、怀孕前体重过轻、过度肥胖症、胎儿先天畸形等。

预防早产

在妊娠 28 周后，准妈妈们要非常小心谨慎，不要做不利于宝宝的事情，避免早产的发生。

首先，孕期应加强营养，避免精神创伤，不吸烟，不饮酒，避免被动吸烟。

第二，妊娠后期绝对禁止性生活。因为精液中的前列腺素经阴道吸收后会促进子宫收缩。

第三，一旦出现早产迹象应马上卧床休息，并且取左侧位以增加子宫胎盘供血量；有条件应住院保胎。

第四，积极治疗急慢性疾病。

好营养，更健康

🌸 孕期饮食要注意

盐的摄取要适量

进入孕8月的准妈妈，往往需要大腹便便地行动着，一整天工作下来，加上偶尔吃几顿盐分比较高的外卖，下肢常常会感到肿胀不适。所以，为了减轻孕晚期的水肿与高血压，准妈妈必须控制盐分的摄取。除食盐外，其他如各种调味酱料、高汤、加工食品、腌渍食品也含有许多的盐分，也要适量少吃。

下面为准妈妈介绍几种可降低饮食中盐分摄取的技巧：

◎要炒制油脂含量高的菜，可使用植物油先将菜爆香，以此增加食物的香气。

◎要炒制糖醋味型的菜，在烹调时可使用糖、白醋来调味，就能相对减少对咸味的需求。

◎要炒制酸味的菜，可在烹调时使用醋、柠檬、苹果、西红柿等增加风味。

◎要炒制鲜味的菜，只要使用新鲜且当季的蔬菜就可以了，因为这些食物本身就很鲜美，再用炖、蒸、烤等烹调方式，无需加过多调料，保持食物原味就很好吃。

◎要炒制略带焦味的菜，可使用烤、熏的烹调方式，使食物产生特殊的焦味，再淋上柠檬汁，可降低盐的吸收。

◎为避免孕晚期水肿及高血压，饮食要点就是选择新鲜的食物，利用低盐的烹调方式减少盐的摄取。常常吃外卖的准妈妈，一定不要喝外卖的汤汁和蘸酱料。

孕期营养知识问答

问： 多吃牛肉这类含优质蛋白的食物，对胎宝宝有多大帮助呢？

答： 吃太多含高蛋白且含许多油脂的肉类食物，特别是煎牛排，会出现长在准妈妈身上的肉比长在胎宝宝身上的肉更多的情况。所以，正确的观念应该是在整个孕期均衡、充足地摄取营养，而不是为了让胎宝宝长大而拼命吃某一种食物，否则只会本末倒置。

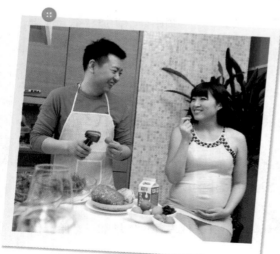

● 准妈妈的食物要以清淡为主。

问：孕晚期应停止补充鱼油吗?

答: 孕晚期不应该停止补充鱼油,因为鱼油中含有大量 DHA,该物质能为准妈妈产后哺喂母乳时提供宝宝营养所需。同时,DHA 对胎宝宝的脑部及视网膜的发育也有相当大的帮助。

另外,准妈妈还可通过吃鱼来补充 DHA。但是,由于目前的海洋遭到重金属(如汞)污染,如果食用了遭受污染的鱼,会影响胎宝宝的智力和肾的发育,因此,准妈妈在食用鱼时千万要学会识别,不要吃大型鱼。

● 孕晚期一周优选食谱

本月为准妈妈提供一份一周食谱安排,下列菜单中包括了奶 2 杯(每杯 240 毫升),蛋、豆、鱼、肉类 6 份(约 300 克),主食类 14 份(3 ~ 5 碗饭),蔬菜类 4 份(约 2 碗),水果 2 份,热量有 8.4 ~ 8.82 千卡,是孕晚期的准妈妈每周所需的饮食分量。

菜单中很强调的食物是秋刀鱼,主要因为秋刀鱼中鱼油的含量较多,孕晚期的准妈妈容易吸收。

时　间	饮食规划	备　注
星期一 星期四	早饭:汉堡 1 个,金枪鱼 2 大匙,小黄瓜丝半碗 点心:低脂奶 1 杯 午饭:米饭 1 碗,秋刀鱼 1 尾,洋葱猪肉丝 1 份,绿色蔬菜半碗,葡萄适量 点心:小餐包 1 个 晚饭:水饺 16 个,卤豆干 2 块,卤海带 50 克,菠菜蛋花汤 1 小碗,草莓 10 个 夜宵:小餐包 1 个,牛奶 1 杯	周日的饮食可自行安排
星期二 星期五	早饭:稀饭 1 碗,金枪鱼 2 大匙,洋葱丝半碗 点心:低脂原味酸奶 1 杯 午饭:米饭 1 碗,秋刀鱼 1 尾,洋葱鸡肉丝 1 份,空心菜半碗,菠萝适量 点心:小餐包 1 个 晚饭:小包子 4 个,芦笋手卷 1 个,味噌汤 1 碗,洋蒲桃 3 个 夜宵:牛奶 1 杯,红豆沙半碗	
星期三 星期六	早饭:烧饼夹鸡蛋 1 个,金枪鱼 2 大匙,西红柿 1 个 点心:低脂原味酸奶 1 杯 午饭:紫米饭 1 碗,秋刀鱼 1 尾,洋葱牛肉丝 1 份,青菜 1 碗,苹果适量 点心:小餐包 1 个 晚饭:拉面 1 碗,凉拌海带丝 1 小盘,葡萄柚半个 夜宵:牛奶 1 杯,绿豆沙半碗	

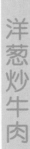
鱼香虾仁

材料

虾仁 200 克，玉兰片 50 克，葱、姜、蒜各 10 克。

调料

白糖、醋各 1 大匙，酱油、料酒、水淀粉各 2 小匙，豆瓣酱 1 小匙，鸡精、盐各适量。

做法

❶ 将虾仁洗净沥水，用少许盐、1小匙料酒和水淀粉拌匀上浆；玉兰片切成薄片；葱、姜、蒜切末。

❷ 白糖、醋、酱油、剩余料酒和水淀粉、盐、鸡精调成汁备用。

❸ 油锅烧热，入豆瓣酱、葱末、姜末、蒜末煸香，烹入调好的汁炒熟。

❹ 放入玉兰片、虾仁下锅炒散，翻炒均匀即可出锅。

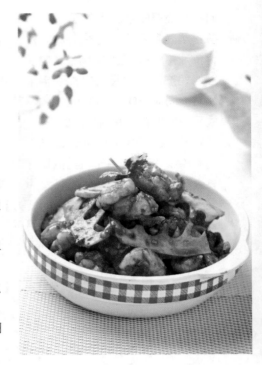

洋葱炒牛肉

材料

牛肉 250 克，鸡蛋 1 个，洋葱 200 克，姜 15 克。

调料

料酒 1 大匙，酱油、干淀粉、水淀粉各 2 小匙，白糖、胡椒粉各 1 小匙，盐适量。

做法

❶ 牛肉切片，用盐、少许料酒、干淀粉、鸡蛋液拌匀上浆；洋葱、姜切片。

❷ 把剩余料酒、酱油、白糖、盐、胡椒粉、水淀粉和少许清水调成汁。

❸ 油锅烧热，放入牛肉片、洋葱片滑散，捞出。

❹ 锅中留油，下姜片、牛肉片、洋葱片，烹入调好的汁炒熟即可。

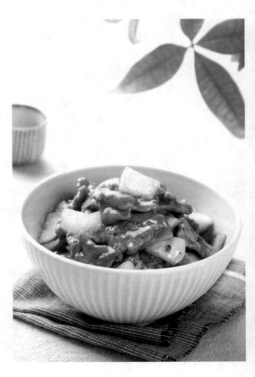

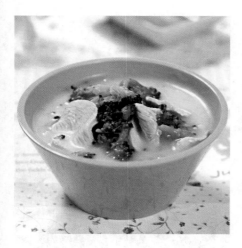

材料

鸡肉 100 克，西蓝花适量。

调料

肉汤、奶油调味汁、盐各适量。

做法

❶ 西蓝花洗净，入锅氽烫，捞出切片。

❷ 鸡肉洗净、切片，入锅加肉汤煮，再加入奶油调味汁，待煮至稠时加盐调味，最后放入西蓝花片煮片刻即可。

鸡肉西蓝花片

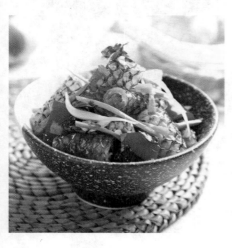

材料

鱼皮 300 克，洋葱丝、胡萝卜丝、香菜、红甜椒片、大蒜各少许。

调料

香油 1 大匙，辣椒油、白糖各 1 小匙，盐、白胡椒粉各少许。

做法

❶ 香菜、大蒜分别洗净，切碎备用；鱼皮洗净，放入沸水锅中快速氽烫后捞起备用。

❷ 将所有食材装入容器，拌匀即可。

凉拌洋葱鱼皮

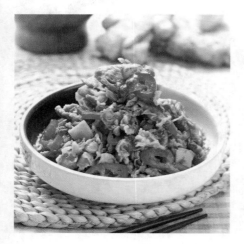

材料

肥牛肉 500 克，红尖椒圈 25 克，姜片 20 克。

调料

盐、红油各 1 小匙，鸡精半小匙，料酒、生抽各 1 大匙。

做法

❶ 肥牛肉洗净，切薄片备用。

❷ 油锅烧热，下红尖椒圈、姜片、牛肉片、料酒大火煸炒至熟，转小火，加剩余调料炒匀即可。

小炒肥牛肉

沙茶猪肝

材料

猪肝 300 克,红甜椒、青椒各 100 克,洋葱、姜各适量。

调料

盐、玉米淀粉、沙茶酱各适量。

做法

❶ 猪肝洗净,切片,放入清水中浸泡 1 小时,捞出沥干,入玉米淀粉抓匀,备用。

❷ 姜洗净,切成细丝;红甜椒洗净,对半切开,去籽,切丝;洋葱洗净,切成丝;青椒洗净,切成丝,备用。

❸ 油锅烧热,入洋葱丝、姜丝爆香后,入猪肝片快速滑炒,然后入青椒丝、红甜椒丝炒匀,再倒入沙茶酱滑炒,出锅前加盐调味即成。

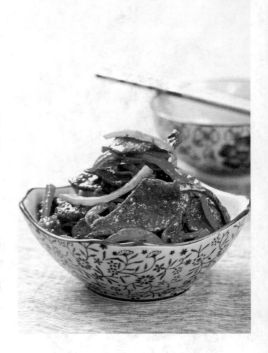

鸡蛋韭菜香干木耳

材料

鸡蛋 1 个,韭菜 200 克,香干 150 克,黑木耳 50 克,蒜苗 100 克。

调料

盐 1 小匙,鸡精、干辣椒各少许。

做法

❶ 韭菜、蒜苗分别洗净切段;香干洗净切片;干辣椒洗净切圈;黑木耳泡发洗净,撕成小块。

❷ 鸡蛋打入碗中,加少许盐打散。油锅烧热,倒入鸡蛋液,炒散成小块蛋花,盛出。

❸ 锅底留油,放入干辣椒炒香,放入所有材料一起翻炒。

❹ 调入盐和鸡精翻炒入味,起锅装盘即可。

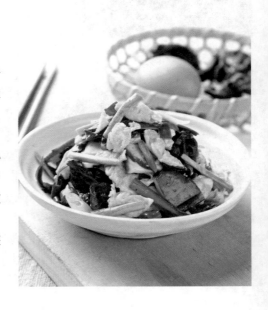

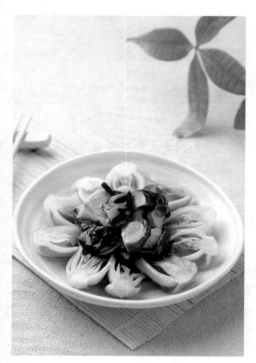

材料

水发香菇 100 克，油菜 200 克。

调料

肉汤 2 大匙，水淀粉 2 小匙，盐、鸡精各少许。

做法

❶ 将香菇洗净去蒂，撕成小朵后，入沸水锅中汆烫片刻，捞出沥干水分；油菜洗净，一剖为二。

❷ 油锅烧热，放入油菜，煸炒约 1 分钟。

❸ 加入肉汤、盐，放入香菇朵，烧开。

❹ 煮沸约 2 分钟后，加入鸡精，用水淀粉勾芡，起锅装盘即可

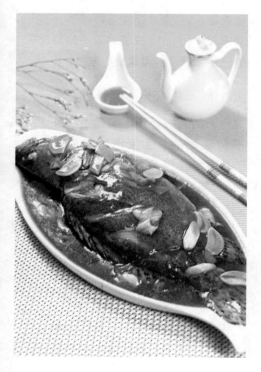

材料

鳜鱼 1 条，蒜 3 瓣，葱 1 段，姜适量。

调料

花椒 10 粒，水淀粉 1 大匙，醋 1 小匙，高汤、甜面酱各适量，盐、胡椒粉、香油各少许。

做法

❶ 将鳜鱼收拾干净，在鱼身两侧划花刀，撒上盐、胡椒粉，腌渍一下。

❷ 将花椒泡出花椒水；将蒜、葱、姜分别洗净，葱切段，蒜、姜切片。

❸ 油锅烧热，放入腌好的鳜鱼，待两面略煎黄后取出，备用。

❹ 锅留底油，放入葱段、姜片、蒜片爆香，加入甜面酱、高汤、花椒水、醋、鳜鱼，用小火煨熟，最后用水淀粉勾芡，淋入香油即可。

科学胎教不可少

● 对话胎教
——随时随地与胎宝宝对话

到了孕8月，生活在准妈妈腹中的胎宝宝已经是一个能听、能看、能"听懂"话的有生命、有思想、有感情的人了，准妈妈和准爸爸千万不要认为对胎宝宝说话不起丝毫作用。凝聚着父母深情的呼唤和谈话，一定会让胎宝宝聚精会神地倾听。作为父母应随时随地与胎宝宝进行语言沟通和交流，对他施以良性刺激，以丰富胎宝宝的精神世界，这对开发胎宝宝的智力有极大的好处。

洗澡时

准妈妈可以对胎宝宝说："宝宝，今天咱们用淋浴洗澡，你的意见呢？""今天跟妈妈一起洗澡的感觉如何？""宝宝是不是害羞啦？"

看电视时

"妈妈笑得肚子都疼了，宝宝觉得有趣吗？""妈妈特别喜欢这个演员。""这部电视剧不论什么时候看，都会令妈妈感动！"

做饭时

"今天晚上我们要吃爸爸特别喜欢的炖排骨。宝宝也喜欢吗？""妈妈正在咔嚓、咔嚓地切白菜呢！"

吃早餐时

"早餐真好吃啊，宝宝闻到了吗？""我们现在正在跟爸爸一起吃饭呢，宝宝也要多吃点呀！"

打扫卫生时

"宝宝出生后，就要在这个房间睡觉了，妈妈要给你打扫得干干净净的。""那里是爸爸和妈妈的卧室，宝宝愿意自己睡还是愿意跟爸爸妈妈一起睡？"

夫妻吵架后

"刚才真是对不起啊，实际上妈妈很爱爸爸。""刚才把宝宝吓着了，真是对不起了。""（夫妻二人一起）我们俩已经和解了，宝宝放心吧。"

外出时

"今天的天气不错，阳光洒在身上，感觉暖暖的，宝宝你感觉到了吗？""宝宝，今天下雨了，你看看路边的花，好像很喜欢这样的天气。"

遇到街坊邻居时

"宝宝，这是你未见面的阿姨，快问个好吧！"

逛超市时

"宝宝，这个零食怎么样？你喜欢吃吗？""宝宝，妈妈给你买个奶嘴吧，出生后你就可以用啦，你觉得这个提议怎么样？"

🌸 运动胎教

——带着胎宝宝一起运动

坐姿抬腿

具体做法：

❶ 坐在椅子上，脊柱挺直，双腿自然落地，双手自然放于两腿之上（图❶）。

❷ 呼气时将右腿向高抬起，吸气时放下，根据自己身体状况重复6~8次（图❷），换左腿，重复练习。

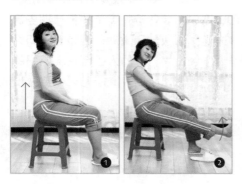

注意事项：

❶ 锻炼过程中准妈妈不要驼背弯腰，抬腿的幅度不要太大，以免造成韧带拉伤。

❷ 锻炼时准妈妈要注意保持脊柱挺直，保持积极状态。

坐姿转体

具体做法：

❶ 坐在椅子上，双手自然放在两腿上，双脚自然放在地面上，脊柱挺直，呼气时，右手扶在肚子的左侧，左手扶在左侧腰部，身体向左扭转（图❸）。

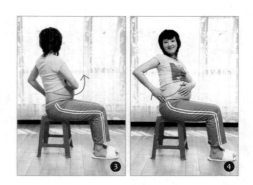

❷ 吸气，还原到起始位置，换另一侧继续练习（图❹）。

注意事项： 扭转身体时不要过度用力，幅度不要太大，以自己感觉舒适为宜。

仰卧扭转

具体做法：

❶ 平躺在垫子上，双臂向两侧水平伸直，屈膝，双腿打开，脚掌贴地（图❺）。

❷ 呼气，双腿倒向左侧，尽量保持双肩贴地，腹部轻微扭转（图❻）。吸气，双腿还原，换身体另一侧做同样的练习。

注意事项： 练习过程中若感觉到疲劳需立即停下来休息。

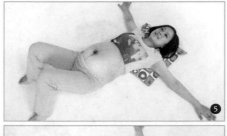

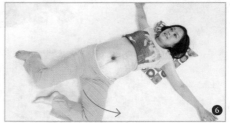

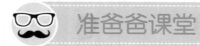
不知不觉妻子已经走进了孕 8 月，这可是孕期最后的几个月了，也是这场"马拉松赛"的最后一程。尽管每个孕期的时间都差不多，可是这一个会显得特别漫长。如果准爸爸没有把握好前几个月，那么从这个月起，就要学着和妻子一起承担更多的责任了，这样才能锻炼出一个合格的爸爸。

与妻子一起做决定

在妻子怀孕期间，准爸爸要和准妈妈共同商量好多事情，如孩子的名字等。无论做了什么决定，在做这些决定的同时，建议准爸爸还要做出另一个与之相关的决定，那就是是否应该将夫妻俩的这些决定告诉其他人，如众多的长辈和朋友。因为告诉的话会影响到准妈妈孕晚期的生活。例如，准爸爸将妻子的预产期告诉了许多人，虽然可以和亲朋好友们一起分享夫妻俩的快乐和激动，但随着时间的推移，许多人会不停地打电话来询问孩子是否已经出生，有的人甚至在准妈妈的休息时间打电话询问，这将会打扰准妈妈正常的休息。所以，准爸爸无论要做出什么决定，在实施之前一定要先和妻子商量。对于一些重大决定，如果没有提前告诉别人的必要，那么夫妻双方都要暂时保守秘密，而且越久越好。

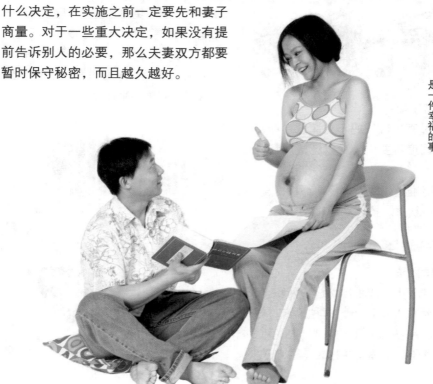

● 准爸爸和准妈妈一起商量着给宝宝起名字，是一件幸福的事。

🌼 选择合适的分娩医院

过去，几乎所有人都是在家中生宝宝。现在，随着医疗水平的提高，绝大多数夫妻都选择在医院生。这主要是出于对安全的考虑，如果发生什么意外或者紧急情况，在医院里，准妈妈和胎宝宝都能立即得到救护。

🌼 制订分娩计划

对于那些决定在医院生产的准爸爸、准妈妈来说，必须明白的一点是：不论医院的技术和医疗水平多么高，分娩仍然是件很神秘的事情，有太多不可预测的因素，没有人知道结果会怎么样。所以，虽然每个宝宝的出生与其他宝宝都有很多的相同之处，但许多方面也存在着不同。这就需要准爸爸、准妈妈们提前制订好分娩计划。

准爸爸和妻子在制订分娩计划之前，首先要明白什么是不确定的，什么是不可控制的。同时，这个计划还应在医生的指导下，列出几项可以面谈的内容，然后把它交给医院。也可以先由准妈妈写出一系列的计划，然后准爸爸复查，如有不同意见再一起讨论。一份出生计划应该包括夫妻双方的想法和希望得到的结果，主要应包含以下几点内容：

◎由谁来接生，产房里还应有谁在场。
◎散步、吃饭、坐立时的方式以及应注意的问题；是否要使用止痛药；了解在孕期和产期中可能出现的各种综合征。

◎产房里的环境要求，包括温度、空气、灯光等；了解脐带的结扎；在宝宝娩出后要由准妈妈先来抱抱小宝宝。
◎要将宝宝一直放在妈妈身边还是放在育婴室中由护士来看护。

最后准爸爸要明白的是，计划只是愿望而不是方案，所以该愿望还必须符合医院里的有关规定。对于不同的医院，其规章制度是不同的，因此准爸爸一定要多了解相关规定再做计划。

🌼 学会监测胎心

准爸爸只要购买一个胎心听诊器，在产科医生指导下很容易学会并掌握听胎心、数胎心率的方法。准妈妈虽然自己不能听到胎心跳动，但要与丈夫密切配合，采取最佳体位协助丈夫听胎心音，同时做好记录。注意，胎心在靠近胎背上方的孕妇腹壁上听得最清楚。

正常胎心率为 120 ～ 160 次／分钟，节律整齐、强弱适中，好似钟表的"滴答"声。胎儿运动时胎心率可加快 10 ～ 20 次／分钟。若平时持续高于 160 次／分钟，或低于 110 次／分钟，都是异常情况。胎心异常多数情况下是代表胎儿在宫内有缺氧，胎心异常的程度越严重，常意味胎儿缺氧也越重。在监测过程中若发现胎心持续异常，并伴有胎动的异常，准爸爸应立即送妻子到医院检查，以及时采取措施来挽救宝宝的生命。

如何应对产前焦虑

🌸 产前焦虑形成的原因

产前焦虑形成的原因很多，因准妈妈个性的不同，反应也会不同。

体形变化引起心情焦虑

到了孕晚期，身体上的各种不适都会加重，如皮肤瘙痒、下肢水肿等，并且由于体重增加，以前轻而易举的事情现在干起来都会非常吃力。种种不快聚集在一起，便会使准妈妈心中产生烦躁情绪。此外，由于行动不便，很多准妈妈会减少外出的次数，空闲时间多了便会很容易将注意力集中到种种消极因素上，加重焦虑感。

幻想生产的疼痛而引起焦虑

对于众多初产妇来说，大多数都缺乏分娩知识。没有实际经验的准妈妈经常会想象生产时痛苦的情景，从而产生紧张甚至焦虑的情绪。

因担心胎宝宝的健康而产生焦虑

虽然孕期的检查很规律，但是准妈妈仍然会有这样那样的担心：曾经服过的药物会不会对胎宝宝产生影响？如果B超没有检查出胎宝宝的身体问题，生下来后才发现有异常怎么办？诸如此类，都可能是准妈妈担心的。

如果这种担心得不到及时疏导，会越积越重，最终产生严重的焦虑心理。

对产后的工作担忧

现在许多准妈妈都是职业女性，所以常常会担心宝宝出生后，自己的工作会受到影响，没有更多的时间照顾宝宝等问题。这种想法虽然很正常，但是物极必反，想归想，不能让这种情绪长久积压，也不能过度担心，否则便会产生焦虑。

🌸 产前焦虑的危害

产前焦虑会对准妈妈及胎宝宝产生不利的影响，并且中、重度的焦虑会直接影响到生产过程和胎宝宝的健康状况。

◎ 准妈妈的心理状态会直接影响到分娩以及胎宝宝的健康状况，如易造成产程延长、产后发生围产期并发症等。

◎ 患有严重焦虑的准妈妈常伴有妊娠剧吐，并有早产、流产的可能。

◎ 由于产前焦虑，准妈妈得不到充分的睡眠和营养，休息不足很容易发生早产或者生产时发生产程迟滞。

◎ 焦虑情绪还可引起自主神经功能紊乱，分娩时宫缩无力造成难产。

◎ 产前焦虑还会刺激准妈妈的肾上腺素分泌，容易导致代谢性酸中毒，引起胎宝宝缺氧，严重者可导致胎死腹中。

🌸 如何消除产前焦虑

既然产前焦虑有如此大的副作用，准妈妈一定要采取积极的态度消除产前焦虑，保持轻松的心情。如果准爸爸也能共同参与其中，将会产生事半功倍的效果。

对生产有一个正确的认识

生育能力是女性与生俱来的能力，生产也是正常的生理现象，绝大多数女性都能顺利而自然地完成。如果存在胎位不正、骨盆狭窄等问题，现在的医疗技术如此发达，也能帮助你顺利地分娩，最大限度地保证母子的安全。准妈妈应该多学习分娩方面的知识，增加对自身的了解，增强生育健

康宝宝的信心。

点缀婴儿房间

给宝宝布置漂亮的房间也是减轻产前焦虑有效的方法。婴儿房并非一定要给宝宝留出单独的空间，也可以在夫妻的大床旁边放一张婴儿床，再布置好装宝宝用品的小柜子、箱子等。宝宝的东西比想象的要多，所以经常会在布置的过程中发现一些自己还没来得及准备的东西。

准爸爸多陪妻子散步

在妻子身体状况许可的情况下，准爸爸陪妻子出去一起散步，做轻缓的运动，既能锻炼身体，又能放松妻子紧张的心情。但是，每次散步时间不宜过长，以 30 分钟为好，在妻子感觉疲劳时应立刻停下来。

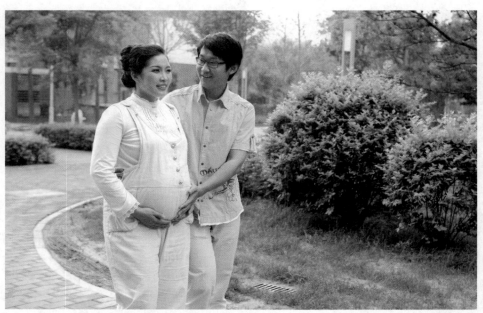

● 准爸爸多陪妻子散步，也可以很好地缓解产前焦虑。

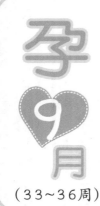

孕 9 月

（33～36周）

进入孕9月，准妈妈的身体更加笨重，行动起来非常不方便。准妈妈容易感觉疲劳，变得慵懒不爱动，喜欢长时间地保持同一个姿势，但这样很容易引起腰酸背痛。因此，这个月的准妈妈不仅要保证足够的休息、适当的运动，还要保持良好的心态和愉悦的心情，给胎宝宝的成长营造一个轻松的氛围。另外，准妈妈可能会随时遇到各种难以预料的情况，对于分娩的知识需要提前进行有针对性的学习和了解。

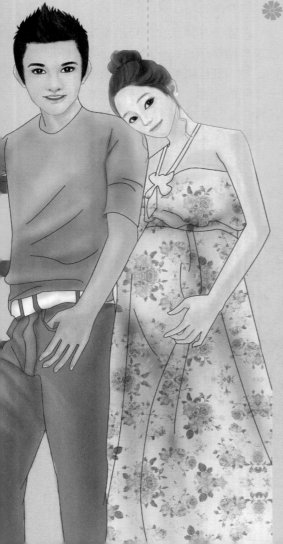

✽ 准妈妈的身体变化早知道

身体变化信息反馈

① 胎宝宝的头部已经降入骨盆，紧紧地压在子宫颈上，准妈妈的腹部更加隆起，子宫底高度为30～32厘米，身体变得越来越笨重，动作迟缓，容易感到疲劳，浑身酸痛。

② 子宫敏感性增加，会出现不规则的宫缩，伴有腹部轻微的疼痛感。

③ 由于子宫对身体内脏部位，尤其是对胃部的压迫进一步加剧，准妈妈很容易出现胃部灼热感、呼吸困难，甚至会出现心慌、气喘等症状。另外，由于子宫还会对膀胱造成压迫，排尿的次数会明显增加。

④ 因激素的关系，有的准妈妈会长出褐斑或雀斑，或在嘴、耳朵、额头周围出现斑点；乳头周围、下腹部、外阴部颜色越来越深；阴道分泌物变得更加浓稠；牙龈经常出血。

⑤ 腿脚的浮肿会更为严重，甚至手、脸也会出现浮肿；腿部痉挛的情况增多。有的准妈妈可能会出现头痛、眩晕等症状。

关于准妈妈

如何缓解胃部灼热感

到了孕晚期，胃部灼热不适感更加明显了。以下几点可帮助缓解胃部灼热感：平时应在轻松的环境中慢慢进食，每次避免吃得过饱；吃完饭后，慢慢地做直立的姿势会缓解胃部灼热感；饭后适当散步；临睡前喝一杯牛奶，也有很好的效果。

✳ 胎宝宝的发育情况早知道

① 到了孕9月，胎宝宝身长已经长到40 ~ 45厘米，体重2200 ~ 2800克。

② 胎宝宝开始变得"漂亮"了，其皮下脂肪增多，身体各部分都已经比较丰满。

③ 脸、胸、腹、手、足的胎毛逐渐消退，皮肤有了光泽和颜色，呈现粉红色。尤其是脸上，褶皱明显减少，变得光滑。

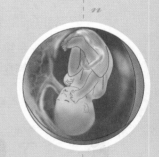

④ 若是男宝宝，睾丸已下降到阴囊中；若是女宝宝，大阴唇隆起，并左右两侧紧紧贴在一起，生殖器官基本形成。

⑤ 胎宝宝的指甲长到了手指尖，心脏血管循环发育成熟，肺和胃肠的功能已经很发达，具备了一定的呼吸和消化功能。

⑥ 胎宝宝的头骨还很柔软，而且每块头骨之间留有空隙，这是为了在分娩时使头部能够顺利通过狭窄的阴道。

⑦ 白天，光亮照进腹部的时候，胎宝宝会开始活动。晚上，胎宝宝也会休息，逐渐建立起每天活动周期。

⑧ 胎宝宝已经不太老实了，动作幅度逐渐变大，有时候甚至手和脚能将准妈妈的腹壁顶起来，让准妈妈有些不适应。

● 预防孕期静脉曲张

孕晚期，随着激素、血流量以及体重的增加，准妈妈的大腿、小腿、脚背甚至外阴部都会不经意间爬上很多青紫色的"小蚯蚓"，即静脉曲张。虽然，大多数静脉曲张的一些症状会在孕期结束以后逐渐消失，但是由于它会给准妈妈的身体以及生活带来一系列的危害及困扰，因此，早点对静脉曲张说"不"非常重要。

静脉曲张的成因

统计显示，孕晚期约有 1/3 的准妈妈会受到静脉曲张的困扰。专家指出，怀孕后准妈妈体内的激素会发生改变，其增加的黄体素容易造成血管壁的扩张，随着准妈妈身体的血液流量增大，导致静脉瓣膜破坏而产生静脉压过高，从而引发静脉曲张。

静脉曲张的危害

由于静脉系统处于怒张的状态，所以会导致准妈妈在走路时腿脚出现酸痛沉重、麻木乏力等症状。另外，皮肤也会出现脱屑、瘙痒的现象，加重准妈妈身体

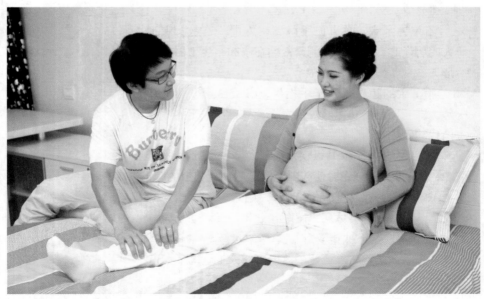

● 准爸爸常给准妈妈按揉腿部，可以有效预防静脉曲张。

的不适。更严重的还会形成静脉瘤，极易造成破裂、出血，甚至引发感染。

防治静脉曲张

防胜于治，预防永远比治疗更重要，在孕早期以及孕中期尚未出现静脉曲张症状的准妈妈一定要防患于未然；已经出现了静脉曲张的准妈妈要随时做好治疗的准备，以减轻对自己生活的妨碍，预防进一步恶化。对出现外阴静脉曲张的准妈妈而言，更要及时就医，检查是否存在阴道以及子宫的静脉曲张，避免分娩时引发大出血。

减少站立是预防或者减轻静脉曲张最有效的方法之一。由于长时间站立，加上准妈妈通常体重较重，在重力的作用下容易使血液压力作用于静脉瓣，引发静脉曲张。同时，站立时准妈妈要不断变换姿势，或屈膝、或旋转、或抬腿、或慢慢散步，以加速全身的血液循环，使腿部肌肉得以放松。

坐着的时候，准妈妈注意不要盘腿、双腿交叉、跷二郎腿等，这样容易造成腿部静脉的血液回流困难，最好能让腿部伸展、平放，保证血液流通；躺着的时候，准妈妈最好用小垫子把腿、脚的部位稍微垫高，以促进下肢静脉血液回流。

在衣着上，准妈妈应该选择宽松肥大的棉料衣裤，尤其注意腹部部位不要太紧，否则会影响血液的回流。如果已经患有静脉曲张，准妈妈可以买一些专用的弹力袜，对小腿部位进行特别保护。除此之外，准妈妈每天早晨要适当进行一些运动，尤其是活动一下脚趾，以预防血栓性静脉曲张的发生。

● 享受慢生活

如今"慢生活"正在逐渐成为一种时尚，一种生活态度。相比怀孕前匆匆忙忙、纷纷扰扰的快节奏生活，怀孕后的准妈妈们不妨走在时尚的前沿，彻彻底底来一回"慢生活"，也享受一下"慢生活"所拥有的那种回归自然、轻松与和谐的意境。

"慢"运动

孕期，尤其是孕晚期，准妈妈运动的一个准则即是以"慢"为主，适度锻炼。

散步是最具代表性的一种"慢"运动。在家人、朋友的陪伴下，在附近的公园或者树林里走走停停，呼吸着新鲜的空气，看看周围的树木、花朵，仰望蔚蓝天空中的白云朵朵，准妈妈一定会有一个良好的心态和轻松的心情。

另外，游泳和瑜伽也都是准妈妈适宜选择的"慢"运动方式。

"慢"饮食

在饮食上，准妈妈尤其需要慢慢花费一番工夫，争取选择最全面、最有营养的食物，来保证自己和胎宝宝的需要；同时，在饮食的过程中，要做到细嚼慢咽。尤其是孕晚期，准妈妈可以选择多餐制的"慢"饮食，以保证胎宝宝的健康发育。

"慢"睡眠

到了孕晚期，很多准妈妈由于腹部的明显隆起以及胎宝宝的"胎动"，睡眠变得越来越不踏实，甚至常常难以入睡，造成长时间的失眠。

这时候不妨试试"慢"睡眠的方式。准妈妈自己选择一个相对安静的环境，闭上眼睛静静地听点悠长助眠的小夜曲，慢条斯理地入睡。不要规定起床的时间和定闹钟，也不要别人进来打扰，闻着早晨太阳的味道自然醒来。

● 产前准备要做好

产前检查

定期检查能连续观察各个阶段胎宝宝发育和准妈妈身体变化的情况。例如胎宝宝在子宫内生长发育是否正常，准妈妈营养是否良好等；也可及时发现准妈妈常见的并发症，如妊娠期高血压疾病、妊娠期糖尿病、贫血等，以便及时治疗，防止疾病向严重阶段发展而影响阴道分娩。在妊娠期间，胎位也会发生变化，如果及时发现，就能适时纠正。如果检查不及时或检查过晚，即使发现不正常的情况，也会因为延误而难以或无法纠正。因此，定期做产前检查对顺利分娩是十分必要的。

孕期体操

孕期体操不但有利于控制孕期体重，还有利于顺利分娩。

这是因为：体操锻炼可以增加腹肌、腰背肌和骨盆底肌肉的张力和弹性，使关节、韧带松弛柔软，有助于分娩时肌肉放松，减少产道的阻力，使胎宝宝能较快地通过产道。据有关研究结果显示，坚持进行孕期体操者，正常阴道产率显著高于没有做体操的准妈妈，产程也较后者短；孕期体操还可缓解准妈妈的疲劳和压力，增强自然分娩的信心。

当然，怀孕毕竟是个特殊的生理过程，准妈妈在练体操时要注意运动时间、运动量、热身准备，防止过度疲劳，避免宫缩。另外，有习惯性流产史、早产史、此次妊娠合并前置胎盘或严重内科并发症的准妈妈不宜进行孕期体操。

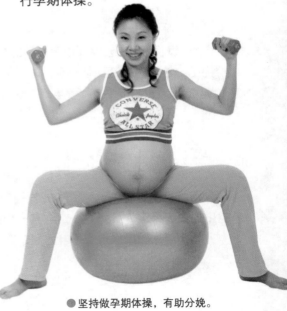

●坚持做孕期体操，有助分娩。

控制体重

医学上一般将出生体重达到或超过 4000 克的胎儿称为巨大胎儿。如果是正常大小的胎儿，可以通过正常骨盆顺利分娩。但是，如果准妈妈营养补充过多，脂肪摄入过多，而身体锻炼少，就容易造成胎宝宝过大，会给顺产带来一定的难度。

因此，准妈妈在孕期就要做好饮食计划，合理饮食，控制好体重，为顺产做好准备。一般来说，比较合理的怀孕体重是在整个孕期增加 12 千克左右。在孕早期增加 2 千克，在孕 3 ~ 6 个月和 7 ~ 9 个月的时候各增加 5 千克。如果整个孕期体重增加 20 千克以上，就不适合选择顺产了。

在孕期，准妈妈要多吃新鲜蔬菜和含蛋白质丰富的食物，少吃含碳水化合物、脂肪量很高的食物，如甜品、油炸食品等。不过，巧克力营养丰富、热量多，且能在短时间内被人体吸收，并迅速转化成热能。在分娩时，准妈妈需要有足够的产力，因此在临产时吃几块巧克力，可缩短产程，顺利分娩。

身体准备

◎分娩时体力消耗较大，因此分娩前的准妈妈必须保持充分的睡眠时间，养成午睡的习惯。

◎接近预产期的准妈妈应尽量不外出旅行，但也不要整天卧床休息，轻微的、力所能及的运动还是有好处的。

◎临产前绝对要禁忌性生活，免得引起胎膜早破和产时感染。

◎准妈妈必须注意身体的清洁，由于产后不能马上洗澡，因此，住院之前应洗澡，以保持身体的清洁，如果是到浴室去洗澡必须有人陪伴，以防止湿热的蒸汽引起准妈妈昏厥。

心理准备

在临产前，准妈妈一般都会有一些心理变化，会有种种的担心，令她们变得焦虑不安、情绪低落。焦虑紧张不仅会影响准妈妈的情绪，还可以消耗她们的体力，使其对疼痛的敏感性增加，这对分娩是很不利的。准妈妈应该有信心，在精神上和身体上做好准备，用愉快的心情来迎接宝宝的诞生。准爸爸应该给准妈妈充分的关怀和爱护，其他家人也要给予鼓励和支持，及时解除准妈妈精神和思想上的负担。如果周围的亲戚朋友及医务人员也给予准妈妈一定的支持和帮助，更会增加准妈妈的自信心。实践证明，思想准备越充分的准妈妈，难产的发生率越低。

因此，在预产期前 1 个月，准妈妈就应该充分学习和了解分娩的知识，做好心理准备。总之，在临产前，准妈妈一定要保持心情稳定，并且坚定信心，这样才能使分娩顺利进行。

最后两个月，胎宝宝在母体内需要储存大量的钙，因此准妈妈需要加强对钙的吸收。另外，还需要根据自己的身体变化情况进行有针对性的营养调节。

孕9月的营养需求

补充钙质

营养专家认为，准妈妈补钙的最好方法是喝牛奶。而牛奶也因营养丰富、易被吸收等多种优点，被誉为人类最理想的天然食品。研究发现，牛奶中含有多种营养成分，并且蛋白质的吸收率可高达98%，乳脂肪的吸收率高达95%以上。同时，牛奶中的无机盐和各种微量元素呈溶解状态，且各种无机盐的比例对于人类而言恰到好处，易被吸收。

由于准妈妈比常人需要多摄入近1/2的钙，才能满足胎宝宝的正常发育，因此建议准妈妈平时多注意喝一些牛奶，保证每天650～700毫升鲜奶。每天早餐，准妈妈可以喝一杯牛奶，吃两个鸡蛋或者适量面包；晚饭前也可以补充一些牛奶作为饮料，在补充营养的同时也补充了水分；晚上睡觉前，准妈妈喝一杯牛奶，对提高睡眠质量非常有帮助。当然，在喝牛奶的时候也可以配食少许饼干。

摄入其他营养

一般每天2～3个鸡蛋就可以给准妈妈提供丰富的营养了。除此之外，准妈妈要多吃一些含有胡萝卜素、维生素B1、维生素C、铁等的水果，如西瓜等，可以减轻准妈妈孕期的水肿情况。

适当食用一些豆制品，如豆腐、豆浆、豆腐脑等，可以给准妈妈补充日常所需的蛋白质。

另外，大豆中含有丰富的铁元素，还可以预防准妈妈患缺铁性贫血症。

由于临近分娩，准妈妈要及时和

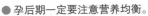
● 孕后期一定要注意营养均衡。

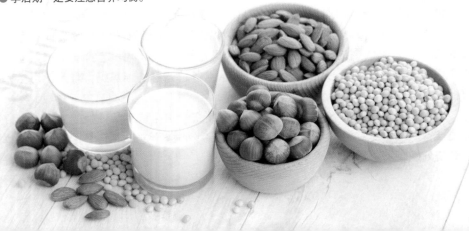

医生沟通，获得医生在饮食上的一些好建议，并根据自己的情况进行有针对性的营养补充。对于营养不良的准妈妈而言，要及时补充膳食，以最大限度保证胎宝宝的营养。而那些营养过剩的准妈妈可就要注意了，这时候的饮食要有所节制，为即将到来的分娩做好准备，避免因胎宝宝过大而导致分娩出现困难，甚至引发孕期综合征等多种病症。

● 选择外卖要谨慎

孕期吃外卖的利与弊

在现代社会，很多新婚夫妇不愿意和父母同住，也不想过早请保姆，即使是怀孕以后也会坚持自己住，以保证夫妻二人的绝对空间。这无可厚非，然而随着时间的推移，在孕晚期的日子里，准妈妈的行动会变得越来越不方便。这时候一日三餐都要自己做，似乎就有点勉为其难了。于是，越来越多的准妈妈可能会加入吃外卖的行列。

方便、快捷、美味是外卖最具吸引力的条件，然而由于要兼顾卖相和口感，很多外卖为了增加食物的色、香、味，烹调时往往使用较多的油量，甚至会选用动物性油脂来增加菜品的香味。或者为了满足消费者的口感以及保证顾客的回头率，很多餐厅会刻意凸显自己的特色，在某一种调料上有所突出，如偏辣或者偏甜等。这就在无意间导致了准妈妈对某一种物质的过量摄入，不仅会导致自己对

营养的摄入不平衡，甚至也会影响到胎宝宝的发育。

由此可见，外卖往往存在着很多不科学或者营养不全面的地方，因此准妈妈在选择外卖的时候要注意合理搭配，以弥补外卖营养的不足。

选择外卖有讲究

首先，在外卖种类上要经常变换。不同的食物含有的营养是不一样的，为了达到营养成分的均衡摄入，准妈妈应该不断变换菜色，如多换几家餐厅，尝试不同的菜品等。不要因为一种菜品好吃，从此一概"一叶障目，不见森林"了。专家介绍，现在有很多不错的自助餐厅，提供了多种多样的菜品，非常适合吃外卖的准妈妈。

在外卖口味的选择上，准妈妈也要尽量选择口味较清淡的食品，尤其是在孕中期和孕晚期，准妈妈一般都会出现水肿的情况，过重的口味容易加重准妈妈的水肿负担。

由于外卖中蔬菜的比例往往偏低，容易导致准妈妈对于蔬菜的摄取量不足。另外，对水果的摄取量不够更是显而易见的，这些都比较容易造成准妈妈对于无机盐以及各种维生素的摄入量减少，或导致体内某些微量元素的缺失。

为此专家建议，准妈妈可以额外进行一些绿色蔬菜和水果的补充，如生菜沙拉等。平时多食用一些有营养的水果，作为饭前饭后的小零食，既补充了营养，也补充了水分。

清蒸黄鱼片

材料

黄鱼1条,葱40克,姜6片,蒜25克,薄荷叶少许。

调料

水淀粉、盐各适量,料酒1小匙。

做法

❶ 黄鱼洗净,取鱼肉,斜刀切成2毫米厚的片,放入碗中,加盐、料酒、水淀粉拌匀上浆;葱一半切段,一半切丝;蒜切成茸。

❷ 将鱼片放入盘中,加葱段、姜片、蒜茸、料酒、盐,入蒸锅蒸10分钟后取出。

❸ 放上葱丝,浇上热油,点缀上薄荷叶即可。

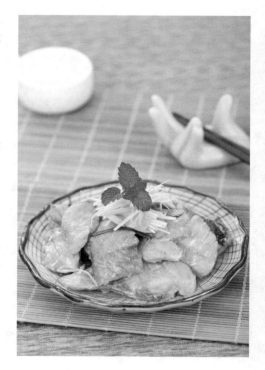

五香带鱼

材料

鲜带鱼400克,葱末、蒜片、姜片各适量。

调料

盐、五香粉、料酒、酱油、白醋、白糖各适量,鸡精少许。

做法

❶ 鲜带鱼洗净,沥干,切大段,入油锅中煎炸至两面金黄,捞出沥油。

❷ 锅中留少许底油烧热,放入葱末、蒜片、姜片爆香,再烹入料酒、酱油、白醋,加入适量清水和带鱼段。

❸ 用大火烧沸后,转小火烧至带鱼段熟透入味,加五香粉、白糖、盐、鸡精调匀即可。

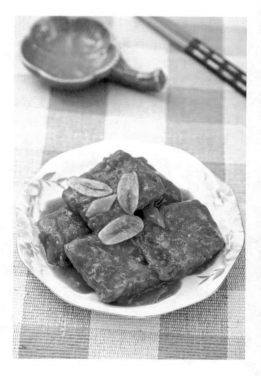

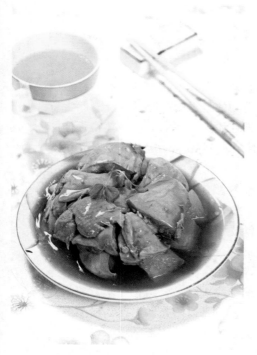

材料

熟鸡肉、冬瓜各 250 克，葱 3 段，姜 1 片。

调料

鸡汤 2 碗，酱油各 1 大匙，盐适量。

做法

① 将熟鸡肉去皮切成块，整齐地码入碗内，加入鸡汤、酱油、盐、葱段、姜片，上笼蒸透，取出，拣去葱段、姜片，沥去汤汁，汤汁留用。

② 冬瓜洗净切块，放入沸水中汆烫一下，捞出后码入碗内的鸡块上，将碗内的冬瓜块、鸡肉块一起扣入汤盘内。

③ 将锅置于火上，倒入汤汁，烧开撇去浮沫，盛入汤盘内即可。

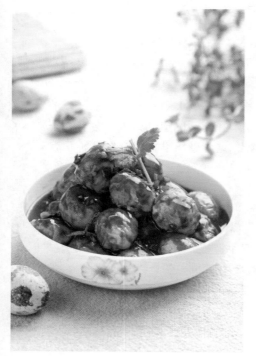

材料

鹌鹑蛋 300 克，葱、蒜各适量。

调料

盐少许，水淀粉、醋、白糖、鸡精各 1 小匙。

做法

① 葱洗净，切末；蒜洗净，去皮切末；鹌鹑蛋煮熟去壳。

② 油锅烧热，放入剥好的鹌鹑蛋煎至表面金黄，捞出沥干备用。

③ 锅底留油，放入葱末、蒜末爆香，加盐、鸡精、醋、白糖和少量清水。

④ 然后倒入煎好的鹌鹑蛋翻炒均匀，入水淀粉勾芡，起锅装盘即可。

科学胎教不可少

🌸 环境胎教

——为胎宝宝营造良好的家庭氛围

装饰居室

在室内悬挂几张可爱的宝宝图像，可以起到暗示作用，能使准妈妈产生美好的遐想，形成温馨的母爱氛围。若房间小，不妨在墙上或床头挂上一幅风景画，它可加深房间的纵深感，开阔视野，也有助于帮助紧张、劳累了一天的准妈妈消除疲劳。另外，可在室内挂一些字画，准妈妈可以时时欣赏，陶冶性情。

调整居室的色调

准妈妈的房间一般应用淡蓝色和白色为基调布置，它可以使在嘈杂纷乱的环境中工作了一天的准妈妈很快恢复体力和精力，松弛神经；如果准妈妈在紧张、安静、技术性高的环境中工作，家中不妨用绿色或粉红色为基调来布置，可使准妈妈从单调的色彩环境、紧张的工作状态中回到生机盎然的环境中，以调解心情，放松紧张的神经。

创造和谐的家庭氛围

准妈妈的整个妊娠过程绝大多数时间是在家中度过的，家庭气氛和谐与否对胎宝宝的生长发育影响很大。和谐的家庭气氛是造就身心健康后代的基础。在其乐融融的氛围中，准妈妈得到的是温馨的心理感受。胎宝宝也能在如此良好的环境中获得最佳的熏陶，有利身心健康发展。

要创造好的家庭氛围，夫妻双方的修养都有必要加强，夫妻之间要互敬、互爱、互勉、互慰、互谅、互让。经常交流感情，彼此相敬如宾，尤其是准爸爸，更要积极热忱地为妻子及腹内的胎宝宝服务，不断地给准妈妈的精神输入营养，给正在孕育着的这株"秧苗"以阳光和雨露，扮演好未来父亲的角色，使妻子放心，胎宝宝也会感到惬意。在和谐的家庭氛围中生活，对母子的身心健康大有益处。

🌸 运动胎教

——孕晚期保健操

宝宝还有 1 个月就要出生了，准妈妈选择合适的运动方式，会有利于分娩。这里就给准妈妈介绍几种孕晚期保健操。

背部伸展

具体做法：

❶ 双手握棍，双脚分立，保持双肩、臀部和双膝成一条直线，收紧骨盆。

❷ 双手前伸时耸肩，膝盖稍微弯曲，重复 5 次。

注意事项：

到了孕 9 月，准妈妈的腹部越来越大，下蹲时要注意幅度，不要挤压腹部。

运动肱三头肌

具体做法：

❶ 双脚分立，肩、臀、膝成一直线，收臀，双膝放松，举双臂，双手在头顶相握，手肘靠近头两侧。

❷ 双臂向后伸，双手仍相握，然后回复原位，重复动作 10 ～ 20 次。

注意事项：

双腿叉开一些，以增强身体的稳定性，避免摔倒。

腿、臀部练习

具体做法：

❶ 双腿分开站立，保持双肩、臀部呈一条直线。

❷ 慢慢下蹲 10 厘米再起立，此动作重复做 5 次。

注意事项：

做此动作时，节奏一定要慢，以免引起头晕。

盘腿而坐

具体做法：

❶ 盘膝而坐，背部肌肉尽量伸直，双手放在膝盖上。

❷ 一边呼气一边将膝盖压下。早、晚共进行 2 次，开始时每次 2 ～ 3 分钟，习惯后每次 10 分钟。

注意事项：

向下按压腿时尽量用力些，但也要根据个人承受能力而定。

背部后挺

具体做法：

吸气，弯曲膝盖，使背部向后挺直，直至与地面的间隔只能放进手掌的程度。呼气还原。

注意事项：

后背要尽量紧贴垫子并确保脚掌稳当地贴在地上。

猫型体操

具体做法：

❶ 跪在地上，双手自然撑地，边吸气边将头探入双臂之间，并将背部拱起。

❷ 呼气，恢复原来的姿势。此动作早、晚各进行 5 次。

注意事项：

练习时要注意运动强度，不宜疲劳。

❀ 行为胎教

——准妈妈要适度运动

很多女性到了孕晚期，行动变得不便以后，除了增加营养外，还停止了一切家务劳动，甚至请假不工作了，到户外活动的次数也相应减少了。准妈妈长期缺乏活动和锻炼，会使机体的肌肉，尤其与分娩有关的腰、腹及盆腔肌肉变得松弛无力。

如果再加上妊娠期营养充足或过剩，使胎宝宝在腹内生长过大，分娩困难也就在所难免了。因此，平时要经常活动和锻炼，有利于正常分娩。

从行为上而言，孕育宝宝是妻子的事，很多准爸爸由于事业忙碌等种种原因，常常袖手旁观，做"甩手掌柜"。有的准爸爸甚至还会在别人面前刻意表现出一种"大男人"的思想。其实这是一种很不负责的做法，"女人是水做的精灵，是用来哄、用来宠的。"这话没错，尤其是孕晚期的准妈妈，需要准爸爸给予更多的关心与呵护。

怎么来关心呢？准爸爸不可能接过妻子的"孕育接力棒"，直接替妻子完成这一使命，准爸爸似乎很无辜。殊不知，这时的妻子更需要拥有一个温馨的港湾。

陪伴让妻子愉悦

在妻子怀孕期间，准爸爸最好不要经常加班应酬，尤其是夜不归宿。虽说男人要以事业为重，但是在妻子怀孕的时候就应适当改变。事业重要，也要有尺度，有张有弛方显男儿本色。这并不是要准爸爸做家庭妇男，只要多抽点时间陪陪妻子就行了。每个星期至少抽出一天的时间，推掉所有的工作与应酬，享受和妻子在一起的时光。可以陪妻子去散散步，听听音乐，看看电影，甚至读读书都是可以的。营造一个轻松的氛围最重要，用你愉快的心情来影响妻子，让她完全放松下来，少点忧虑。

最后两个月里，虽然宝宝还没有出世，但是对于外部的环境，甚至对于爸爸妈妈的心情，他已经可以明显地感受到了。因此，争取每天早点回家，因为孕晚期是妻子最脆弱的时候，她时刻需要你的陪伴与安慰。睡觉前，多跟妻子进行一些交流，可以畅想一下宝宝的长相、性格以及未来；多抚摸一下妻子的肚皮，跟小宝宝说说话，既可以让小宝宝感受到父母的爱意，也会让妻子有一种满足与自豪感，减轻妻子的心理负担。

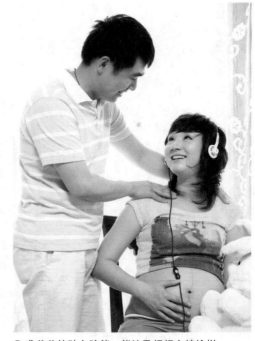

● 准爸爸的贴心陪伴，能让孕妈妈心情愉悦。

❀ 赞美让妻子自信

谎言不可取，但是善意的谎言就该另当别论了。孕晚期，尤其是最后两个月，妻子的体形变得更加臃肿，出现妊娠纹或者妊娠斑的现象更为严重，甚至腿部会出现静脉曲张的现象。这时候妻子会变得非常不自信，情绪变得更加容易激动，常常无缘由地抑郁。

"我会不会变丑、变胖、变老？"这是很多妻子最担心的问题，如果从准爸爸嘴里说出的"变老了、变丑了"的字眼，对于妻子而言就是沉重的打击了，所以，作为妻子最在乎的人，准爸爸千万要学会讲善意的谎言。

还有，有时候妻子会无缘由地问很多问题，如自己分娩以后会变得不性感，准爸爸是否在意；在生男生女的问题上，如果不能达到准爸爸的意愿，会不会伤心等。面对这些问题，准爸爸不可置之不理，也不可以找借口回避，要认识到这些都和妻子孕期的心理负担有关。可以采取迂回婉转的方式，从另一个角度巧妙地回答妻子，及时给予她关心、鼓励与赞美，告诉妻子她永远是最美丽的，对妻子孕育宝宝的辛苦给予理解与感谢，帮助妻子恢复自信。

❀ 拥抱让妻子安心

肢体语言作为人类最容易表达情感的一种方式，用在准爸爸和妻子之间似乎更有效。作为丈夫，准爸爸不能代替妻子承受妊娠的不适，那么给妻子多点拥抱也不失为一种很好的疼爱妻子的方式。在妻子痛苦的时候，或许一个拥抱、一个爱抚，就是对妻子最好的安慰。

每天早上出门上班之前，给妻子一个甜甜的吻，告诉她你是多么在乎她。傍晚回家，轻轻抱一下妻子，关心一下她一天在家的状况。这种最直接的关爱表达方式往往可以带给妻子一天的好心情，从而减轻她的种种顾虑。

❀ 惊喜让妻子满足

时刻注意妻子的感受，和妻子一起选购一些住院的用品以及衣物，帮助妻子一起布置宝宝的小房间；给妻子一个浪漫的惊喜，如找个特殊的日子，给妻子预定一束气味淡雅的鲜花，祝愿她和宝宝平安、健康；给妻子写封情书，告诉她她是你最爱的人，即使有了宝宝，你一样会很爱她。多做一些家务。对于妻子而言，不会做家务的你可能显得笨拙，甚至还有点添乱的嫌疑。可能会把厨房弄得有些杂乱，可能烧出来的饭菜并不色香味俱全，不过，这些都没关系。妻子的要求其实是很简单的，她享受的是你为她付出的努力与过程，只要看得到你对她的关心和在乎就心满意足了。

怎样选择分娩方式

准妈妈的孕期已经来到了第9个月，在孕期快结束的时候，非常有必要了解一些关于分娩的知识了。目前来说，分娩方式主要包括阴道生产和剖宫产两种方式。

什么是顺产

顺产即所谓自然分娩，也称阴道生产。为避免顺产时会阴部发生不规则裂伤，通常要进行局部会阴切开。切开之前，还要采用局部麻醉，也就是从皮下组织局部注射麻醉剂。药效在注射后1小时内退去，局部的感觉就会慢慢恢复。此时准妈妈的意识是清醒的，甚至能清楚感到缝合时的触觉，痛觉不是

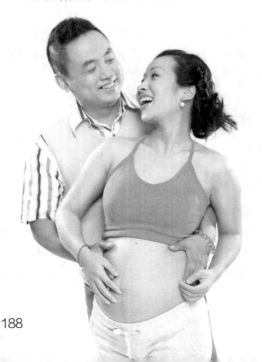

非常明显。若准妈妈对注射的药物不过敏，一般不会有特别的并发症发生。

以上所述为阴道生产时最顺利的状态，但往往会在生产过程中出现一些意外，这要从分娩的步骤说起。分娩过程大体可分为3个步骤，也称3个产程。第1产程是从阵痛开始到子宫颈全开；第2产程是指子宫颈全开到胎宝宝生出来；第3产程是胎盘的娩出。所谓的分娩意外，是指一小部分准妈妈在生产过程中会卡住。被卡的意外在3个产程中都有可能发生，但以在第2产程发生的尤为多一些，尤其是在胎头下降过程中被卡。

胎头卡住时，也许大部分的人都会想到改用剖宫产的方式生产，但是，剖宫产也不是万能的，如果胎头已经下降，剖宫产不见得是最快速、最安全的方法。此时可以考虑找人帮忙在准妈妈的腹部加压，以减少准妈妈用力。除此之外，还有器械可以帮助产科医生抢时间、协助准妈妈将宝宝顺利生出来。

用产钳帮助生产

在医疗技术还不发达的时期，就经常会遇到因胎头过大或胎宝宝位置不对而卡在产道中上下不得的生产状况。此时，医护人员虽然很想帮忙，但圆圆的头颅没有着力点，又光又滑，

实在难办。于是，有人发明了像钳子一样的东西，就是产钳。产钳由两个扁平而有曲度的金属勺子构成，可伸入产道中，夹住胎宝宝的头部，帮助医生施力将胎宝宝顺利娩出。后经研究，又发明并推广了低位产钳、中位产钳、高位产钳，适合不同胎头下降程度使用。那么，对什么样的准妈妈医生才会考虑使用产钳呢？主要有以下几种：患有心肺疾病或神经方面的疾病而需要避开疼痛剧烈的第2产程者；对用力过久，疲惫无力或是第2产程过长者；胎宝宝方面出现心跳不稳、胎宝宝窘迫或是胎盘有早期剥离、脐带脱垂等危及胎宝宝生命的状况，急需将胎宝宝快速娩出时。

使用产钳，有可能发生一些并发症。包括产道裂伤、因压迫造成解尿及排便困难或失禁、发热感染以及产钳施力部位造成胎宝宝面部神经受损、头皮水肿及眼内出血等。虽然可能有上述潜在的并发症，但若考虑到难产可能造成母亲和胎宝宝生命都有危险，而产钳所造成的并发症大多可在产后短期内复原，所以产钳仍有它存在的价值。但是，产钳助产要能成功，医生需要有丰富的经验，对手术与麻醉技术的要求也比较高。所以若是发生难产，在可能的情况下，一般都会选择以剖宫生产的方式来协助胎宝宝娩出。

用真空吸引帮助生产

真空吸引包含一个杯状的吸头，用来吸附胎宝宝的头，吸头后接长形的管子，在特定的安全压力下，抽成真空造成负压吸力，医生则牵引吸杯，帮助胎头顺利娩出。

使用真空吸引的概率与产钳大致相同，但真空吸引也可能产生并发症，主要包括头皮水肿、血肿、头皮裂伤、胎宝宝黄疸，严重者则包括颅内出血和伤及神经等。不过一般说来，大部分只会在头顶留下一个杯状的头皮水肿块，在宝宝出生后1周内会慢慢消失，不留痕迹。绝大部分合格医生都能熟练操作，所以用真空吸引辅助生产是比较安全的。尤其比起准妈妈与胎宝宝可能因难产所引起的并发症来说更是不二选择。若是真的遇到需要用真空吸引方式协助生产，准妈妈大可放心地让产科医生采用此方式。

❀ 什么是剖宫产

剖宫产，俗称剖腹产，是指用手术切开母亲的腹部及子宫，取出胎儿的分娩方式。通常剖宫生产是为避免因阴道生产可能对胎儿或母亲性命及健康造成损害。

剖宫产可选用全身麻醉或半身麻醉，半身麻醉又分腰麻与硬脊膜外麻醉。因为全身麻醉会导致胎宝宝呼吸抑制，所以只用在非常紧急状况的剖宫生产时。一般剖宫产选用半身麻醉，又以作用较快速的腰麻为主流。

剖宫产手术对母亲的损伤较大。手术本身就是一种创伤，产后的恢复远比阴道生产慢，而且还会有手术后遗症发生，所以准妈妈不到万不得已的情况最好不要选择此种方式分娩。

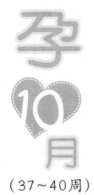

孕10月

（37～40周）

孕 10 月，准妈妈子宫下降，进入临产期。由于子宫对胃的压迫减轻，胸口、上腹较舒服，呼吸也变得轻松，与宝宝相见的喜悦心情逐日强烈。

这时候，准妈妈要特别注意多吃一些含有维生素 E 的食物，以保证氧气得以输送到身体各部位，从而解除准妈妈的疲劳，更重要的是可以缓解临产前的紧张情绪。

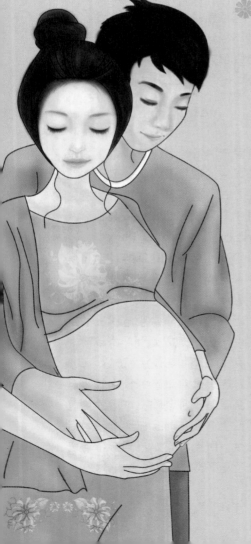

❋ 准妈妈的身体变化早知道

身体变化信息反馈

① 子宫底的高度为 32 ～ 34 厘米，准妈妈会感到身体更加沉重，动作越发笨拙费力。

② 骨盆关节、韧带已为分娩做好了准备，骨盆关节变得松动，并有轻度的延展性，骶尾关节也有少许活动度。这时，准妈妈的耻骨可能会比较疼痛。

③ 子宫颈变得非常柔软，并缩短、轻度扩张。阴道黏膜肥厚、充血，阴道壁高度变软，伸展性增强，分泌物增加，子宫的收缩也变得更加频繁。

④ 准妈妈对胎宝宝活动的次数及强度感觉不如以前明显。由于胎宝宝位置的降低，胸部下方和上腹部变得轻松起来，对胃的压迫变小了，胃口也变好了。

⑤ 乳房的腺体明显扩张，大量新生的乳管和腺泡形成，以备供胎宝宝哺乳之需。

⑥ 准妈妈在此阶段腹部时常会有阵痛感，但这种阵痛没有规律，且不会逐渐加强，这与临产前的阵痛是不同的。

关于准妈妈

预防早期破水

　　孕 10 月，准妈妈可能会突然感到阴道内会时多时少、连续不断地流出很多水来，这即是胎膜在临产之前发生了破裂，医学上称为"破水"。破水是分娩期常见的并发症。早破水容易引发准妈妈以及胎宝宝的感染，具有很大的危害性。因此，准妈妈在孕期就要加强预防。

✱ 胎宝宝的发育情况早知道

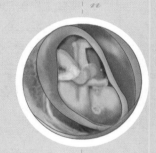

① 皮肤红润，皮下脂肪发育良好，体型外观丰满，胎宝宝外观看起来是一副足月婴儿的样子，身长约 50 厘米，体重约为 3200 克。

② 指（趾）甲超过指（趾）端，足底皮肤纹理较多。

③ 胎宝宝的头部开始或已进入准妈妈的骨盆入口或骨盆中，在子宫内的剧烈运动变少。

④ 乳房部能触到乳腺组织结节，乳头突出，乳晕明显。男宝宝睾丸已下降至阴囊，女宝宝大阴唇覆盖小阴唇。

⑤ 头颅骨质硬，耳朵软骨发育完善、坚硬、富有弹性，保持直立。

⑥ 头发有 1 ~ 3 厘米长，如果父母中有"自来卷"的话，胎宝宝也很可能是个小卷毛头。

⑦ 胎宝宝身体能维持一定的张力，而非弛缓状态，并有强烈的吸吮、寻食反射。

⑧ 覆盖在胎宝宝身上的胎脂脱离，胎毛也逐渐消失，拥有美丽的玫瑰色肌肤。内脏、肌肉、神经系统也充分发育，已经做好出生后立即呼吸、调节体温与喝奶的准备。

终于到了怀孕的最后阶段，准妈妈的心情一定是既紧张又兴奋的。这个月开始，准妈妈必须每周进行一次产前检查，让医生进行胎心监护、B超检查，了解羊水以及胎儿在子宫内的状况。

这个月因随时都有可能破水、阵痛而分娩，应该避免独自外出或长时间在外。此时适当的运动仍不可缺少，但不可过度，以消耗太多的精力而妨碍分娩，营养、睡眠和休养也必须充足。若发生破水或出血等分娩征兆，就不能再行入浴。

如果超过41周还未有分娩迹象，准妈妈应该住院催产了，因为逾期过久，胎儿在宫内将面临缺氧危险。临产前，准妈妈还要做一次全面的检查，了解有关生产的知识，为宝宝的顺利来到人间做好"铺垫"。

● 了解分娩知识

离宝宝出世的时间越来越近了，不知道他（她）会提前报道还是会迟到几天。如果说以前担心的是流产、早产之类的变化，那么现在准妈妈担心的是身体出现的一些小症状会不会影响到胎宝宝的顺利出生。为了让准妈妈和其他家人对分娩有充分的准备，了解分娩知识十分有必要。

分娩是指妊娠满28周及以后的胎宝宝及其附属物，从临产发动到从母体全部娩出的过程。

分娩分为早产、足月产及过期产三种。妊娠满28周至不满37足周间分娩称为早产，妊娠满37周至不满42足周间分娩的称为足月产，妊娠满42周及其后分娩的称为过期产。

分娩是多种因素综合作用的结果。随着妊娠的进展，准妈妈的子宫容积及张力不断增加。到了妊娠晚期，胎宝宝增长的速度超过了准妈妈子宫增长的速度，宫内压力升高，使得子宫肌壁和蜕膜受到的压力更加明显，尤其是胎先露部压迫子宫下段及宫颈时，子宫下段及宫颈发生扩张的机械作用

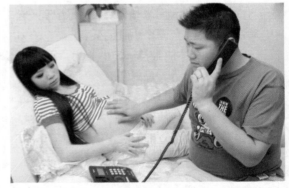

● 在即将分娩的日子里，准爸爸应尽量多些时间陪伴准妈妈，一旦出现分娩征兆，应及时拨打120。

会通过交感神经传到下丘脑，使垂体释放出缩宫素，引起子宫有规律地收缩，进而发动分娩。

另外，在分娩正式发动前，准妈妈会接收到来自腹内胎宝宝要出生的信号。准妈妈准确接收这个信号并做好准备，是保证胎宝宝顺利分娩的重要因素。

🌸 关注临产信号

信号一：胎宝宝下降

临近分娩前 3 周，有些准妈妈会感到上腹部比以前舒服一些，进食量增多，连呼吸也变得轻快了，这是因为胎宝宝先露部下降进入骨盆入口从而引起宫底下降。还有些准妈妈会感到腰酸腿胀，并伴随出现小便次数增多、阴道分泌物增多的现象，这是因为胎宝宝下降挤占了膀胱的空间，并且重心下移而引起准妈妈的不适。这些情况都预示着胎宝宝已经为出生做好了准备。

信号二：阵痛

在临产前 24 ～ 48 小时内，为了将胎宝宝挤压出产道，临产时准妈妈的子宫开始收缩，如果宫缩规律并且逐步增强，就被称为阵痛。如果准妈

妈感觉到宫缩，不要慌张，要镇静，应该先拿出表监测一下宫缩的间隔时间，如果间隔时间不规律或者形成规律但间隔较长，那么离分娩还有一段时间。如果阵痛达到至少 10 分钟一次，应该通知家人准备入院待产。

信号三：破水

胎膜是环绕在胎宝宝周围的充满液体的囊袋，由于胎宝宝下降，先露部可能会把胎膜顶破，这时会有羊水流出，而准妈妈会突然感到有水自阴道流出。在分娩期间囊膜可能随时都会破裂，于是羊水可能突然大量涌出，但是因为胎宝宝的头部已经进入骨盆腔，阻碍了羊水的涌出，所以准妈妈看见的羊水是一滴滴地流出来的。一般在羊水流出后 24 小时内准妈妈就会临产。准妈妈如果在家里发现羊水破了，不要过分惊慌，可以先把卫生巾或干净的毛巾垫到阴部，暂时平卧休息一下，然后带上准备好的入院用品马上去医院，避免胎膜破裂后发生感染。

信号四：见红

在分娩前 24 ～ 48 小时内，因为宫颈内口的扩张使附近的胎膜与该处的子宫壁分离，导致毛细血管破裂并经阴道排出少量血液，与宫颈管内的

孕育小知识　**准妈妈还应该知道的知识**

从假临产进入真临产，准妈妈的情况不同，出现的时间也不同。假宫缩出现的时间长短不等，有的可能是1～2天，有的可能是1～2周。如果没有破水及真宫缩出现，准妈妈可以不必着急入院待产。

黏液相混排出，称为"见红"。这是分娩即将开始的比较重要的先兆。

一般见红后的 24 小时内会开始阵痛并进入分娩阶段。可是因为个体差异的原因，很多人见红后几天甚至一周后才分娩，所以见红后要观察它的性状再作判断。

比如，如果排出的是少量的暗红或咖啡色血夹着黏白带，这是正常的；但是如果血很多或有鲜红血，就应该去医院确诊，因为胎盘剥离也会引起血管破裂而造成出血。

● 警惕胎盘早剥

什么是胎盘早剥

胎盘早剥是指妊娠 20 周后或分娩期，正常位置的胎盘于胎儿娩出前，全部或部分从子宫壁剥离，属产科严重并发症，是妊娠晚期出血的主要原因之一。胎盘早剥起病急，进展快，常因并发产后出血、凝血功能障碍、肾衰竭、死胎、子宫卒中等并发症而严重威胁母婴生命。

胎盘早剥的症状

轻型胎盘早剥主要症状为阴道流血，出血量一般较多，色暗红，可伴有轻度腹痛或腹痛不明显，贫血体征不显著。重型胎盘早剥主要症状为突然发生的持续性腹痛和（或）腰酸、腰痛，其程度因剥离面大小及胎盘后积血多少而不同，积血越多疼痛越剧烈。

到了孕晚期，特别是临产前，准妈妈若出现上述症状，则应立即到医院就诊。

胎盘早剥的治疗

◎ **积极纠正休克：**输血，尽量输新鲜血。

◎ **及时终止妊娠：**医生确诊后，应立即在抗休克的同时尽快终止妊娠。方法有经阴道分娩及剖宫手术，必要时施行髂内动脉结扎甚至切除子宫。

◎ **防止产后出血：**有产后出血症者要及时治疗。

◎ **及时处理凝血功能障碍：**输新鲜血、血小板、补充凝血因子、纤维蛋白原等，按病情应用抗凝剂或抗纤溶剂。

◎ **预防肾功能衰竭：**注意尿量，必要时使用利尿剂。

◎ **治疗贫血：**加强支援疗法，用大量抗生素防感染，进行抗贫血治疗。

● 选择合适的分娩方式

在选择分娩方式前，医生会对准妈妈做详细的全身检查和产前检查。如果一切正常，准妈妈在分娩时就可以采取自然分娩的方式；如果有问题，医生则会建议采取剖宫产。下面让我们了解一下自然分娩和剖宫产各自的优、缺点吧。

自然分娩的优点

◎ 产后恢复快，生产当天就可以下床走动，一般 3 ~ 5 天可以出院，花费较少。

◎ 产后可立即进食，喂哺母乳。

◎ 仅有会阴部位伤口。

◎ 并发症少。

◎对新宝宝来说，从产道出来后，肺功能得到了锻炼，皮肤神经末梢经刺激得到了按摩，其神经、感觉系统发育较好，整个身体的功能发展也较好。

自然分娩的缺点

◎产前会有阵痛，过程长。

◎阴道在分娩过程中易突发状况。

◎会导致阴道松弛（但可以经过产后运动避免）。

◎易导致盆腔内子宫、膀胱脱垂的后遗症。

◎阴道产后会伤害会阴组织，甚至会造成感染及外阴部血肿等情形。

◎可能导致胎宝宝难产或母体精力耗尽，需以产钳或真空吸引协助分娩，会引起胎宝宝头部血肿。

◎胎宝宝过大、过重，易造成难产，可能导致新宝宝锁骨骨折或臂神经丛损伤。

◎羊水中可能产生胎便，导致新宝宝胎便吸入症候群。

◎胎宝宝在子宫内可能会发生意外，如出现脐绕颈、打结或脱垂等现象。

剖宫产的优点

◎当阴道分娩无法达成，或经阴道分娩可能对产妈妈或胎宝宝有危险时，就需要剖腹生产，这时剖宫产可以挽救母婴的生命。

◎如果施行选择性剖宫产，在宫缩尚未开始前就已施行手术，可以使准妈妈免受阵痛之苦。

◎腹腔内如有其他疾病也可一并处理，如合并卵巢肿瘤或浆膜下子宫肌瘤，均可同时切除。

◎对已有不宜保留子宫的情况，如严重感染、不全子宫破裂、多发性子宫肌瘤等，也可同时切除子宫。

由于近年剖宫产术安全性提高，对于许多妊娠并发病的中止妊娠的情况，临床医生往往都会选择剖宫产术，减少并发症对母体和胎宝宝的影响。让分娩变更加安全，是准妈妈们选择剖宫产的主要理由。当然，也不乏有一些准妈妈因害怕产痛或只是为了让自己感觉更舒适的缘故。还有一些准妈妈是为了避免自然分娩可能引起的大小便失禁，而选择剖宫产。

剖宫产的缺点

◎剖宫产手术对准妈妈母体的精神上和肉体上都是个创伤。

◎手术时麻醉意外虽然极少发生，但也不能确保万无一失。

◎手术时可能发生大出血及副损伤，可能会损伤腹腔内其他器官，术后也可能发生泌尿、心血管、呼吸等系统的合并症。

◎手术中间或平安无事，但术后有可能发生子宫切口愈合不良、晚期产后流血、腹壁窦道形成、切口长期不愈合、肠粘连或子宫内膜异位症等。

◎术后子宫及全身的恢复都比自然分娩慢。

◎再次妊娠和分娩时，有可能从原子宫切口处裂开而发生子宫破裂。

◎新生儿未经产道挤压，娩出后发生湿肺及吸入性肺炎等并发症较多。

● 孕10月的营养补充原则

很多人会认为胎宝宝的成长发育主要是在孕早期和孕中期完成的，因此孕晚期的营养就没有孕前期那么关键，在饮食上也就不自觉地放松了对于营养的补充。专家指出，这种重前轻后的营养观念是非常不可取的，容易导致准妈妈的早产，甚至流产，致使其怀孕前期的全部努力功亏一篑。其实孕晚期有着属于这个时期的特殊营养需求，因此，准妈妈在营养的补充上也要科学合理，以迎合自己身体以及胎宝宝的需求。

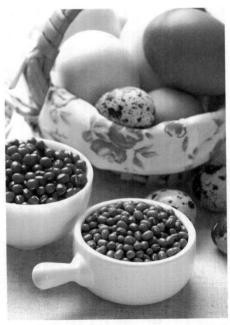

● 即使到了孕期最后一个月，准妈妈也要科学膳食。

注重营养的多样性和平衡性

研究显示，孕晚期准妈妈对于营养的特殊需求主要集中在蛋白质、铁、钙、锌、镁、脂肪酸以及各种维生素上。

因此，保持膳食的多样性和营养元素的平衡性是这一时期准妈妈最重要的营养原则。准妈妈每天的主食是必不可少的，并且要坚持进餐的规律性，做到按时进餐。多吃一些含有优质蛋白质的食物，如鸡蛋、奶制品等；吃一些含铁丰富的食品，如动物肝脏、绿色蔬菜；补钙方法以膳食补充为主，多食奶制品、虾皮、肉类、海带、紫菜、豆类及豆制品、芝麻酱等食物；海产品、坚果类含有丰富的锌，水果和蔬菜含有丰富的维生素等，都需要摄入一些。除此之外，还要适量补充一些碳水化合物和植物油。

科学合理地补充营养

膳食的多样性并不意味着准妈妈可以无所顾忌地想吃什么就吃什么，要禁食对胎宝宝生长发育不利的一些食物，如油炸、烧烤类食品，腌制食品，咖啡，浓茶和饮料等。

另外，稀奇古怪的食物最好也不要食用，这些食物或许会比较珍贵或者贵重，然而它的习性可能并不适合准妈妈这一特殊人群，误食了反而会对自己以及胎宝宝不利。

也不要因为今天听这个朋友说吃

某种食品可以帮助胎宝宝大脑发育就拼命吃，明天又听另一个朋友说吃另一种食物可以促进胎宝宝的骨骼健壮，于是又开始拼命吃另一种食物。这种"听风是风，听雨是雨"的饮食习惯也是不科学的，严重破坏了准妈妈摄取营养的均衡性，有可能会导致胎宝宝由于某种营养元素的缺乏而发育不良。

只吃不运动也不利于准妈妈的消化，建议准妈妈进行适当的锻炼，让自己的体重维持在健康水平，保证分娩的顺利进行。另外，出去散散步、多晒晒太阳还可以促进钙质的吸收。

● 遵照科学的食物搭配规律

金字塔搭配法

塔底是粮食，要吃得最多。

第二层是蔬菜和水果，所占的食物份额排在第二。

第三层是蛋、肉、豆和奶，不能多吃，但一定要适量。

塔顶是油脂和糖，要吃得最少。

注意荤素搭配要合理

有些准妈妈已经认识到孕期要控制体重的快速增长，开始杜绝吃荤，平时多以素食为主，结果导致全吃素食。这种控制体重的方法不科学，对胎宝宝的生长发育也是不利的。

脂溶性维生素包括维生素 A、维生素 D、维生素 E、维生素 K 等，这些营养素必须由脂肪携带才能被人体吸收利用。如果准妈妈只吃素食，将影响人体对维生素 A、维生素 D、维生素 E、维生素 K 的吸收，造成人体维生素的缺乏，对健康十分不利。

因此，专家告诫那些只吃素食的准妈妈，为了自身健康及胎宝宝的正常发育，要适当食用些鲜鱼、鲜肉、鲜蛋、小虾、牛奶等含牛磺酸的荤食，以避免造成胎宝宝视力异常。

科学家还用猫的身体做过一个实验，结果表明，如果增加孕猫的牛磺酸食用量，有助于幼猫视力的正常发育；如果明显减少孕猫的牛磺酸食用量，则幼猫在胎肉生长期和出生后均出现持久的视力异常，部分孕猫在繁殖过程中还会出现严重的视网膜退化，个别的还会导致失明。

由此可以推断，准妈妈体内如果缺乏牛磺酸，就会严重影响胎宝宝的视力发育。

荤食中大多含有一定量的牛磺酸，再加上人体自身也能合成少量的牛磺酸，因此正常饮食的人不会出现牛磺酸缺乏现象。但对于那些只吃素食不吃肉食的准妈妈来说，由于需要牛磺酸的量比常人多，人体本身合成牛磺酸的能力又有限，就极有可能缺乏牛磺酸。

因此，就要求准妈妈适量吃一些荤食，以补充机体对牛磺酸的需求量。当然，我们提倡准妈妈要注意荤素搭配，这样对胎宝宝的健康发育才能起到促进作用。

土豆炖鸡

材料

土鸡 1 只，土豆 300 克，葱白 2 段，姜 3 片。

调料

大料 2 粒，花椒 8 粒，红糖、酱油各 1 小匙，盐适量。

做法

❶ 将土鸡去毛、内脏，用清水洗净，切成 2 厘米见方的块；土豆洗净，去皮后切成 2 厘米见方的块备用。

❷ 锅内加油烧热，放入花椒、大料、姜片，爆香后放入鸡块，翻炒均匀，再加入土豆块、盐、酱油、红糖，炒至鸡块颜色变成金黄色后放入葱白段，加水适量，先用大火煮开，再用小火炖 1 小时左右即可出锅。

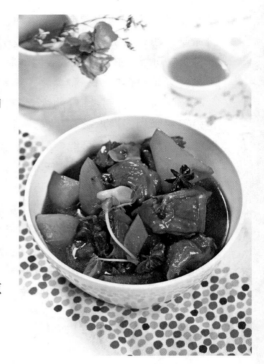

奶汤鲫鱼

材料

鲫鱼 1 条，熟火腿 4 片，豆苗 15 克，笋片 15 克，葱、姜各适量。

调料

白汤 500 毫升，橄榄油 10 毫升，盐、鸡精、料酒各适量。

做法

❶ 鲫鱼处理干净，在鱼背两侧剖人字形刀纹。

❷ 油锅烧热，下葱、姜炸出香味，放入鲫鱼，两面略煎，烹入料酒稍焖，加白汤、橄榄油及清水适量，盖上盖煮 3 分钟左右，见汤汁白浓，转中火煮 3 分钟，焖至鱼眼凸出。

❸ 放入笋片、火腿片、盐、鸡精，转大火略煮，下豆苗略煮，去掉葱、姜，出锅装盆即可。

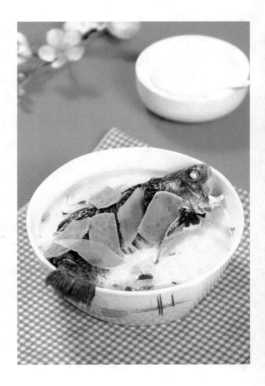

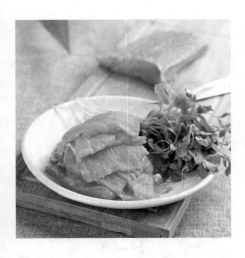

材料

新鲜三文鱼 200 克，新鲜绿色蔬菜 20 克。

调料

芝麻酱适量，香醋、生抽各 2 小匙，绿芥末少许。

做法

❶ 新鲜三文鱼切成小块，摆入盘中，放入绿色新鲜蔬菜。

❷ 用适量凉开水慢慢调开芝麻酱，再调入生抽、香醋和绿芥末，混合均匀。最后淋入盘中拌匀即可。

芥香麻酱鱼生

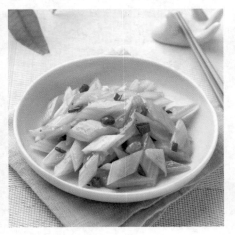

材料

芹菜 500 克，葱 3 克，干辣椒少许。

调料

酱油 2 小匙，花椒适量，盐、鸡精各少许。

做法

❶ 芹菜摘去叶片，洗净切段；葱切成葱花，干辣椒切圈。

❷ 油锅烧热，将花椒炸出香味后捞出，放入葱花、干辣椒圈炝锅，再放入芹菜段翻炒至断生，加入剩余调料炒拌均匀即可。

素炒芹菜

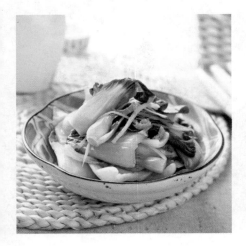

材料

油菜 250 克，海米 20 克，姜 5 克。

调料

白糖 1 小匙，盐、鸡精各少许。

做法

❶ 将油菜洗净，掰成小片；姜切丝；海米洗净用水发好。

❷ 油锅烧热，放入油菜、姜丝煸炒，菜熟时加入海米（连水）、盐、白糖，稍煸后放入鸡精，起锅装盘即可。

海米油菜

胡萝卜炒鸡蛋

材料

胡萝卜、鸡蛋各100克,姜、葱各少许。

调料

盐、胡椒粉各适量。

做法

① 将鸡蛋去壳,入碗打散,调入胡椒粉,拌匀成蛋浆;将姜、葱洗净,姜切成末,葱切成段,备用。

② 将胡萝卜去皮,洗净,切成细丝,入沸水汆烫,捞出滤去水分备用。

③ 油锅烧热,爆香姜末、葱段,投入胡萝卜丝炒透,加入蛋浆,顺一方向快速炒熟加盐调味即可。

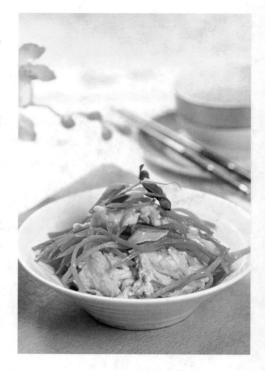

黑木耳炒黄花菜

材料

干黑木耳20克,干黄花菜80克,葱1小段。

调料

素鲜汤100克,水淀粉1大匙,盐适量。

做法

① 将黑木耳用温水泡发后去蒂洗净,撕成小朵;将黄花菜用冷水泡发,清洗干净,沥干水分;葱洗净,切小段备用。

② 油锅烧热,加入葱段爆香后放入黑木耳、黄花菜煸炒均匀。

③ 加入素鲜汤,烧至黄花菜熟后加入盐,用水淀粉进行勾芡后即可出锅。

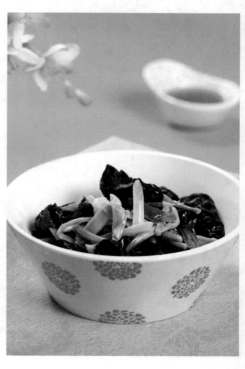

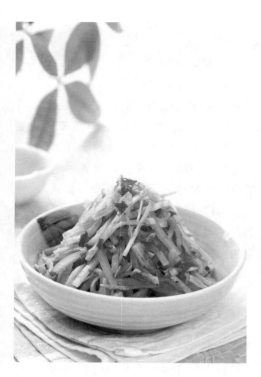

材料

莴笋 500 克，葱丝 15 克，姜末、蒜末各适量。

调料

泡红辣椒酱 1 大匙，醋 1/2 大匙，白糖、水淀粉各 2 小匙，盐、鸡精各少许。

做法

❶ 将莴笋去皮，洗净，切丝用盐拌匀。

❷ 将白糖、醋、盐、鸡精和水淀粉调匀，制成味汁，备用。

❸ 油锅烧热，加入葱丝、姜末、蒜末、泡红辣椒酱炒出香味。

❹ 放入莴笋丝炒至断生，加调好的味汁炒匀收汁，起锅装盘即可。

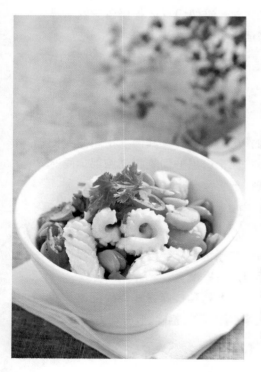

材料

鱿鱼 200 克，鲜蚕豆 50 克，香菜 1 棵，红辣椒 1 个，香葱 1 棵。

调料

料酒 1 大匙，白糖 2 小匙，盐 1 小匙。

做法

❶ 蚕豆剥出豆瓣；香葱洗净切成葱花；红辣椒洗净切圈；香菜洗净取叶；鱿鱼处理干净，剞十字花刀后切片。

❷ 蚕豆瓣入沸水锅中氽烫，捞出；鱿鱼片入沸水锅中氽烫，卷曲后捞出，沥干备用。

❸ 油锅烧热，下香葱花、红辣椒圈爆香，放入鱿鱼卷和蚕豆瓣翻炒。

❹ 调入所有调料翻拌均匀，起锅装盘，点缀上香菜叶即可。

科学胎教不可少

❀ 情绪胎教

——转移注意力，排解紧张情绪

临近分娩，不少准妈妈感到恐惧，犹如大难临头，烦躁不安，甚至惊慌、无所适从，这种情绪既容易消耗分娩体力，造成宫缩无力，产程延长，也对胎宝宝的情绪带来了较大的刺激。

其实害怕、紧张的心理是可以理解的，但是恐惧就没有必要了，"瓜熟蒂落"是一种自然规律。准妈妈可做一些转移注意力的事情，可以为即将出生的宝宝编织一件小衣服或漫步于环境优美的大自然中，去看绚烂的彩霞、如洗的晴空、郁郁葱葱的树木以及五彩绚丽的花朵。另外，准妈妈还可以和准爸爸一起去钓鱼，这些都能使准妈妈紧张的情绪得到排解和放松。

准爸爸应陪准妈妈去做产前检查，去准妈妈学校学习正确的分娩常识，帮助准妈妈布置一个自己喜欢的居室环境，以迎接可爱宝宝的到来。

❀ 美育胎教

——注意个人言行，为宝宝做好榜样

作为准妈妈，与胎宝宝不仅骨肉相连，而且在心理上也有着联系。准妈妈的一言一行、一举一动都将对胎宝宝产生潜移默化的影响。在我国古代就有医家提出胎教："目不观严事，耳不听淫声，如此，则生男女福寿敦厚，忠孝贤明，不然则生男女卑贱不寿而愚顽。"一个具有良好文化修养和生活情趣的女性与一个常打麻将、听摇滚乐、喝烈性酒的女性孕育出的宝宝必然会有很大的差别。所以，准妈妈趁着胎宝宝尚未出生，应该为其做好榜样，修身养性，注重个人言行。

❀ 运动胎教

——可以让准妈妈放松的几种方法

下面介绍几种让准妈妈轻松的按摩方法，准妈妈可以根据自身的情况来选择和尝试。

按摩

摇腕

准爸爸两手握住准妈妈的手腕，拇指着力于腕背，其他手指屈曲握托腕掌面，做屈伸回旋摇动腕部，同时拇指于腕背推揉，合理配合。

理指

准爸爸一手握住准妈妈的手腕，另一只手的拇指、食指捏持准妈妈的手指逐一将理。

以上两种按摩方法能缓解准妈妈头晕目眩、腕僵指硬、肢肿乏力等症状。

坐姿

抚摸腹部

盘腿而坐，将双手放在腹部两侧，边呼吸边由上而下抚摸腹部，即使不抚摸可采取盘腿坐的姿势，也能令身体充分放松。

抬高大腿

将手放在大腿内侧，疼痛时向上抬起。

站姿

趴在墙壁上

趴在墙壁上不会对腹部造成压力，因此能体会到放松的感觉，疼痛时就可以用此方法来减轻痛苦。

卧姿

趴在被子上

以跪坐的姿势张开股关节坐下，把上半身趴在大一点的垫子或被子上，能够让身体放松，减轻疼痛。

🌸 抚摸胎教

——每天定时抚摸胎宝宝

到了孕 10 月，由于胎宝宝的进一步发育，在准妈妈的腹壁上便能清楚地摸到胎宝宝头部、背部和四肢。此时，可以轻轻地抚摸胎宝宝的头部，有规律地来回抚摸宝宝的背部，也可以轻轻地抚摸宝宝的四肢。并对胎宝宝说："宝宝，你马上就能见到妈妈啦，你一定要与妈妈一起努力，争取顺利出生哟！"当胎宝宝可以感受到抚摸的刺激后，非常有可能做出相应的反应。抚摸顺序可由头部开始，然后沿背部到臀部至肢体，要轻柔有序，有利于胎宝宝感觉系统、神经系统及大脑的发育。

抚摸胎教最好定时，可选择在晚间 9 时左右进行，每次 5 ~ 10 分钟。在抚摸时要注意胎宝宝的反应，如果胎宝宝是轻轻蠕动，说明可以继续进行；如胎宝宝用力蹬腿，说明你抚摸得不舒服，胎宝宝不高兴了，就要停下来。另外，还要记下每次胎宝宝的反应情况。

● 即使到了孕晚期，准妈妈也要坚持做抚摸胎教。

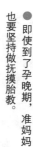

未雨绸缪，才能避免阵前慌乱。因此，在最后一个月的时间里，准爸爸需要和妻子一起提前详细了解住院的一些情况，做到心中有数，才能避免分娩时出现慌乱。

为住院做好准备

首先，要确定分娩的医院。最好选择一家自己和妻子都比较熟悉的，选择好就确定下来，不要临产前又突然变换医院，引起自己和妻子对环境不熟悉而引发一系列的变故。

确定好医院之后，详细了解从家里到医院的时间、交通情况，保证全天 24 小时都可以迅速快捷地到达医院。提前了解住院所有的流程，包括挂号、就诊、入院需要的所有手续、需要的住院押金数额以及病房的布置、床位的价格等，所有一切都要做到心中有数。虽然有些医院会给准妈妈准备一些住院用品，但是最好提前打听清楚自己需要准备哪些用品，由于妻子会有一些自己习惯的生活用品，也可以提前准备好，免得临时抱佛脚。

和妻子一起学习分娩前的知识，在分娩的最后几天最好陪伴妻子，出现分娩征兆的时候，安慰妻子一定不要惊慌。如果出现的是阵痛，一般不需要急忙赶去医院，尽可能劝慰妻子多吃一些食物，洗个热水澡，为分娩做好体力上的准备。但是如果已经出现破水的情况，就需要立即送妻子去医院了。如果不在妻子身边，准爸爸也要把这些注意事项以及准备工作提前给妻子讲详细，让妻子感觉到你的关怀。

备齐住院用品

妻子在妊娠 36 周之后，随时会面临临产住院。作为一个合格的准爸爸，此时最需要做的是为妻子准备好住院物品，以免临时手忙脚乱，加重妻子的心理负担。因此，及时做一个住院用品大盘点是非常必要的。

证件

包括夫妻双方的身份证、医保卡、准生证、孕妇健康手册等，如果妻子是乙型肝炎患者，还要记得携带乙型肝炎化验单，这些都是办理住院需要的相关手续和证明，也能节省办理住院手续的时间。

妈妈用品

◎ **睡衣**：一般需要准备 3 ~ 4 套。如果是夏天，妻子产后体虚，较容易出汗，应勤换衣服，需要多准备几套舒适的 T 恤，以保持身体清洁干爽。

◎ **哺乳内衣**：准爸爸应该为妻子准备 2 套哺乳内衣，以方便哺乳。

◎**乳垫、吸乳器：**方便哺乳使用。

◎**内裤：**由于产后恶露多，需要勤换内裤，因此为了妻子以及宝宝的健康，多准备几条。

◎**毛巾：**妻子擦身、清洁乳房、清洗下身、洗脚等都要用到毛巾，要多准备几条，并注意分开使用。

◎**拖鞋：**方便妻子上下床，尤其是晚上照顾宝宝更方便。按照夏天以及冬天的节气进行凉拖或棉拖的准备。

◎**袜子：**产后忌凉，很多着凉都是从脚部开始，准备几双袜子为脚部护暖。

◎**卫生保健用品：**这是产后妻子必用的物品，可询问妻子的习惯，准备她喜欢的牌子或者产妇专用的卫生巾，另备卫生纸一大包。

◎**洗漱用品：**包括镜子、梳子及牙刷、牙膏、护肤品等洗漱用具1套，脸盆2个。

◎**餐具1套：**包括饭盒、勺子、筷子、杯子等。另外，可准备一些一次性纸杯，方便来探访的亲戚朋友饮水使用。

◎**吸管：**妻子刚刚生下小宝宝，行动起来非常不便，喝水、喝汤时可以用吸管，很方便。

◎**日常用品：**包括手机、充电器、照相机、笔记本、笔等，可以第一时间向亲人报告宝宝出生的情况以及记录下宝宝出生的珍贵瞬间。

◎**食品：**可提前准备好红糖、巧克力、饼干等食品。巧克力、饼干可用于妻子分娩时增加体力，而红糖是产后补血良品。

另外，准爸爸要注意保管好所有的医疗费用单据，以便整理或报销之用。

宝宝用品

◎**奶粉：**宝宝出生了，但妻子还没有下奶，这是很常见的现象。如果持续的时间过长，就要准备给宝宝喂奶了，在选择上，最好选择配方奶粉。

◎**奶瓶：**最好准备两个，一个用于喂奶，一个用于喂水。

◎**消毒容器：**宝宝的身体免疫力很差，因此每次奶瓶用后都要进行消毒，为了宝宝的健康，作为爸爸麻烦点也是应该的。

◎**宝宝衣物：**可以根据季节的不同来准备宝宝的衣服，以宽松为主，如和尚领的内衣、小袜子等。

◎**抱被：**刚刚出生的宝宝很多时候更喜欢被裹在抱被里的感觉。

◎**婴儿洗漱用品：**包括小浴盆、小毛巾、婴儿专用的洗发露、沐浴露、润肤露等。

◎**纸尿裤：**这是宝宝必需要用到的，千万不要忘记。

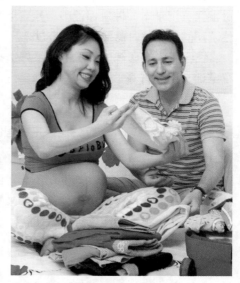

● 我们已经做好住院准备，只等出发了。

205

专题 有问必答，消除准妈妈疑虑

临产期快到时，准妈妈总会有这样的担心：分娩时会顺利吗？我能够承受分娩时的疼痛吗？宝宝不会有任何问题吧？准妈妈开始有了各种各样的不安。其实，准妈妈对分娩当天的不安，通过阅读下面的内容就能全部打消！

Q 说实话，基本上都没有好好地练习过呼吸法。如果到分娩的时候不能好好地呼吸，怎么办？如果错了的话会不会被医生责骂？

A 呼吸法只是阵痛最厉害的时候让身体轻松的方法中的一种。如果这么担心的话，只会适得其反。虽然在此之前只要好好地练习，就会在阵痛和生产时候发挥作用，但最关键的是要在阵痛最厉害的时候尽量地呼吸，放松自己的身体。

Q 一个人独处的时候开始阵痛，应该怎么办？

A 阵痛开始时，不会突然变得很激烈。最初的时候强度和痛经差不多，然后慢慢地增强，并变得有规律。即使一个人也来得及做住院的准备，可以放心。

初产妈妈阵痛间隔一般为 10 分钟，曾经生产过的妈妈一般为 15 ~ 20 分钟。阵痛开始时，首先要给医院打电话，接到住院的通知之后，要确认一下住院需要的物品。在陪护人少的情况下，行李尽量要少，只要带上办理住院手续所必需的母子情况记录本、健康保证书、检查单和印章就好了，可以稍后让丈夫或父母把住院期间和出院时需要的物品带过来。

在一个人去医院的情况下，最好选择乘坐出租车，最好能够事先记录一个叫车电话，以节省等车时间。对于独自一人去住院的情况下应该注意的事情，在此之前就和医生沟通一下会比较安心。

Q 因为阵痛开始而住院，但后来被医生送回家的情况真的会发生吗？

A 把子宫收缩引起的前驱阵痛（真正的阵痛之前出现的不规则的阵痛）错当成阵痛，到达医院以后却发现不痛了的情况并不少见。如果还没有即将要分娩的症状，就有可能被医生送回家。如果需要暂时待在医院观察情况，或者自家离医院比较远，在得到医生应允的话后，就可以继续待在医院待产。

Q 听说骨盆窄会造成难产。我很瘦，所以非常担心，怎么办？

A 体型瘦小的准妈妈，骨盆不一定很窄。即便是身体比较结实的人，也有不少人骨盆很窄。几乎所有人的骨盆都能保证宝宝通过。虽然准妈妈的骨盆较宽，但是如果宝宝的头太大的话，医生会事先告知家属，建议选择剖宫产或先尝试顺产。实在不行的话，再在中途改为剖宫产。

Q 我非常怕疼，而且还晕血，能生宝宝吗？

A 平日看似娇气的产妈妈，在分娩的时候却往往表现得格外冷静。能否忍受分娩的阵痛和能否忍受平常生活中的疼痛不能混为一谈。如果对阵痛抱有强烈恐惧感的话，肌肉就会紧张，痛苦就会加剧。一定要学会在阵痛间隙放松自己。

另外，关于晕血的问题也不必太在意。正常分娩的出血量并不是很多，只要看着自己的经血能够不晕的话，就不必那么担心了。

Q 分娩时，我担心不能很好地憋气使劲，怎么办？

A 关于憋气使劲的时机，助产医生和护士会给予指导，因此不必非常担心。即使最初不能很好地憋气使劲，只要尝试做几次之后，就能抓住要领。憋气使劲的要点是拉长下巴，看着肚脐，感觉像排出硬硬的大便那样，用肚子使劲。

Q 本来打算顺产，但是中途有可能变为剖宫产吗？

A 即使最初打算顺产，但是根据分娩的情况，也有可能改为剖宫产。医生判定宝宝的心音变弱或情况危险，或者准妈妈忍受不了顺产的，或者宝宝出生后才应该剥落的胎盘在宝宝出生前就剥落的情况下（胎盘早期剥离），以及产妈妈身体虚弱、难以顺产的时候，中途都会改为剖宫产。

● 分娩并不可怕，只要正确地认识，听从医生的建议，就能生一个健康的宝宝。

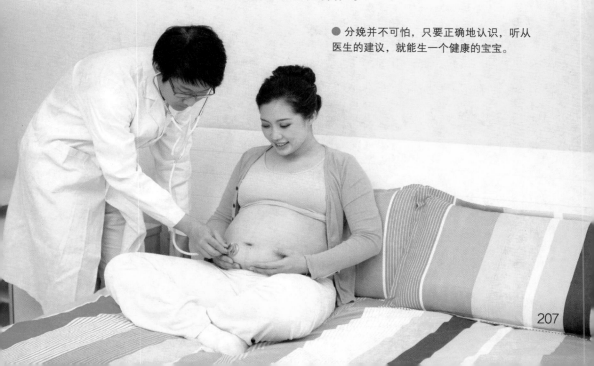

207

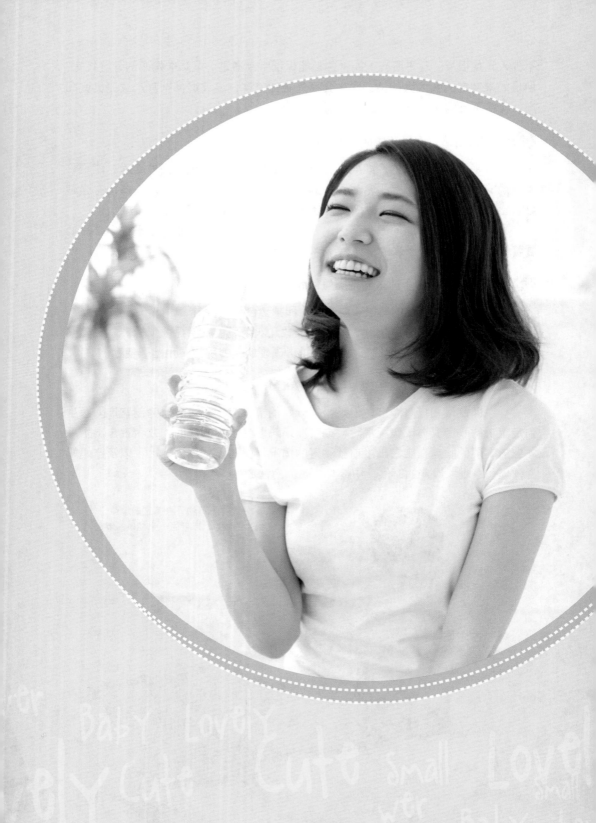

第三章

分娩知识大全及产后护理指南

分娩是孕期最后一个阶段，准妈妈只有全面科学地了解分娩知识，才能更坦然地面对分娩的痛苦，做好迎接新生命的准备。而产后则是新妈妈身体最虚弱，也是改善体质的最佳时期。本章介绍了分娩和产后护理的相关知识，希望能够对新妈妈有所帮助。

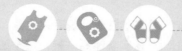

Baby

如何选定分娩医院

有些准妈妈怀孕后一直在离家较近的医院进行检查，并一直持续到分娩；也有些准妈妈在怀孕的过程中换过好几家医院，甚至分娩时还要单独选择一家医院。搞这么复杂有必要吗？本节内容就来讨论分娩医院的选择。

● 产检与分娩最好在同一家医院

其实，通过十个月的产检过程就可以观察出一个医院的医疗水平是否令人满意，如果比较符合自己的要求，那么准妈妈就可以从产前检查、分娩直到产后随诊都坚持去一家医院比较好，因为固定的医生对准妈妈整个孕期、临产前及分娩时各个方面的情况比较了解，一旦在分娩时发生什么意外，能够很从容地解决。

● 参考别人的建议

准妈妈首先要向在该医院分娩过的女性咨询，如医院的专业性是不是很强、医院的管理水平和医生的专业技术是否信得过，听听她们的亲身经历，也可通过其他渠道收集这家医院的有关信息，如住院条件如何、床位是否紧张、配餐以及费用、病房是否可以自由选择、紧急抢救设备或血源是否充足、能否自行选择分娩方法、分娩时准爸爸能否陪伴、产后有无专人护理、会阴侧切率和剖宫产率是否很高、新生宝宝的检查制度是否完善、产后有无喂养专家指导等。这些都是评判一个医院医疗和服务水平高低的重要指标。

● 选择最适合自己的医院

根据考证，妇产医院或妇幼保健院是分娩专设医院，无论是医院设备还是医生的专业技术能力，都会比综合性医院略高一等，甚至妇产医院还有专门从事新生宝宝疾病的诊治医生。并且，由于是专科医院，对新生宝宝的护理也较细致。

但是，美中也有不足。因为妇产医院或妇幼保健院一般都不设立其他专科，如果准妈妈在分娩之际合并一些内科或外科的严重疾病，那么这些医院在应急处理上会有一定的困难。在这方面，综合性医院就有一定的优势了。

总之，无论选择去哪个医院，都一定要提前预订。

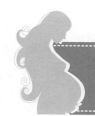

分娩镇痛知识问答

许多准妈妈一提到临近生产都会有些许害怕，主要原因是怕痛。本节将从分娩镇痛谈起，让准妈妈们最大限度地保持一份乐观心态，轻松应对分娩。

问 题	答 案
镇痛对胎宝宝有影响吗？	镇痛分为非药物性镇痛和药物性镇痛。非药物性镇痛不需要用药物，所以对准妈妈和胎宝宝是没有影响的，但是不能达到很理想的效果；药物性镇痛最大的特点是镇痛效果好，随着技术的不断更新和新药物的应用，使用药物性镇痛产生的副作用已经越来越小，基本没有影响。
如果使用药物镇痛，是不是自从注射了药物之后就一直没有感觉呢？	注射硬膜外镇痛药只是阻断准妈妈生产时的疼痛，从医疗角度讲不要求达到完全没有痛感，而是以减痛不影响准妈妈的休息和情绪为最佳，如宫缩、胎头下降等感觉都能体会到，因为这样还可以配合分娩。
原本决定进行普通分娩，在分娩之际突然想改成无痛分娩，可以吗？	通常所说的无痛分娩即硬膜外镇痛，如果准妈妈没有产科和麻醉方面的禁忌证，同时准妈妈的宫口张开直径没有超过 3 厘米，那么都可以改成无痛分娩。
准妈妈在什么时候可以申请药物性镇痛？	有分娩镇痛要求的准妈妈，从进入产房后就可向陪护的助产士提出申请，再由助产士把该要求通知产科医生，准妈妈就会有充分的时间与产科医生进行沟通，了解自己是否适合选择分娩镇痛。
硬膜外麻醉分娩镇痛能一直持续到宝宝出生吗？	目前应用的硬膜外镇痛一般都是先给一个镇痛剂量，在准妈妈身体部位接上镇痛泵，这样就能做到持续、恒速、低浓度、小剂量地给药，一直持续到产后，使之减轻疼痛。
药物性镇痛对每个人都起作用吗？	这会根据采用的方法不同而不同。如采用吸入"笑气"的方法镇痛，可能会对 50% 的人无效，采取单独的针灸镇痛会有绝大部分准妈妈镇痛不全。如果采取的是硬膜外镇痛，则不存在这种可能，只不过是需要药物剂量的多少不同而已。
有不适合采用药物性镇痛的人吗？	有产科禁忌证和麻醉禁忌证的准妈妈是不能实施此方法的。所以，想要采用药物镇痛的准妈妈们一定要及时提出申请，以便产科医生确认是否可以用药。

影响分娩的因素

● 准妈妈的生产力状况

生产力是指准妈妈将胎宝宝及其胎盘等附属物由子宫腔内排出的力量。临产时准妈妈常常会感到一阵阵难忍的腹痛，这种由子宫收缩引起的疼痛，也是最主要的生产力。子宫收缩产生的这种强大的推力，会把胎宝宝从子宫推向产道。所以，子宫收缩的力度（即生产力）直接决定了准妈妈分娩进程的快慢。

同时要提醒准妈妈的是，生产的过程应该有适当的节奏，过快或过慢都会对女性造成伤害。如果子宫收缩力太强，产程过短，会造成产道裂伤；如果产程进行过慢，说明子宫收缩不佳或胎宝宝与准妈妈的骨盆不相称，应及时处理，必要时要做剖宫产。

生产力还表现在宫口开全后，准妈妈会不由自主地向下屏气用力，这是由于胎宝宝的头部已经下降到骨盆底，直接压迫到直肠，引起准妈妈反射性的排便动作，这时腹肌和膈肌收缩，会使腹腔的压力增加。

所以，为了让产程更顺利，准妈妈应该在孕期积极学习生产的相关知识，做到心中有数，这样才能在分娩时配合医生的指示用力，使产程更加顺利。

● 准妈妈的产道状况

所谓产道，顾名思义，就是指胎宝宝分娩时所经过的通道，产道又分骨产道和软产道两部分。

骨产道即平常所说的骨盆，由骶骨、耻骨、髋骨、尾骨相连而成的一个盆状结构，在腰部以下两侧，如果用手摸，还可以摸到两块骨头，这是髋骨翼。髋骨翼并不能影响到分娩，而其下方的环状骨质结构（真骨盆）才是真正影响分娩的因素。真骨盆的形状是上面大下面小、中间稍窄，它后面有直肠，前面就是子宫。真骨盆的大小和形状将直接影响生产是否顺利。在分娩过程中，由于产力和重力的作用，骨盆各骨骼会有轻度的移位，使骨盆容积增加，胎宝宝通过时也会做各种动作，以适应产道的形状从而顺利娩出。

软产道由子宫下段、子宫颈、阴道和骨盆底软组织组成。临产时，在子宫收缩力的作用下，子宫下段逐渐被拉长、变薄，子宫颈口逐渐扩张，阴道变薄且极富伸展性，胎宝宝会把阴道逐渐撑开。

所以，臀部大不等于容易分娩，老一辈惯用女性臀部的大小来判断其生产力强弱的说法是没有科学依据的。而骨盆的大小和形状才是决定女性生产力强弱的关键。至于体型丰满的准妈妈，理论上也不一定容易分娩，因为骨盆旁边过多的脂肪和软组织通常会压迫和干扰到生产的过程，反而不利于顺产。

胎宝宝的大小及胎位情况

大多数人都有一种错误的观念，认为胎宝宝一定要长得大才健康，所以很多准妈妈都为了胎宝宝而大吃特吃，以至于造成过于肥胖，结果不但容易患孕期常发疾病，还增加了分娩的难度。

当然，胎宝宝的大小不是绝对的，是与准妈妈骨盆的大小相对而言的。比如有的女性骨盆虽然轻度狭窄，但胎宝宝同时也较小，或虽然胎宝宝大一些，但骨盆很宽大，都有可能进行阴道分娩。此外，胎位及胎头的位置也是很重要的。比如进行头位分娩时，如果胎宝宝的面部朝向母体的背部，即枕骨向前，再加上胎头良好的俯屈，这时通过产道时胎头的径线最小，最有利于分娩；如果胎宝宝的面部朝向母体的腹部，或者是出现臀位、横位等不正常胎位，自然会引起分娩困难，一般都需要剖宫产。

综上所述，准妈妈在怀孕期间，不但要合理控制体重（增加 12.5 千克左右是最合适的），还要做适量运动及时纠正胎位，及早为顺产做准备。

准妈妈的心理状态

一般来说，每位临产的准妈妈对分娩都有或多或少的恐惧感，尤其是初产妇。经研究，准妈妈如果在生产时过于紧张、焦虑，将会引起身体内分泌的一系列改变，从而引起子宫收缩乏力、胎宝宝缺氧等不良反应，影响产程的进展。

所以，准妈妈一定要做好产前的心理准备，要相信自己有足够的能力和毅力生下可爱的宝宝。

综上所述，我们了解了决定胎宝宝的出生是否顺利的 4 个因素，准妈妈要多多努力哦！

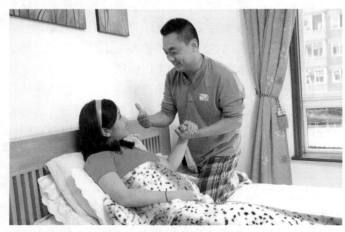

● 准爸爸的陪伴是缓解妻子分娩前紧张情绪最好的良药。

分娩过程须知

● 初期阵痛

通常，初产妈妈的子宫口完全打开需要十几个小时。

在阵痛感觉不明显的时候，不必一动不动地躺在病床上，可以时常调换到舒服的姿势，也可以和陪护的丈夫聊聊天，消除紧张情绪。

阵痛感觉微弱的时候，不妨活动活动身体，在医院的走廊里散步或爬楼梯都能使阵痛增强。随着分娩进程的推进，阵痛的间隔时间会越来越短，每次的痛感也越来越强，持续的时间也越来越长。阵痛时如果非常难受，可以自己寻找能使身体感觉舒服的呼吸法或姿势。

● 分娩中期的 3 大产程

第1产程：子宫颈扩张期

第 1 产程是指子宫口开始扩张，直到宫口完全打开（约10 厘米），这个阶段要持续 11 ~ 12 小时，这是整个产程中经历时间最长的一个过程。此时，子宫的收缩间隔会越来越短，从开始时的每隔 5 ~ 6 分钟收缩 30 秒，到每隔 2 ~ 3 分钟收缩 50 秒。

有规律的产痛开始了，它的力量会慢慢使子宫口张开10 厘米左右，以便使宝宝有出头的空间。为了确保达到这个长度，子宫的肌肉组织把宫颈拉高，这样，子宫上半部分会产生一层厚厚的肌肉层，可以协助产妈妈把宝宝继续往下推。而子宫下半部分的肌肉会变得更薄，它产生的阻力因而也会降低。通过分娩期间的 B 超可以看出，产痛刚一开始，胎宝宝就会立刻兴奋起来，他试图把胳膊和腿伸得很高，想在狭窄的子宫里手舞足蹈，接着他们不仅要忍受产道的巨大的压力，同时还要忍受一段缺氧的过程。

现在胎宝宝的小脑袋不断向下滑动，下面的骨盆也已经为他打开通道，为了能够滑到盆骨，宝宝必须和产妈妈齐心协力，其中包括绕开突出在骨盆里的坐骨。宝宝不时

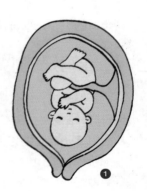

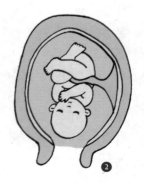

● 第 1 产程的子宫颈扩张期。

地点点头，弯弯腰，扭动一下身体，脑袋向前钻。这时，胎宝宝的脸朝下，他用头盖骨来工作，就像耕地的犁一样，一点点儿往前挤，想要破洞而出。

第2产程：胎宝宝娩出期

第 2 产程是指从子宫口完全打开到胎宝宝娩出这个阶段，时间为 1 ~ 2 小时。此时，随着子宫收缩加强，宫口完全打开，胎头部分开始下降至骨盆。随着产程进展，宫缩加强，迫使胎宝宝从母体中娩出。如果第 1 产程顺利的话，准妈妈在第 2 产程会信心十足。最后的几厘米甚至几毫米需要准妈妈和胎宝宝使出浑身解数，在向后期阵痛过渡的过程中，疼痛变得没有规律，强度和长度波动幅度很大，疼痛像波浪一样涌动，不断提升，在一个高潮之后又停歇下来。这个阶段的疼痛可以有若干个高潮，恢复的间歇也变得越来越短。在过渡期结尾，子宫口完全张开，宝宝的头已经探在骨盆处了。

宝宝的头部像钻头一样，在下降过程中必须不断适应产道径线的变化，从骨盆向外挤，向光亮的地方挺进。准妈妈这个时候要用尽全力协助宝宝往下挤，阻力会变得越来越小，最后胎宝宝终于探出了可爱的小脑袋。这个时候分娩并没有完全结束，还有一个瓶颈在前面——胎肩的娩出。胎头娩出后，胎头先是会复位（回到内旋转前的位置）。以后，胎肩在 1 ~ 2 次宫缩后下降，转成正前位娩出。剩下的部分，会被医护人员轻而易举地拽出来。

等子宫口完全张开的时候，准妈妈就可以跟着用劲儿了。很多准妈妈都在这时感到一种放松，因为可以更主动地帮助宝宝娩出了，和他一起使劲儿，这是一件非常美妙的事情。这个时候，准妈妈如果是直立的话，对于宝宝会更容易些，因为宝宝不需要去克服重力，也不容易在阵痛之后又缩回去。

终于，胎宝宝从昏暗、温暖、狭小的子宫中滑落出来了，迎向了更为广阔的世界。

第3产程：胎盘娩出期

第 3 产程是指胎宝宝出生到胎盘排出阴道这个阶段，

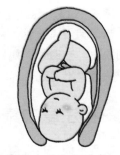

❶ 宫口开全后破水，从子宫口可看见胎头。

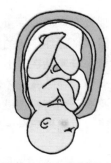

❷ 阵痛进一步加剧，胎宝宝的头部从子宫娩出。

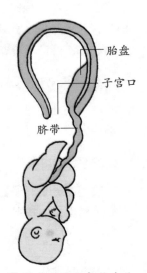

胎盘

子宫口

脐带

❸ 胎宝宝的头部娩出体外后，肩膀、身体、脚顺利出来，阵痛结束。

● 第 2 产程的 3 个阶段。

需要 5 ~ 15 分钟。这个时候，胎宝宝已经娩出，宫缩会暂停一会儿又重新开始，胎盘因为子宫收缩，会从子宫壁剥落并移向子宫口。妈妈再次用力，胎盘就会顺利脱出。这时候，妈妈们还不能松懈，还要鼓励自己再忍耐一会儿，配合医生完成胎盘娩出并缝合因分娩造成的阴部撕裂。

❀ 将注意力集中在产道

◎收紧下颌，目视自己的肚脐，保证身体略向前倾，如果身体向后仰，会感到使不上劲。

◎尽量分开双腿，如果腿往里收，造成产道肌肉紧张，就不利于胎宝宝的娩出，所以要有意识地尽量分开双膝。脚掌要稳稳地踩在脚踏板上，用脚后跟用力。

◎紧紧地抓住产床的把手，像摇船桨一样，朝自己这边提起。

◎背部紧紧贴在床上，当用力的感觉强烈时，不要扭动身体，背部不要离开产床，只有紧紧地贴着，才能使得上劲。

◎不要因为有排便感而感到不安，或者因为用力时姿势不好看而觉得不好意思，只有尽可能地配合医生的要求做，大胆用力才能尽快结束分娩痛苦的过程。

❀ 分娩时常见的意外

准妈妈在分娩时总会出现各种各样的风险和意外，但是随着现代医疗水平的提高，大大降低了分娩的风险。准妈妈们根本无须过于担心和忧虑。保持轻松的心情，并做好应对准备，对顺利分娩大有益处。

会阴裂伤

准妈妈分娩时，因为会阴受力过大，难免会出现裂伤，只要听从医生的指导正确用力，并及时采取会阴侧切术，是可以避免或缓解裂口增大的。

产后出血

准妈妈分娩时子宫强烈收缩，会使其过度乏力而不能正常收缩，通常会发生产后大量出血的情况。准妈妈最好及时遏制出血的迹象，提前入院观察并医治。

难产

难产是准妈妈分娩过程中常见的意外，多由胎位不正和胎儿偏大、准妈妈骨盆过窄等原因所致。妊娠期间，准妈妈最好适当运动，及时控制体重，并坚持按时做产检。即便难产发生也要从容面对，减轻产痛。

选择合适的分娩姿势

准妈妈在分娩过程中不一定必须采取一个姿势，转换不同的姿势不但不会影响准妈妈的身体健康，而且还能带来很多好处。如可以减少准妈妈的产痛、提高受控性、有利于宫缩的频率和效率、利用重力加快宝宝的出生等。

在分娩过程中，准妈妈应根据身体不同阶段的反应做出不同的姿势。大体来说，分娩过程主要包括两个阶段的产程。准妈妈在不同阶段该做怎样的姿势呢？

● 第 1 产程：半躺、半坐、稍微活动

分娩第 1 产程也称分娩的第 1 阶段，主要应采取半躺、半坐、稍微活动的姿势。半躺时，如果在两膝盖之间放一个枕头，会使准妈妈更舒服一些；半坐时，要坐在床上，不时将一只脚提起来，可防止准妈妈骨盆倾侧，也有助于胎宝宝找到最好的出生体位；下地走走也是必不可少的，有助于宝宝的顺利出生。

● 第 2 产程：能够最大限量打开产道的姿势

分娩第 2 产程也称分娩的第 2 阶段，此时最理想的分娩姿势要能够最大限度地打开产道，利用重力作用帮助宝宝顺利出生。在宫缩的过程中，准妈妈最好不要下床活动，可以在床上通过变换不同的姿势来活动。准妈妈在分娩的第 2 阶段主要应采取仰卧式、侧躺式、前倾跪式和床上站立式等。

◎仰卧式是要准妈妈平躺在床上，两腿张开。这种姿势可以帮助胎宝宝转换胎位，便于分娩。还可以在膝盖和背后垫一些枕头、靠背等，同时张开双腿。这种姿势有利于利用重力的作用，也方便医生观察宫缩情况。

◎侧躺式是要准妈妈侧向躺着，准爸爸可以帮忙把妻子的一只脚抬起。这种姿势对于即将分娩的准妈妈来说，是一种相对比较舒服的姿势。

◎前倾跪式是要准妈妈将手放在床上（或其他支撑物上），两腿分开。这种姿势可以减少阴道撕裂或进行会阴切开术的概率。

◎多采取站立式，可以增加准妈妈不用注射麻醉剂的概率，而且可以更好地利用重力的作用让胎宝宝降生，但准妈妈自己会比较累。

◎采用坐式或蹲坐式可以借助重力的作用让子宫打开速度加快，增加宝宝自然出生的概率。但美中不足的是这个姿势同样会让准妈妈感觉到累，比较消耗体力。

轻松度过月子期

经过了十月怀胎的辛苦和分娩的历练，准妈妈终于变成了新妈妈，除了抑制不住的激动外，更要注意保养自己的身体，以度过一个轻松快乐的月子期。

● 新妈妈的产后经历

随着一声清脆的啼哭，整个分娩过程结束，但此时的新妈妈还不能离开产房，接生的助产护士或医生会继续观察你的身体变化，如产后出血是否异常等，一般2个小时后，才会送新妈妈回产后病房。

产后2小时，被送到病房后的新妈妈如果感到疲惫，不要强忍着赶走睡意，而要毫不犹豫地闭上眼睛睡觉，这对新妈妈的产后恢复是非常有帮助的。另外，此时的新妈妈如果感觉很饿，就要适量吃些流食，或喝点糖水、高汤之类的汤水，这些食物容易消化，也能补充能量，但是不要一次吃太多，以免消化不良；如果在产前没有呕吐，加上生产劳累而导致现在没有食欲的话，也不要强求自己进食。

产后当天，新妈妈会感觉到腹部有一阵一阵的疼痛感，不要担心，这是由于子宫收缩而引起的，过几天就会慢慢减轻，直至痊愈。如果疼得很厉害，就要告诉医生，请医生及时治疗。产后的新妈妈最好多睡觉，依靠睡觉来补充和恢复体力是一个很好的方法，一觉醒来，疼痛往往会缓解很多。

● 经过艰难的分娩过程，宝宝出生了，做妈妈的感觉真好！

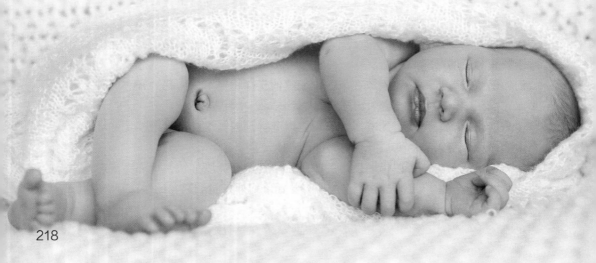

产后第 1 周

产后第1天：做妈妈的感觉真好

产后第 1 天，新妈妈的乳房会发胀，这是为宝宝制造乳汁的过程，许多新妈妈也只有在此时才能感觉到自己已经真正成为一名妈妈了。

在刚开始哺乳的时候，新妈妈可能会遇到这样或那样的问题，一定不要着急，这是很正常的，因为哺乳是女性和宝宝的天性，没有不会吸吮的宝宝，也没有不会喂奶的妈妈，只要自己充满信心，一切都会迎刃而解。

产后第2天：和宝宝亲密接触

产后第 2 天了，新妈妈要尝试着自由下床走动，如果是自然分娩的话，更可以自由洗漱、上厕所。

第 2 天的宝宝对哺乳要求更高了，吃得要比第 1 天多些。这也许是最让新妈妈劳累的事情，因为新生宝宝的身体很软，新妈妈要特别注意。如果出现了什么问题，一定要及时请教医生，同时自己也要掌握一些解决的技巧和办法。

产后第3天：精神状态开始好起来

产后第 3 天，起床、洗漱、上卫生间、洗脚、吃饭、抱宝宝、喂奶等日常工作，新妈妈都已经可以自己独立完成了。但是，值得提醒新妈妈的是，母爱虽然可以伟大到让你忘记疲劳和疼痛，但也要保重自己的身体，月子里充分的休息非常重要。可以放手让新爸爸做些力所能及的事情，为自己争取休息时间。

从这时起，新妈妈要开始观察阴道分泌物（即产后恶露）的情况，如分泌物比前两天明显增多，或出现变成鲜血样、有血块等症状，这属于不正常现象，一定要及时向医生咨询，尽快解决。

产后第4天：攒足乳汁

产后第 4 天的宝宝饮食量又会增大很多，这时新妈妈一定要休息好、睡眠足，同时要适量补充营养，以便有足够的乳汁喂养宝宝。只要有充足的乳汁和深深的母爱，宝宝就会健康地成长。

产后第5天：向有经验的人请教

产后第 5 天的新妈妈通过前 4 天的实际操作，也许还会碰到一些自己解决不了和束手无策的问题，这时因为体力已经恢复得差不多了，可以抽时间向有经验的人或医生多请教，帮自己解决这些实际问题，也可以通过查阅相关资料解决。同时，此时的新妈妈可以进行一些必要的腹肌和盆底肌锻炼（做产褥体操）了。

产后第6天：宝宝顺利度过最早的新生儿期

过了第 6 天，新妈妈和宝宝在喂奶与吃奶之间已经度过了磨合期（即最早的新生儿期），母子配合得可谓天衣无缝，只要妈妈把乳头往宝宝嘴边一放，宝宝就会用小嘴去吮吸，其情趣妙不可言。此时新妈妈的乳汁不断增加，宝宝的吸吮能力也增强了许多。

在产后第 6 天之际，新妈妈仍要关注阴道分泌物的情况，如果此时分泌物不但不减少还比原来有所增加，颜色不但不变淡，还变得鲜红或发黑，都要及时请教医生。如果新妈妈还伴随着强烈的腹部疼痛，或会阴切开处仍然比较疼，不敢坐着哺乳，也要咨询医生。

总之，这时的新妈妈已经不应该有疼痛和不适的感觉了，如果有任何不适，一定要请教医生。

产后第7天：带宝宝回家

产后第 7 天，无论是顺产还是剖宫产，大部分新妈妈都能出院了，新爸爸要把出院时需要的东西带到医院来，带上宝宝，回家享受天伦之乐。

出院前，一定要向医生详细询问出院后的注意事项，如回家后怎么调养、遇到紧急情况怎么和医院联系等，并且把答案一一记在本子上。

产后第2~3周

到了产后第 2 ~ 3 周时，新妈妈也许才会发现，怀孕阶段读了那么多育儿书，参加了很多次培训，但当遇到实际问题时，仍有许多疑惑。最主要的是，有了宝宝再也不能一觉睡到天明了，所以，新妈妈的作息时间不得不根据宝宝的睡眠和吃奶时间进行适当调整。

还有一点值得新妈妈注意，就是不能因为忙碌而忽视了对自己乳房的护理。新妈妈的乳房可是宝宝的粮食之源，一定要保护好。如果出现乳房肿块，要及时用相关药物湿敷，并做乳房按摩；如果出现了乳头皲裂，更要抓紧处理，以免发生乳腺炎；一旦

发现乳房局部发红或疼痛，要及时看医生；如果发热，除了要排除产褥热外，还要想到是否患了乳腺炎。

产后第 4 周

马上就要满月了，此时的新妈妈阴道血性分泌物会少了很多，或者一点也没有了，但白带还没有恢复正常。如果还有少量的血性分泌物不能认为是异常的，只要是越来越少，颜色越来越淡就是正常的。同时新妈妈仍然要注意乳房肿块、乳头皲裂、乳腺炎、产褥热的发生。有异常症状要及时看医生。

❀ 产后为什么要坐月子

"坐月子"是我国一个比较古老的说法，它在现代医学上被称为"产褥期"，是指分娩后新妈妈生殖器官及生理功能的恢复时期。

坐月子在中国自古以来就非常受重视。古时候，女性在分娩后要卧床休息 1 ~ 3 个月，期间不能外出、不能吹风、不能洗澡洗头、不能碰冷水、不能提重物、不能多走动、不能见客，同时还要喝米酒、喝鸡汤、喝红糖水等，以补益气血，调理虚损。

古时候分娩后的女性之所以有这么多禁忌，是因为旧时接生器具没有经过消毒，创口因细菌感染很容易引起破伤风，出现高热、打寒战等症状，因此新妈妈必须避风、避客、避同房等。如今，接生条件和家居的卫生环境已经大大改善，古时的很多禁忌都可以不用效法实施，但还是有很多禁

忌依然应引起重视，因为女性在分娩后身体发生了一些变化，需要时间去调养。

月子坐好了，不仅能收获以后的健康，还有改善体质、防治"月子病"等种种作用。

恢复体力

分娩就像一次长跑，整个过程会消耗大量的体力，比长跑更残酷的是，分娩还会使女性流失大量血液，并在身体上留下伤口。这种气、血、汗的全力付出以及手术中的痛楚使新妈妈在分娩后往往整个人如同虚脱了一般，倦乏无力，抵抗力减弱，所以古有"产后百节空虚"一说。

此时，气温变化、营养不良、劳动过度、病毒侵犯等都很容易使新妈妈的身体出现各种不适，如筋骨酸痛、偏头痛、感冒、贫血等。

如果新妈妈产后好好休息调养，就可以慢慢补回分娩时耗损的气血，使身体完全恢复。

改善体质

个人体质与后天调养有着极为密切的关系。对女性来说，一生中有 3 个改善体质的黄金期，分别为青春期、月子期、更年期。月子期能够改善体质的原因有 3 点：

首先，新妈妈在孕期身体的各系统、各器官都发生了一些变化，而且正在从"非常状况"准备回归"常态"，月子期的调养可以让各个系统及器官的功能更加强大。

其次，新妈妈在怀孕和分娩的过程中乳房、子宫会再次发育，此时细心呵护、调理，不仅可以重塑身形，还可改善月经不调、痛经等。

最后，产后新妈妈体内气血亏虚，更易于接受调养。

预防"月子病"

产后新妈妈身体虚弱，抵抗力下降，月子期间如果不注意一些规矩和禁忌，就有可能导致腰酸背痛、手脚冰凉、头痛、体虚乏力等"月子病"。坐好月子，为新妈妈补充所需的各种营养，提高免疫力，有效预防"月子病"的发生。

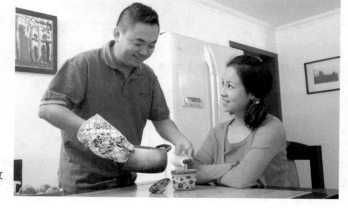

● 月子里的饮食对新妈妈改善体质有很大帮助。

● 要坐多久月子

古时候的女性坐月子的时间很长，她们在分娩后往往会卧床休息 1 ~ 3 个月，所以古人有"弥月为期、百日为度"一说，其中的"弥月"就是指产后第 1 个月，也就是俗称的"小月子"，而"百日"就是产后大约 3 个月的时间，也称"大月子"。

古时候女性之所以需要如此长时间的调养，主要是因为当时女性分娩时多在家中由接生婆助产，会阴部撕裂的伤口往往没有缝合，而且子宫也没有药物协助进行收缩，所以身体往往需要很长的一段时间来进行自我恢复。

现代女性较之古代女性，平日所摄取的营养更为丰富，体质更为强健，接生条件也有了很大的改善，所以坐月子的时间也相应地短了很多，一般为 4 ~ 6 周，在这 1 个多月的时间里，新妈妈一般都可完成身体及生殖器官的复原，补足气血，产假的规定也由此而来。

● 月子里饮食要讲究

许多人认为生完宝宝就没必要讲究饮食营养了，这是错误的想法。分娩后的新妈妈营养不但不能减，还要增加，因为新妈妈需要分泌大量的乳汁来满足宝宝生长发育的需要。如果是全母乳喂养，新妈妈的饮食量还要比孕期多出 30%。

所以为了泌乳，新妈妈要多喝些不放盐的猪蹄汤、鲫鱼汤等下奶食品，另外还要多喝水。如果新妈妈有妊娠或产后并发症，如妊娠期高血压、贫血、产后出血等，或在饮食方面有特殊要求，要在出院时间清楚医生，听取医生的建议。

● 产后注意避孕

产后避孕同产后饮食一样不可忽视。据研究，大约有 50% 的女性于产后 60 天内就已经恢复了排卵功能，更有甚者，在产后 14 天就已恢复排卵。

统计结果显示，平均恢复排卵时间为产后 101 天。所以，"哺乳期间不会怀孕"的说法是完全错误的，新妈妈不要寄希望于通过哺乳来延迟排卵恢复时间，从而达到避孕的目的，这两者之间是没有必然联系的。新妈妈和新爸爸一定要采取积极的避孕措施，以免忍受人工流产的痛苦。

● 调整饮食，减掉多余脂肪

◎早餐喝 1 杯 100% 的果汁或蔬菜汁，或吃 1 份新鲜水果。
◎选择脱脂奶制品，不喝全脂奶，如果喝鲜奶，可以煮开后把上面的奶皮去掉。
◎西红柿、黄瓜、生菜、甜椒、白菜、洋葱等能生吃的蔬菜切成片夹在面包、馒头或饼中。

◎午餐应多吃些胡萝卜块或芹菜梗，用大盘上蔬菜，但不要加太多的酱油或其他的调料。

◎喝清淡的菜汤，将青椒、胡萝卜、芹菜等菜放入汤中，而不是加鸡蛋、肉和油。

◎千万不要通过不吃早餐来达到摆脱脂肪的目的，那样做是徒劳的。

◎烹调禽肉时，最好将皮、内脏和油脂去掉，把瘦肉中带脂肪的部分去掉。

◎做菜时用无油肉汤代替食用油，用水或番茄酱煮鱼、鸡肉，少吃油炸、烧烤类食品。

◎先将汤煮好，放凉，汤中的脂肪会冷凝在汤的表面，然后可把冷凝的脂肪去掉喝底下的汤。

✿ 通过运动恢复体形

◎上楼不乘电梯而是自己走楼梯，短距离出门不乘车，步行。

◎推着婴儿车带宝宝到户外，选择爬坡路，快速行走；抱着宝宝也是不错的锻炼方式。

◎在刷牙、洗澡、做饭、收拾屋子时随时随地做收腹运动，锻炼腹部肌肉。

◎可以利用1～2分钟的空闲做这样的运动：面朝墙壁，两手臂于胸前水平，支撑于墙壁上，两脚离墙壁稍远些，上身向墙壁前倾，然后两臂用力推墙，使上身远离墙壁，反复几次。

◎当新妈妈站着接电话或做其他事情时，可以抬起脚后跟，收紧腹肌并提臀；也可以将一条腿屈膝抬起，尽量贴近上身，然后再放下，两腿交换进行；也可将一条腿侧向抬起至能抬到的高度，然后放下，两腿交换进行；还有一种办法是一条腿向后伸出、抬起，同时稍微屈膝，然后慢慢回到原位置。这些运动都可以锻炼腿部和臀部肌肉，减少多余脂肪。

◎背靠墙壁，后背、肩、脚后跟、臀部全部贴到墙上，然后两臂伸开，沿墙壁缓缓举至头部上方，反复进行数次。

孕育小知识　**流产和早产者也要坐月子**

　　女人流产或早产后，子宫、卵巢等会发生一些生理上的改变，阴道也会有流血现象，容易发生逆行感染。此时如果适当调养，身体状况能够很快恢复至孕前的状态；如果不注重调养，就有可能会落下"月子病"，对以后的身体健康造成危害，严重的甚至会导致不孕。

　　一般来说，流产或早产的女性坐月子的时间只需要21～30天。

月子里的养身法

月子里如何洗澡

在没坐月子之前，新妈妈也许就听到许多老人这样那样的劝告："月子里可千万不要洗澡、洗头发，否则会落下毛病的！"那么，月子里到底能不能洗澡呢？

其实，分娩不是疾病，只是一个生理过程，既然是生理过程，那么新妈妈在月子里就不但能够洗澡，而且为了避免细菌侵入体内，还应该勤洗澡。

在分娩时，新妈妈的体力消耗很大，身上往往还会沾上一些羊水、血液等污物；分娩后，其体内大量滞留的水分需要排出体外，汗腺功能活跃，所以衣物、被褥常被汗水浸湿。如果月子里不洗澡，身体会感觉非常难受，还会增加产褥感染的机会。

对此，有人专门对产后淋浴的新妈妈的生理变化进行了观察记录，结果发现，淋浴后的新妈妈体温和血压波动都很小，都在正常范围内，对子宫收缩以及每天恶露的颜色、数量、气味和出血等均没有不良影响。

明确了洗澡的益处后，还要注意月子里妈妈洗澡的规则。一般来说，正常分娩的新妈妈分娩后 2 ~ 5 天内便可以洗澡，以选用淋浴为最佳。因为盆浴或大池洗浴会导致不洁洗澡水进入生殖道，引起感染，所以应选择淋浴。如果分娩过程不顺利，出血过多，或平时体质较差的新妈妈，则不宜勉强过早淋浴，可改为擦浴。

另外，由于月子里新妈妈有不同于常人的特殊性，故洗澡时应注意下列事项：

◎洗澡时的室温要随季节的变化而变化，如果是冬季以 24 ~ 26℃ 为宜，不要太低；夏天注意浴室内不能太闷热，要适当通风排气。

◎浴室内的浴缸和地面要注意防滑，以免新妈妈滑倒。

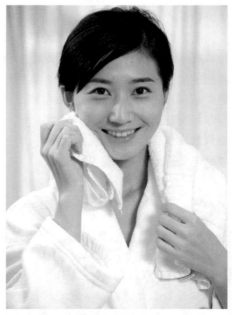

● 新妈妈洗澡可以预防细菌侵入，有利于身体健康。

◎新妈妈洗澡时，最好有人陪同，以防万一。

◎水温也要适宜，一般为 40 ～ 45℃；洗澡时间不宜太长，一般为 10 ～ 15 分钟，洗澡时间过长血管容易扩张或站立过久容易导致晕厥。

◎洗澡的次数不能太多，比正常人略少为宜。

◎如果新妈妈体质较弱，可在浴室（或浴缸）内放置一把椅子，坐着洗澡，但椅子必须清洁并消过毒，椅面的高度要高于水面，以免脏水进入阴道。

◎洗澡后要用干毛巾将身体擦干，及时穿好衣服、包好头巾，防止着凉感冒。

◎洗澡后不要立刻把湿头发扎成辫子，也不可立即睡觉，否则湿气侵袭会导致头痛、颈痛。

◎过分饥饿或刚吃饱时都不宜洗澡。

月子里如何正确养身

宝宝如约而至，新妈妈在欣喜之余，生活节奏也会变得紧张而忙碌。因为既要照料宝宝，又要调养身体，身体没有调养好会直接影响到宝宝营养的吸收，进而影响宝宝的健康。那么，在月子里的新妈妈应该怎样正确养身呢？

及早下床好处多

新妈妈产后应该及早下床活动，这样可以促进身体各个器官的生理功能恢复，帮助子宫复原，并有利于恶露的排出。同时，经常活动还可以锻炼腹壁和盆底肌肉，促进胃肠活动而增加食欲，减少便秘，防止尿潴留和血栓性静脉炎发生。对于剖宫产的新妈妈来讲，及早下床活动可防止肠粘连，加速切口愈合。如果整天躺在床上不活动，势必会加重身体负担，影响身体健康。

选对时机用腹带

有的新妈妈为了及早恢复身材，还在月子里就迫不及待地用上腹带。实践证明，用这种方法恢复身材是一种欠妥当的做法。因为新妈妈刚生完宝宝就给腹部如此大的压迫感，有可能会加重痔疮，并引发静脉曲张、腰肌损伤等疾病。另外还有可能诱发盆腔静脉淤血症、盆腔炎、附件炎等妇科病，甚至还有可能造成肠蠕动缓慢，出现食欲下降等症状。

慎用减肥药

怀胎十月期间由于大量补充营养，会使新妈妈的身上长了一些赘肉。现在宝宝已经出生了，有些新妈妈为了尽快恢复以往的身材而服用减肥药物。殊不知，减肥药物可以通过乳汁进入宝宝体内，直接影响到宝宝的生长发育。

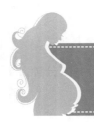

根据体质进行产后进补

　　我国传统医学认为："产后气血暴虚，理当大补。"但每个新妈妈的体质不尽相同，所以应该辨证进补，有针对性地进行调理，这样才能收到比较好的进补效果。故明代医家张景岳曾指出："凡产后气血俱去，诚多虚证。然有虚者，有不虚者，有全实者。凡此三者，但当随证、随人，辨其虚实，以常法治疗，不得执有诚心，概行大补，以致助邪。此辨不可不真也。"但进补并不是指吃大鱼大肉，而是针对新妈妈的体质进行补虚、化淤、解郁等综合性的调理。

✿ 产后阳虚者

◎**日常表现**：手脚冰凉、面色苍白、小便清长、大便溏稀、嗜睡乏力、不想喝水。
◎**食补**：羊肉、狗肉、甲鱼、鳝鱼、桂圆、核桃、樱桃。
◎**药补**：鹿茸、杜仲。
◎**经典方剂**：当归羊肉汤、麻油鸡、酒烧鸡、桂附八味丸。

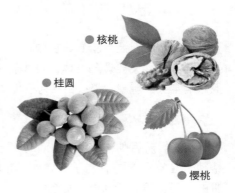

● 核桃
● 桂圆
● 樱桃

✿ 产后气虚者

◎**日常表现**：语声清浅、四肢无力、容易出汗、面色发白、食欲不振、易疲劳、嗜睡。
◎**食补**：鸡肉、牛肉、糯米、山药。
◎**药补**：黄芪、人参、党参、西洋参、甘草。
◎**经典方剂**：黄芪乌鸡汤、四君子汤、八珍汤、十全大补汤。

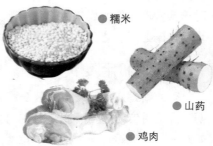

● 糯米
● 山药
● 鸡肉

✿ 产后阴虚者

◎**日常表现**：体形消瘦、手足心发热、舌质偏红、口渴欲饮、烦躁易怒、大便干燥。
◎**食补**：绿豆、西瓜、冬瓜、丝瓜。

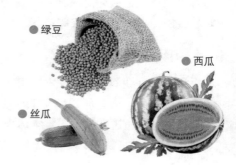

● 绿豆
● 西瓜
● 丝瓜

◎**药补**：天门冬、玉竹。

◎**经典方剂**：六味地黄汤。

🌸 产后血虚者

◎**日常表现**：面色发白或发黄、手足发麻、头晕眼花、指甲无血色、心慌失眠。

◎**食补**：猪肝、鸡肝、葡萄、樱桃、苹果。

◎**药补**：当归、何首乌、枸杞子、红枣、熟地黄。

◎**经典方剂**：四物汤、当归补血汤。

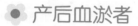
● 红枣
● 苹果
● 枸杞子

🌸 产后血淤者

◎**日常表现**：小腹冷痛、腰痛、恶露量多色暗。

◎**食补**：山楂、红糖、小米、鸡蛋。

◎**药补**：益母草、桃仁、川芎、三七、丹参。

◎**经典方剂**：生化汤、田七炖鸡、当归益母草猪骨汤、川芎鱼头汤。

● 鸡蛋
● 红糖
● 小米

🌸 产后气郁者

◎**日常表现**：情绪低落、郁郁寡欢、烦躁不安、失眠。

◎**食补**：白萝卜、黄花菜、刀豆、芥菜。

◎**药补**：郁金、合欢花、茯苓、白芍。

◎**经典方剂**：逍遥散。

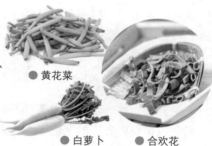
● 黄花菜
● 白萝卜
● 合欢花

　　如果新妈妈身体比较虚弱，虚不受补，此时不能急于进补，建议先吃一些清润滋补的食物，待身体慢慢调理好后再开始进补。清补汤则非常适合虚不受补的产后女性。

◎**具体制法**：取淮山药、莲子、芡实、百合、南北杏、沙参、玉竹、桂圆各250克，猪瘦肉500克；将所有材料洗净，然后将瘦肉切块，放入沸水中氽烫一下；将所有材料和适量清水一起放入瓦煲中以大火煲30分钟，再转小火煲1～2小时，加盐调味即可。

◎**功效解析**：此汤不寒不燥，还有很强的补身作用。其中淮山药、莲子、芡实、桂圆、南北杏均有固肾健脾的功效，而且还含有丰富的蛋白质；百合、沙参、玉竹有润肺养阴的功效。

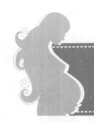

谨防产后抑郁

产后抑郁症主要表现为新妈妈的焦虑和抑郁，同时还伴有睡眠障碍、食欲异常、记忆力下降、注意力不集中，常常感到内疚、羞愧、愤怒，没有工作欲望或对未来感到绝望，有时还会出现强迫观念或行为，怕出门，对自己、宝宝及丈夫过分关心，怕发生不幸事件等。

● 产后抑郁是如何产生的

◎从怀孕到分娩，新妈妈体内的激素水平变化很大，这些改变对其情绪变化有着很大的影响。

◎部分女性对成为妈妈这个角色还不能完全适应，无法克服做妈妈所带来的压力以及工作和育儿交互产生的压力。

◎有些女性由于传统思想或受家人的影响，在生男生女这个问题上存在着不小的心理压力。

◎现在社会上"小家庭"越来越多，部分女性对生完孩子后要由谁来照看这个问题心存矛盾，故而产生焦虑情绪。

● 产后抑郁对乳汁分泌有何影响

泌乳过程是一个复杂且有多种内分泌激素参与的生理过程，有抑郁前兆的新妈妈会因神经内分泌的变化而影响乳汁的分泌。

同时，由于新妈妈情绪低落，容易疲劳，饮食、睡眠质量都欠佳，很自然就会引起乳汁分泌不足。如果宝宝不进行尽早吸吮、按需哺乳，直接影响到宝宝体内乳汁的摄入量，对宝宝发育不利。

● 产后抑郁是可以避免的

家人要给予新妈妈支持

家人对新妈妈的支持，可以帮助新妈妈度过产后抑郁症危险期（产后1个月）。在产后第1个月中，父母、公婆、丈夫等最亲近的人，要多理解新妈妈所承受的痛苦与烦恼，多顾及新妈妈的感受。

经常会发现这样的事情，当女性分娩完毕后，家人会为其准备很多"发奶"

的食物，好像为了喂养宝宝，就什么都不顾了。这些举动也会使刚刚生产完的新妈妈身心受到一定的伤害。

作为新爸爸，也需要一边照顾妻子坐月子一边参与育婴工作，真正进入父亲的角色，并使自己和新妈妈与宝宝之间产生密切关系。尤其是新妈妈的身体比较虚弱，新爸爸更适合做给宝宝洗澡、为宝宝洗衣服等事情，同时也可借此表达对妻子十月怀胎的感激。另外，如果新爸爸表现出积极参与的态度，往往会使妻子觉得有安全感，从而顺利度过产后抑郁危险期，并且会认为自己的身材虽然改变了，但这些付出是值得的。

新妈妈要学会调节情绪

作为新妈妈，也要积极调节自己的情绪，放开胸怀，迎接美好的新生活。其实产后抑郁前兆是每一位新妈妈或多或少都会发生的现象，不只是生活上的脱轨所致，也是心理上面对角色转换所产生的恐慌，一般这种情况在宝宝满月后就会有所好转。
◎每天进行5分钟的自我脚底按摩。医学上有句话叫"脚是人体的第二心脏"，所以脚的保健关系着身体各种脏器的健康。对于忙碌了一天的新妈妈来说，临睡前做一下自我脚底按摩，只要用力按摩脚底板，再用热水泡脚，即使不懂足底穴位，也可以赶走一天的疲劳。
◎闲暇时，新妈妈可以多看看杂志，听听喜欢的音乐。
◎积极与闺中密友联系，可以不时安排一次小型聚会，也可以请她们到家里来，选择上午宝宝在早餐之后熟睡之际，朋友之间聊聊各自的趣事、家长里短以及自己的压力与烦恼，很多事都可以跟好友倾诉。这样，新妈妈就会很快地投入到以前的生活圈子中去，好友们也会一起分享彼此的快乐和烦恼。
◎人体手掌中有与心脏、肺等脏器相连接的经络，经常给予适当的刺激，可以增进健康。新妈妈们不妨尝试一下下面这套1分钟拍手操。
拍拳头：两手分别握拳，两手手指部分互相轻轻撞击。
拍手腕：两手互相拍手腕内侧，对膀胱和生殖系统有好处。
拍手指：两手相对，手掌处镂空，只拍手指部分，可适当刺激心肺等脏器，对循环系统有好处。

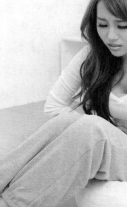

● 产后抑郁很多时候只是新妈妈对角色转变不适应而引起的恐慌，只要积极调节心态往往就会有一定好转。

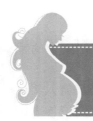

凯格尔运动帮助产后恢复

● 产后尿失禁

许多新妈妈在产后总会发现自己有了以下症状：当用力咳嗽、跑步、开怀大笑或搬重物的时候，尿液会不由自主地渗出来！这就是产后尿失禁的表现。这种让产后女性饱受煎熬的症状是怎么发生的呢？这是因为女性在怀孕、分娩过程中，造成雌激素缺乏以及骨盆腔松弛，从而导致的结果。

严格意义上来说，尿失禁并不是一种疾病，而是一种产后症状。但是，这种症状不仅会造成新妈妈生活上的不便，时间长了还会导致生殖泌尿道发炎，甚至会严重影响新妈妈的心理感受及社交意愿，影响日常生活及工作表现。同时，还有可能造成夫妻性生活失调，影响夫妻感情。

如果产后的新妈妈及早接受骨盆底肌肉运动的训练，并且持之以恒，就完全可以预防尿失禁，凯格尔运动就是骨盆底肌肉收缩运动的一种。对锻炼女性收缩肛提肌有很好的疗效（肛提肌环绕尿道、阴道及直肠，在收缩时可维持尿道及肛门括约肌的张力）。

● 凯格尔运动的特点

凯格尔运动最主要的特点是方便、实用，只要新妈妈掌握了要领，不管在坐着、站着、躺着，甚至是工作、做家务时，都可以随时随地进行骨盆底肌肉的收缩运动。如果新妈妈想专门练习中止尿流的运动，就是所谓的小便中断法，就可以在如厕过程中等尿流到中途时，故意中断尿液 2 ~ 3 秒钟再放松。此动作必须在尿液很顺畅时练习，这样骨盆底肌肉的收缩才会有力。如果想专门练习骨盆底肌肉，则可以紧闭尿道、阴道及肛门口，收缩臀部肌肉向上提肛，保持 5 秒钟后再慢慢放松，紧接着重复收缩。

● 练习凯格尔运动的优点

多做凯格尔运动，能帮助新妈妈正确收缩骨盆底肌肉，促进产后阴道及尿道肌肉收缩；恢复正常排尿功能；改善骨盆底器官脱垂，预防子宫脱垂；还可以改善性生活质量。

同时，凯格尔运动没有副作用，不会造成其他并发症，但是如果新妈妈的尿失禁比较严重，则不能光依靠做运动，仍需配合药物治疗。据国内外临床研究报告指出，新妈妈只要正确且规律地持续凯格尔运动 3 个月以上，尿失禁的治愈率就会高达 80% 以上。

在学会正确地进行凯格尔运动之前，新妈妈们可以通过预习以下 3 个阶段的动作，学习如何利用身体周边的肌肉来诱发骨盆底肌肉的自然用力及运动。

❀ 凯格尔运动练习步骤

初级阶段

❶ 新妈妈呈放松状态，平躺在地上或床上，双手放在身体两侧，双膝弯起，膝盖夹球（图 ❶）。

❷ 在动作 1 的基础上单脚抬高，同时配合缩肛（屁股夹紧）动作，坚持 5 秒后，放下抬高的腿。如此重复 10 次后，换另一条腿抬高继续练习（图 ❷）。

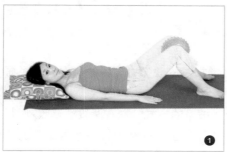

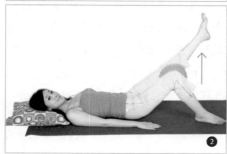

中级阶段

进行到凯格尔运动的中级阶段，需要新妈妈平躺，呈放松状态，双手放在身体两侧，双膝弯起，膝盖夹球，臀部抬高，单脚抬高，同时配合缩肛，维持 5 秒放下，重复 10 次后换脚做。此动作选择在较硬的床上或在地板上做会比较容易成功，如果头部接触地板不舒服，可将毛巾、枕头等垫在头下。

高级阶段

❶ 新妈妈平躺，双手在胸前环抱，双膝弯起，膝盖夹球（图 ❸）。

❷ 在动作 1 的基础上将臀部抬高，再将单脚抬高，同时配合缩肛，维持 5 秒放下，重复 10 次，再换另一条腿（图 ❹）。

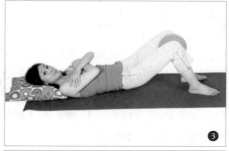

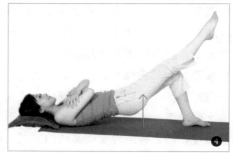

以上几个动作，新妈妈可根据个人的身体状况选择其中一个或几个适合自己的动作来做，并不要求每个阶段的动作都必须做到位。

怀孕期间要产检正常，没有前置胎盘，没有出血等现象的新妈妈才可以做；产后要身体可以承受，没有不舒服的感觉就可以进行凯格尔运动；顺产和剖宫产的新妈妈进行凯格尔运动时没有区别，只要认为身体状况可以就能进行。

消除妊娠纹有良方

宝宝两个月了，许多新妈妈看着自己身上那一条条妊娠纹都会犯愁：到底怎么办才能消除呢？其实，消除妊娠纹有好多种方法，通过医学治疗和运动治疗是两种最为常见的方法。

● 运动治疗法

产后 2 个月的新妈妈要尝试着恢复身材了，如做做抬腿运动、勤于按摩产生妊娠纹的地方（腹部、大腿内侧、臀部以及胸部）等。

按摩除纹动作要领：

按摩动作要轻柔，目的是为了抵抗体重增加对皮肤弹力纤维的牵拉，促进血液循环，减轻水肿现象。

◎**臀部：**臀部按摩应采用由下往上沿臀部边缘按摩的方式，左右两边都要照顾到。

◎**胸部：**胸部按摩应采用从胸部中间开始，由下往上沿乳房边缘按摩到颈部的按摩方式，左右两边都要照顾到。

◎**腹部：**腹部按摩有两种方法，方法一是以肚脐为中心点，由内向外以顺时针方向按摩腹部；方法二是从腹部外侧开始，由腹部下方往上推向中间即可。

◎**大腿内侧：**按摩大腿内侧时，要从下逐步向上按摩。

◎**膝盖：**按摩膝盖时要以画圆的方式，由内向外按摩。

● 医学治疗法

激光疗法

产后 2 ～ 3 个月是治疗妊娠纹的最佳时期，因为这时候妊娠纹的颜色仍为暗红色，皮肤也在渐渐地收缩当中，这时候配合激光疗法，效果会比较好。同时，激光治疗是采用通过破坏新生血管，使胶原纤维再生的原理而治疗的，可以让妊娠纹形成的疤痕逐渐减少。

冷冻疗法

冷冻疗法实际上就是用液态氮治疗，通过低温冷冻传导的技术，把活性粒子渗透到真皮当中。其原理是活化胶原纤维再生能力，可帮助产后女性修复受损细胞。

宝宝日常护理须知

宝宝已经两个月了，作为新妈妈和新爸爸，是否还在为怎么给宝宝洗澡、换尿布、喂奶、哄睡觉、穿衣服等事情而犯愁呢？学了这些"绝招"，就会让新妈妈和新爸爸的一头雾水一扫而光。

❀ 宝宝生活护理常见问题

洗澡

给宝宝洗澡时有下列重点注意事项：第一，新妈妈或新爸爸要洗净双手，准备好宝宝浴后要用的大浴巾、衣服及纸尿裤或尿布。为了避免宝宝被烫伤，新妈妈或新爸爸要先自己用手腕测试水温是否合适；第二，让宝宝仰卧在怀里，用左臂夹住他的身体，并以左手掌托住后脑勺，右手用消毒棉球或棉签擦拭宝宝的眼睛（注意从鼻侧向外开始），每擦一侧都需更换新棉球或棉签；第三，保持刚才的体位，左手拇指和食指将宝宝的耳朵盖住，以防洗澡水进入耳道，然后把宝宝专用的洗发液直接滴在头发上揉15秒左右，用浸湿的小毛巾清洗头发。注意，切不可把洗发液弄进宝宝的眼睛里；第四，头发洗净后要把宝宝放入浴盆中，妈妈或爸爸的左手和左手臂扶住宝宝的身体，使宝宝感到安全、舒适，同时右手用浸湿的小毛巾给宝宝清洗，顺序依次为颈部、腋下、上身、下身、会阴部、臀部。可以先在宝宝身上抹婴儿浴液，擦洗后再用清水冲掉。清洗背部时，把宝宝从左手臂倒换到右手臂，并往宝宝的背上淋水，清洗方法同上；第五，从浴盆中抱出宝宝并放在浴巾上裹好，擦干身上的水，尤其注意擦干下颌、腋下、腹股沟、肘窝等有皱褶皮肤的部位。用棉签把脐窝里的水擦干，再用75%的酒精棉消毒；最后给宝宝的皮肤皱褶处扑上一层薄薄的爽身粉，屁屁涂上护臀膏，洗澡过程大功告成。

洗澡注意事项

❶ 洗澡前要关好门窗，避免室内有对流风；准备好各种洗澡用品，如浴盆、小毛巾、浴液、爽身粉、酒精、消毒棉、浴巾及干净衣服和尿布。

❷ 新妈妈要摘掉戒指或手镯等较硬的装饰物，以免划伤宝宝的皮肤。

❸ 给宝宝洗澡的适宜水温为39～41℃，

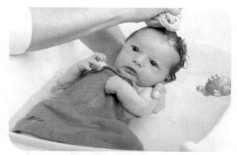

● 干净的宝宝招人爱。

适宜的室温为 26 ～ 28℃。

❹ 最佳洗澡时间宜在两次喂奶之间，避免刚吃完奶就洗澡，那样容易引起溢奶。

❺ 新生宝宝的颈部、腋下、股间一般都有好几层肉，极容易藏污纳垢，洗澡时需要将这些地方的皮肤展开。

❻ 在浴盆的底部最好放一块防滑垫，以防宝宝在盆里滑倒。

换尿布

给宝宝换尿布有 3 点很关键：第一，解开宝宝的脏尿布或尿裤，新妈妈或新爸爸用一只手抓起宝宝的双腿，并把中指放在宝宝的两脚之间，拇指和食指放在两脚外侧，把屁屁高高抬起；第二，如果宝宝排了大便，要先用尿布或尿裤没尿湿的部分自上而下地进行擦拭，清理屁屁上的粪便，然后向内反折并垫在屁屁下面，再用干净的湿纸巾自上而下轻轻擦拭屁屁（不可来回擦拭），然后用干纸巾吸干屁屁上的水，也可用温水清洗屁屁，再用干净毛巾把屁屁上的水分吸干；第三，去掉脏尿布或尿裤后，把干净尿布或尿裤从宝宝的后腰处平铺在屁屁下，并放下宝宝的双腿，在臀部和肛门处涂上爽身粉，再把尿布或尿裤的下端向上平铺在宝宝的腹部（不要高于肚脐），注意后腰部略高于前腹，最后把尿裤左右两侧的粘贴打开，沿着粘贴区粘贴好。

换尿布的注意事项

❶ 换尿布前要先准备好浴盆、小毛巾、爽身粉、尿布（或尿裤）、干纸巾、湿纸巾等用品。

❷ 换尿布或换尿裤应该在两次喂奶或喂水之间进行，避免刚喂完水马上又得换，还可避免引起宝宝溢奶。

❸ 爽身粉不可涂得太厚，薄薄一层即可，以免结成块刺激宝宝娇嫩的皮肤。

及时清理宝宝的鼻孔

如果宝宝患有轻微鼻塞，可以把湿热的小纱布放在其鼻根处做湿热敷（温度以手背试时不烫为准）即可减轻鼻塞症状；如果宝宝的鼻孔里分泌物太多，新妈妈或新爸爸要用一只手托住宝宝的脖子，另一只手用清洁棉签在杯子里蘸取少量温开水，轻轻插入宝宝的鼻腔并慢慢转动，即可清除；如果宝宝已经形成了鼻痂，可以往鼻腔里滴上一滴母奶或是消毒的植物油，即可软化硬鼻痂，促使其自行排出，也可用棉签蘸取一点植物油慢慢插入宝宝的鼻腔，然后边旋转边将软化的鼻痂卷出来，还可以把棉线插入宝宝的鼻腔中不断刺激鼻黏膜，促使打喷嚏时排出硬鼻痂。

清理宝宝鼻孔的注意事项

新妈妈或新爸爸给宝宝清理鼻孔时要先准备好各种用品，如小纱布、清洁棉签、植物油、棉线、温开水。清洁棉签不要太长，也不可往鼻腔里插入太深，以免损伤宝宝细嫩的鼻黏膜。使用的植物油最好是纯橄榄油，事先要进行一下消毒。特别要注意，如果宝宝不让清理时新妈妈或新爸爸千万不可强行进行，那样很容易损伤宝宝的鼻黏膜。

剪指甲

新妈妈或新爸爸要紧握着宝宝的手，将宝宝的手指尽量分开，然后用婴儿专用指甲刀贴着指甲进行。在剪指甲时，新妈妈或新爸爸要把指甲剪成圆弧状，不要有尖，剪完后还要用自己的拇指肚摸一摸，看看指甲上有没有不光滑的部分。

给宝宝剪指甲的注意事项

❶ 一定要用宝宝专用剪指甲刀，不要随便用大人指甲刀替代。

❷ 不要给宝宝剪得太短，不然宝宝会感觉到疼痛。

❸ 对那些不爱剪指甲的宝宝，可在他们熟睡或喝牛奶时迅速进行。

❹ 最好一周内剪 2～3 次指甲，这里所说的剪指甲包括手指甲和脚趾甲。

穿、脱衣服

◎ **穿汗衫**：把宝宝平放在床上的防水尿布上，把汗衫拿起来，新妈妈或新爸爸用手将领口处张开从宝宝的头顶套入，再把汗衫从头上套下一直拉到宝宝的下巴处，再将袖口拉开，把宝宝的手轻轻地套入袖子里，两只手都穿上袖子后，再将汗衫拉下来。

◎ **脱汗衫**：将宝宝平放在床上，将手伸到袖子里，拉住宝宝的肘部，将衣袖褪下，当两个衣袖都褪下后，新妈妈或新爸爸要尽力把汗衫领口处撑大，两只手抓住汗衫领口，从宝宝脸部往后脱至后脑勺，再用一只手抬起宝宝的头，把汗衫脱下。

◎ **穿前开衫**：新妈妈或新爸爸先把衣服打开平放在床上，并在上衣的下缘放好尿布。新妈妈或新爸爸先把自己的一只手从衣袖的袖口伸进去，再将宝宝的一只手放在自己手中，然后用另一只手将衣袖一点点地向上拉。把两个袖子都穿上后，扣好扣子即可。

◎ **脱前开衫**：先把衣服扣解开，新妈妈和新爸爸从一只袖口抓住宝宝的肘部，待弯曲后把袖子褪下来，再以同样的方法把另一侧袖子褪下。两条袖子都褪出后抱起宝宝，把前开衫从身下脱下来。

穿、脱衣服的注意事项

❶ 在给宝宝穿脱衣服前，要先准备好

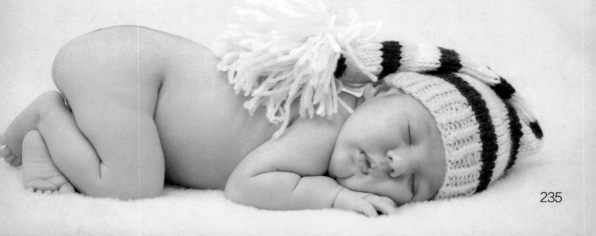

必备品，如防水尿巾、大毛巾、要换洗的衣服等。

❷ 宝宝的衣服式样要简单、宽松，最好穿胸前开口的衣服或汗衫，不要有纽扣，更不能有较硬的装饰物。

❸ 衣服选择要与季节相适应，防止发生中暑或皮肤硬肿，体温应保持在36.5 ~ 37℃。

❹ 宝宝的皮肤很柔嫩，颈部和四肢的关节也很容易损伤。因此，在给宝宝穿衣服时动作一定要轻柔，以免擦伤宝宝的皮肤或损伤软组织和关节。

● 宝宝的脐部需精心护理

宝宝出生后，脐带会被剪断，脐带的使命也就此结束。但是，留在宝宝身上的被剪断部分是一个容易感染细菌的地方，如果护理不当，宝宝很容易遭受感染，轻者导致发炎，重者还会引起菌血症和败血症。因此，新妈妈一定要正确掌握宝宝的脐部护理知识，精心护理。

脐部日常护理

如果宝宝的脐带是采用传统的断脐方式，那么仔细观察就会发现宝宝的脐部有脐带的残留端。残留的脐带会逐渐变黄、干化、再变黑，然后整段自然脱落。宝宝脐带脱落的时间与采用的结扎方法有关，如果残留端很短，则3 ~ 7天就可脱落，反之则需较长时间。在脐带脱落之前，新妈妈和新爸爸要经常用无菌棉花棒、浓度75％的酒精或医院提供的消毒液、纱

布为宝宝做脐部护理。要想将宝宝脐带的根部消毒干净，可轻轻提起残留的脐带，使脐带根部暴露得更清楚，以方便消毒。如果残留的脐带已变成了黑色却仍然不脱落，则应到医院进行处理，千万不可自行剪断。

脐部护理要点

◎ 在给宝宝护理脐部前，新爸爸、新妈妈一定要彻底洗手，避免手上带着的细菌沾染在脐带上。

◎给宝宝使用的尿布、纸尿裤不要包住脐部，不要让湿衣服或尿布捂住脐部，如果覆盖的衣物湿了，要及时更换。

◎给宝宝护理脐部也不应太频繁，原则上在宝宝沐浴后护理一次即可。如果宝宝的脐部较潮湿或有明显的发炎状况，则需要增加护理次数。

◎切忌让大小便污染宝宝的脐部，如果不小心被尿液或粪便弄脏时，必须在清理后及时做脐带护理。

◎一旦发现宝宝的脐部红肿、有分泌物或是有异味，则应立即带宝宝到医院检查，不要自己想当然进行处理。

● 给宝宝喂奶也有讲究

产后两个月了，发现宝宝吸吮乳汁时还是会出现意外。怎么办呢？从现在开始好好学习吧，免得让心爱的宝宝受到肠胃饥饿之苦。

喂奶姿势要正确

在给宝宝喂奶时，新妈妈最好将乳房保持在宝宝容易吸乳的位置，让

宝宝的嘴和乳头成垂直状。这是因为对于还不习惯吸母乳的出生刚刚2个月的宝宝，如果再遇到乳头凹陷或乳房较小的新妈妈，就更难以吃到足够的奶水。要使宝宝顺利地吮吸母乳，新妈妈可以考虑采用竖直抱法将宝宝抱起来。如果只是用手来支撑的话，手腕的负担会很大，可以用抱枕来作为辅助。

按需哺乳很关键

近年来，通过反复的对比研究，发现"按需哺乳"是一种顺乎自然，因势利导的最省力、最符合人体生理需要的哺乳方法。按照这种方法，只要宝宝想吃，就可以随时哺喂，如果妈妈感觉有了乳汁，而宝宝肯吃，也可以喂，而不要拘泥于是否到了"预定的时间"。

实践证明，这种按需哺乳的方法，既可使乳汁及时排空，又能通过频繁的吸吮刺激脑垂体分泌更多的催乳素，使奶量不断增多，而且可满足宝宝的需求，保证其足够的营养，有利于宝宝的生长发育。同时也可避免新妈妈不必要的紧张和焦虑（过度的紧张和焦虑可通过反射机制，抑制乳腺分泌）。

另外，3～4个月之后宝宝也会逐渐自动拉长吃奶间隔，即每隔2～4个小时才要吃奶。

喂奶方式有哪些

◎**躺着**：夜间喂奶，新妈妈为了解除白天的疲劳，躺着是较轻松的姿势。此时可在双膝之间夹一个抱枕，腰部的压力就会较轻。需要注意的是枕头不应太高，否则会加重颈部负担。患有肩痛、会阴切开处疼痛、痔疮痛的新妈妈都可以采用躺着的姿势来喂奶。

◎**横抱**：用手腕托着宝宝的背部来支撑宝宝。这是新妈妈和宝宝紧密挨着的一种姿势。宝宝较小的时候，可以用抱枕来作为辅助，如果新妈妈感到很累，不想坐起来，可以采取由宝宝来找到乳房、主动喝奶的形式喂奶。

◎**利用沙发**：手腕支撑力弱或患有肌腱炎的新妈妈，以及乳房下部鼓胀的新妈妈都可以考虑利用沙发的支撑帮助自己完成喂奶过程。具体做法是：将宝宝放在沙发上，然后妈妈调节乳房的高度来喂奶。当然，也可用抱枕来帮助调节。

◎**足球抱法**：新妈妈可以像抱足球一样，把宝宝抱在腋下。这种哺乳方式可以用抱枕作为辅助减轻负担。前胸有伤或乳房侧部鼓胀的新妈妈可以采用此方法。

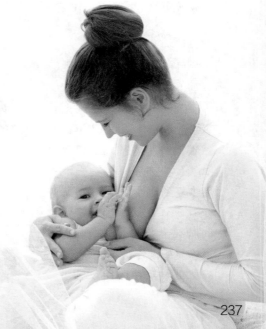

237

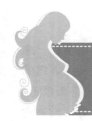

新妈妈床上瘦身法

产后第 3 个月，宝宝也越来越能哭，新妈妈不得不常常躺在床上陪着宝宝玩。可是躺在床上怎么能得到适当锻炼呢？本节内容将告诉想变瘦的新妈妈们几招躺在床上快速瘦身的妙招。在体力能够负荷的情况下，新妈妈们可随时进行这些比较温和、简单的床上运动，让你轻轻松松从头瘦到脚。

腹部呼吸运动

目的： 让腹部肌肉得到更好地收缩。

做法： 平躺在床上，紧闭嘴巴，用鼻子深呼吸，感觉腹部凸起后，再缓缓吐气并放松腹部，重复 5 ~ 10 次。

胸部扩张运动

目的： 预防乳房松弛、下垂，恢复原有的弹性。

做法：❶ 平躺在床上，手平放在身体两侧（图 ❶）。
❷ 在动作 1 的基础上将双臂向头顶上方直举，拍一下手后恢复到动作 1（图 ❷）。
❸ 在动作 2 的基础上将双臂向胸部上方举起，拍一下手后恢复到动作 1（图 ❸）。
❹ 如此重复 5 ~ 10 次即可。

腿部运动

目的： 使腿部恢复完美曲线，并促进子宫及腹肌收缩。

做法： 平躺，保持自然呼吸，双手平放在身体两侧，将左腿抬高至与身体垂直角度，脚尖伸直，另一条腿的膝盖不要弯曲；将举起的腿慢慢放下后，换另一条腿继续做，重复 5 ~ 10 次即可（图 ❹）。

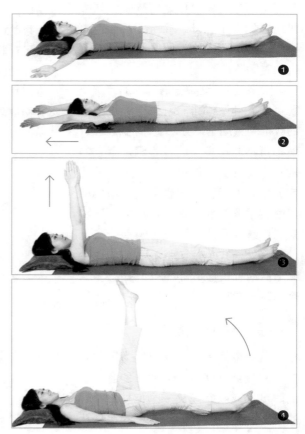

收缩阴道肌肉运动

目的：预防子宫、膀胱及阴道下垂,促进阴道肌肉收缩。

做法：❶ 平躺,双手平放在身体两侧,双膝弯曲,两脚打开与肩同宽(图 ❺)。❷ 利用肩部和足部的力量将臀部抬高成一斜度,坚持 5 秒钟后将臀部放下。重复 5～10次即可(图 ❻)。

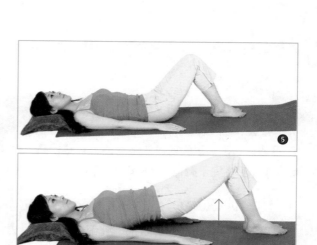

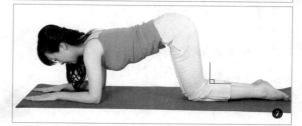

跪伏式运动

目的：有助于子宫恢复到正常位置。

做法：❶ 准妈妈身体采用跪伏的姿势,保持大腿与床面垂直(图 ❼)。❷ 双肘屈起贴于胸部两侧的床面,双膝分开与肩同宽,胸部和肩部尽量接近床面。维持此姿势2～5分钟即可(图 ❽)。

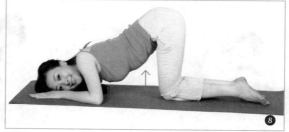

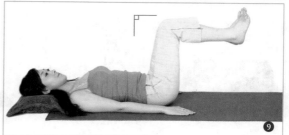

举脚腹肌运动

目的：锻炼腹部肌肉。

做法：平躺在床上,双手平放在身体两侧,膝盖呈直角弯曲,双脚抬高。维持此动作10 秒钟放下即可(图 ❾)。

紧实大腿运动

目的：减掉腿上赘肉,恢复臀部和大腿的曲线。

做法：❶ 侧躺,用单手支撑头部(图 ❿)。❷ 将置于上方的腿伸直、抬高,

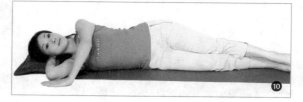

239

最好与地面垂直。上下运动 10 次后换身体另一侧重复练习即可（图 ❶ ）。

臀部运动

目的： 有助于腰部、臀部的伸展。

做法： ❶ 平躺，双手平放在身体两侧，双腿弯曲，单腿抬高，两条腿交替进行（图 ❷ ）。

❷ 平躺，双手抱于胸前，双腿弯曲，单腿抬高，两条腿交替进行（图 ❸ ）。

❸ 平躺，双手抱于胸前，双腿弯曲，单腿抬高，将臀部抬高，两条腿交替进行（图 ❹ ）。

肌力训练运动

目的： 可强化肩部、腰部、臀部肌肉的耐受力。

做法： ❶ 双腿跪地，双手支撑在地板上，双肩与地面垂直（图 ❺ ）。

❷ 右手向前伸直，保持手臂与地面平行（图 ❻ ）。

❸ 在做法 2 的基础上将左腿向后伸直抬高，尽量与地面平行（图 ❼ ）。

❹ 重复数次后换身体另一侧练习即可。

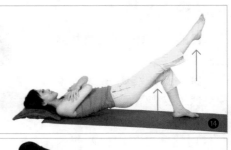

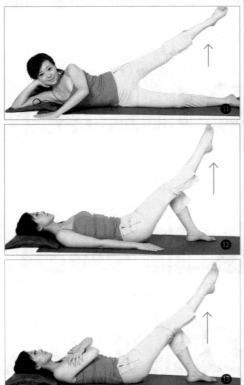

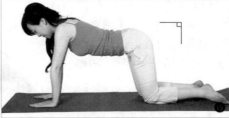

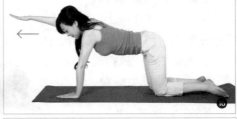

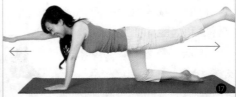

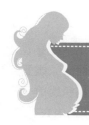

其他产后轻松塑身法

　　躺在床上虽然可以瘦身，但毕竟受到场地的限制，同时新妈妈也不能干更多的家务活，不能做更多的运动。其实只要宝宝不哭闹，新妈妈完全可以尝试一下全新的塑身法，既能锻炼身体同时又能减轻新爸爸的家务活压力。

● 边玩边塑身

干家务帮你燃烧脂肪

　　干家务活对腹部肌肉刺激特别大，是一种燃烧脂肪、恢复身材的绝佳好方法。比如拖地板、洗衣服、洗碗等都能直接锻炼相应部位的肌肉，消耗热量；刷碗、扫地等能锻炼腹直肌，对新妈妈腹部的恢复很有好处，是一举多得的燃脂妙法。

骑自行车环保又健美

　　骑自行车是既健美又环保的运动方法，不但能加强腿部、腹部和腰部的锻炼，使这些部位多余的脂肪消耗掉，而且自行车的脚踏板对脚还有按摩作用，能够促使全身血液循环畅快，改善新妈妈分娩后脚底冰凉的现象，对身体健康十分有益。

游泳塑身很有效

　　游泳不但能塑造流畅、和谐的曼妙身材，而且由于水的阻力，人在水中游泳会消耗热量，可很快燃烧脂肪，达到塑身的目的。同时，游泳还是一种可使全身都得到锻炼的运动，作为新妈妈的你不妨也多尝试一下。

健身操、健身器械也是不错的选择

　　健身操和健身器械是真正的边玩边塑身的不错之选，比单调的跑步可有趣多了，而且还能达到全身运动的效果，是燃烧身体多余脂肪非常有效的方式。

● 塑身内衣帮你塑形

什么时候可以穿塑身内衣

　　穿塑身内衣很有学问，产后1个月之内最好别穿。因为许多新妈妈会有恶露及较多分泌物，过早穿塑身内衣会影响新妈妈身体的卫生状况，不利于产后恢复。

而到了产后第 3 个月，新妈妈的恶露基本排尽，身体也恢复得差不多了，是穿塑身内衣的好时候。当然，新妈妈也可根据气候适当调整穿塑身内衣的时间，如夏天较闷热，可推迟些日子穿；遇到秋高气爽时，只要恶露排干净也可稍稍提前一点时间。特别要提醒哺乳期的新妈妈，尽量使用哺乳文胸，不可穿过紧的内衣。

什么样式的塑身内衣最好

选择塑身内衣时，最好选择高腰长型束裤和双重束裤。高腰长型束裤在前腹部一般都有菱形收腹贴片，能收紧小腹，起到不错的收腹效果。另外，长形裤管还能有效收紧大腿赘肉，使其线条顺畅，显得苗条；双重束裤前面有多排暗扣，可根据新妈妈腹部的收缩变化进行调节，可利用性强。选择塑身内衣时还要把握腰封的选择，如在腰部、腹部、臀部都有明显多余脂肪和赘肉的新妈妈，就可选择长型腰封，它能有效收紧松弛粗大的腰、腹、臀，塑造优美的腰身曲线。

所以，对于处于哺乳期的新妈妈来说，塑身内衣的最佳搭配是哺乳文胸、长型腰封、长型束裤三件搭配，这样，可以从上至下重现新妈妈的优美身材。对于不需要哺乳的新妈妈来说，可以选择普通文胸、长型腰封、长型束裤，或者选择长胸衣、长型束裤，科学合理，使穿着形式更为简单和方便。

如何选购塑身内衣

在此要提醒新妈妈的是，选择塑身内衣时一定要先试穿，以感到恰到好处的束缚力为最佳。选择束裤的尺码要以腰围尺寸为准，连身束衣则要以胸围、腰围、臀围多个尺寸为准。同时，一定不要选择含药物化纤类面料的内衣，这样的内衣会影响新妈妈体内的新陈代谢，影响身体健康。利用束身内衣固然可行，但新妈妈还应该明白的是，塑身内衣不是万能的，即使穿上了也要配合适当的运动，这样才会取得更好的效果。

另外，市面上那些注入高科技含量的新型面料的内衣也是不错的选择，这类内衣大多都既保持了纯棉面料的各种优越性能，又增加了弹性与回弹性，解决了棉制品保型性差的缺点。

❀ 科学合理的饮食，让你越吃越瘦

新妈妈到了产后 3 个月的时候，仍然要注意合理饮食，不可暴饮暴食，要选择一些相对绿色、营养丰富的食物来补充身体必需营养素。所以，在饮食上要遵循以下原则：选择脂肪少、热量低的食物，最好能用鸡肉代替猪肉。研究认为，一顿饭在人的嘴里咀嚼 300 次就开始产生饱意，所以可常吃一些需要多咀嚼才能咽下的食品。

◎家中常备一个小台秤，这样可以方便称量，有助于养成食物的原料和调料定量的好习惯。

◎多选用低脂肪、高蛋白的食品和新鲜蔬菜食用，如豆制品、牛奶、鱼、新鲜油菜等。

改变烹调方式

◎炒菜时缩短时间，保留较多的水分，以增加菜品的体积，起到更好的饱腹作用。

◎选择清蒸、煮、烩、汆、熬、拌等省油的方法，使每天烹调油的用量不超过30克。

◎煲汤时要频繁去油，最好煲清汤。

养成良好的进餐习惯

◎每天早晨起床洗漱完毕后，最好先喝一些温开水再进行早餐。这是因为饮水有降低食欲、减少食量、稀释胃液和减少消化吸收的作用。但是，也不可以过量饮水，因为过量饮水会诱发饥饿感，反而会增加食欲。

◎一日三餐要平衡膳食、合理营养，而且每日三餐进食要均匀，不要有食欲时使劲吃，饭菜不可口就不吃，也不要为了避免肥胖，有时一天吃两顿或一顿，甚至一天不吃饭。这样不但不能减肥，而且不利于身体健康。

◎吃饭前最好先将汤上桌，喝点汤再吃饭容易产生饱足感；吃饭时最好先吃体积大、热量低的清淡食品和蔬菜。

◎吃主食也有讲究，不要总是用油饼、大饼等含大量油脂的食物代替低热量的米饭，要多吃米饭，少吃含油量多的食物。

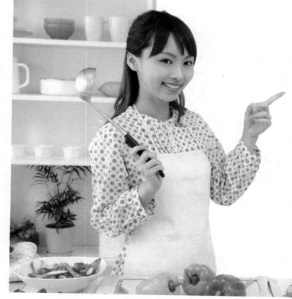

搭配合理

一般来说，产后 3 个月的新妈妈每天喝 2 杯牛奶，吃 250 克深绿色蔬菜，最少摄入 150 克主食就基本能达到身体一日所需的营养，如果还欠缺，新妈妈可以通过多吃新鲜水果来补充。

● 均衡摄入营养，对新妈妈的身体恢复很有帮助哦！

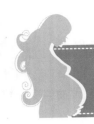

听懂宝宝哭的"语言"

作为新妈妈，是不是经常会出现面对哇哇大哭的宝宝而无所适从的尴尬局面呢？确实是，刚刚出生的宝宝还不会说话，唯一的语言就是哭，但新妈妈是否知道，宝宝的哭可不是单纯的"哭"，哭声代表了他的心声，不同的哭声也代表着他不同的需要，这一点，新妈妈必须掌握。

科学家研究发现，宝宝在撒娇、生气、饥饿、困倦、难过等不同心情状态下所发出的哭声是不同的，最大的区别是声音的高低、强弱、速度不同。还不会说话的宝宝当需求得不到满足时，总是用哭来抗议的。

🌸 宝宝又饿又渴时

宝宝哭声不止，最多的原因是肚子饿了、口渴了，想吃奶或者想喝水，这时发出的哭声大多混有"m"音。此时宝宝的哭声中，大多伴有类似"mamma""mama"的呼唤声。有趣的是，不管说什么语言的国家，婴儿时期饥饿的时候，大多都会发出混有"m"音的哭声。

宝宝饿了时哭的典型声音效果是低音调、有节奏，而且重复着一定的模式：先短促哭一声，然后有个停顿；再短哭一声，再停顿，就像在说"饿……饿……"一样，直到被妈妈抱起来喂奶，哭声才会停止。

在出生后的 3 个月内，大部分健康宝宝的哭是因为饥饿，如果宝宝哭的同时张开嘴向四周寻觅，一旦妈妈抱起，他会马上把嘴扎到怀里，这些举动也可以帮助新妈妈判断宝宝是否是因为饥饿而哭。

🌸 宝宝希望妈妈抱时

当宝宝向爸爸、妈妈撒娇时，发出的哭声与困倦、难过相比稍高，也许这是因为他的主要目的是为了引起爸爸、妈妈的注意，所以这种情况下的哭泣大多不会流出眼泪。这时如果新妈妈抱起宝宝，他会突然安然无恙。

也许有的新妈妈会担心：这样会不会惯坏宝宝呢？其实对于出生 3 个月的宝宝，这种担心大可不必，因为他只不过是喜欢听到妈妈的声音，听到熟悉的心跳声，闻到妈妈的味道，而且经常抱抱对于培养宝宝的安全感也大有好处。

还有一点需要提醒新妈妈的是，如果总是喜欢把宝宝抱在怀里，而宝宝却不买账地总是哭泣的话，新妈妈不妨将其放下试试，因为很多宝宝哭是因为他想改变现状，放下后也许他就会安静下来。

🌸 宝宝想睡觉时

宝宝想睡觉时的哭声会比撒娇时的哭声稍微低沉一点儿，但仍然很强烈，而且还带着颤抖和跳跃。研究发现，宝宝越疲劳，他就越不容易安静下来，导致抗议的哭声会越来越强烈。

大多数宝宝累了就会频频打呵欠，继而渐渐进入梦乡，这是他们的本能反应，而且也不需要太多的安抚，但是如果新妈妈没有发现他的这些暗示，还是一厢情愿地哄他、逗他、抱他，那宝宝可就不买账了，越逗他，他的心情会越不好，一场大哭也就在所难免了。此时最明智的做法是赶紧让周围安静下来，将宝宝放到小床上，拍拍他，让他尽快入睡。

🌸 宝宝需要换尿布时

当宝宝的尿布湿了的时候，大部分宝宝会很生气，甚至会发怒。此时宝宝发出的哭声与撒娇时的哭声相比，声音更高，而且尖锐、刺耳。同时，也许是过于亢奋所致，在尖锐、刺耳的哭声中有时也会夹杂着一些低音。

当然，并不是所有的宝宝都会这样，不同宝宝对脏尿布的忍耐程度也是因人而异的。有的宝宝一旦感觉到尿布湿了，会在第一时间让妈妈知道自己有新状况了，也有的宝宝对这些小小的不适根本不放在心上，只要他的小屁屁不红、不肿、不痒、不痛，妈妈稍微晚点儿换尿布也没关系。无论如何，这种需求很容易被发现和满足，只要打开看看，一切全都清楚了。

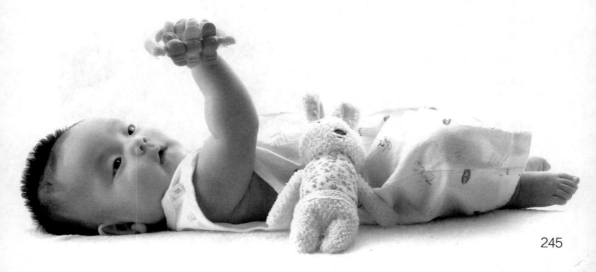

月子期饮食问题

⚘ 为什么说月子期一人吃两人补

　　新妈妈在分娩过程中损耗了大量的气血，流失了大量的营养成分，如蛋白质、脂肪、碳水化合物、维生素、无机盐等，因此新妈妈在分娩后需要加强饮食调理，补益气血，补给充足、多样化的营养，以促进自身身体恢复。另一方面，新妈妈平时吃的食物中的营养会通过母乳进入宝宝体内，影响着宝宝的生长和发育，如果新妈妈所吃的食物营养价值比较高，乳汁的营养也会相对较高，能促进宝宝的生长和发育。

⚘ 为什么月子期要尽量少吃盐

　　产后由于皮质激素分泌的增加，新妈妈体内会有水分和钠盐滞留，造成身体浮肿，此时如果吃盐过多，会加重肾脏的排泄负担，那些来不及排泄的水分和钠盐就会潴留在体内，加重浮肿现象，还会增加患心血管疾病的风险，所以新妈妈在月子期一定要尽量少吃盐，以保证身体健康。

　　但少吃盐不代表完全不吃盐。因为产后新妈妈容易出汗，还要分泌大量乳汁，这样都会消耗体内的大量水分和盐分，使身体出现缺水、缺盐现象，此时适量吃点盐就可以保持体内钾、钠离子的平衡，改善身体脱水现象。此外，新妈妈产后往往食欲不振，此时如果食物味道过淡，会大大降低新妈妈的进食欲望，很容易导致营养不良。所以月子期盐可以吃，但用量要比平时再少一些。还可以用钾盐代替钠盐，因为钾盐的

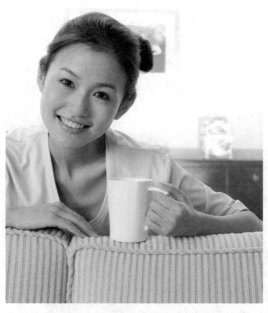

● 科学饮食，对自身健康及宝宝发育都有帮助。

咸度比钠盐要重一些,这样既可以保持食物的口感,又不会使新妈妈摄入过多的盐分。

为什么月子期要禁食寒凉、辛辣之品

中医认为,产后多虚多淤,应禁食生冷寒凉的食物。因生冷多伤胃,寒凉则血凝,会导致产后恶露不下,还会引起产后腹痛、身痛等诸多疾病。

中医还认为,产后失血伤津,多阴虚内热,故葱、姜、大蒜、辣椒等辛辣刺激性食物应忌食。如果进食辛辣刺激性食物,不仅容易引起产后恶露增多,还可引起便秘、痔疮,甚至通过乳汁影响宝宝的肠胃功能。

为什么月子期不能节食

产后新妈妈的身体还很虚弱,需要补充大量的营养,此时刻意节食,新妈妈从日常食物中摄取的营养远远不能满足身体的需要,会导致身体更加虚弱,免疫力大大降低,可能会引发产后各种并发症。

而且有的新妈妈还担负着给宝宝哺乳的重任,如果自身的营养跟不上,就不能为宝宝提供足够的营养,影响宝宝的生长发育。

月子期为什么要少吃味精

味精的主要成分是谷氨酸钠,谷氨酸钠进入人体后会与血液中的锌结合,随后通过尿液排出体外,导致新妈妈缺锌。而锌是一种非常重要的营养素,可促进生殖系统、神经系统、味觉和嗅觉的发育,还能提高人体免疫力。味精中的谷氨酸钠还会通过乳汁进入宝宝体内,如果宝宝平时是以母乳喂养为主,就很容易患缺锌症,出现味觉差、厌食等,更严重的还会造成智力减退、生长发育迟缓。过量的谷氨酸钠对宝宝,尤其是对 3 个月以内的宝宝的生长发育有严重影响,所以为了宝宝的健康,新妈妈在产后 3 个月内应尽量少吃或不吃味精。

哺乳的新妈妈为什么不能喝浓茶

茶叶中含有一种叫做鞣酸的物质,进入人体后会与食物中的铁结合,影响肠道对铁的吸收,从而导致新妈妈发生缺铁性贫血。而且茶水越浓,其中的鞣酸含量就越高,新妈妈饮用后缺铁性贫血的症状就会越严重。

茶中还含有一定的咖啡因,会刺激大脑神经,使大脑保持兴奋状态,影响新妈妈的睡眠。而且,咖啡因还会通过乳汁进入宝宝体内,影响宝宝的肠胃吸收功能。

麻油鸡

◎**具体制法**：取土鸡半只，米酒2杯，胡麻油1/3杯，老姜115克，冰糖1小匙；将土鸡洗净后剁成块、老姜洗净后切片，锅中倒入胡麻油烧热，下入姜片炒香，放入土鸡块炒至肉色变白，加入米酒以大火煮沸，盛起并移入蒸锅中，加入冰糖，入锅蒸30分钟，关火后再闷20分钟即可。

◎**功效解析**：此方中，鸡肉能滋阴补虚，可提供丰富的蛋白质；米酒能促进血液循环；胡麻油可止痛消肿，促进伤口愈合；老姜可温中暖胃。此方能温补气血，是产后新妈妈增强体质的最佳补品之一。但此方热量很高，食用后容易造成体内脂肪堆积，影响产后体形的恢复。因麻油鸡中含有米酒，所以一般建议产后第2周时再食用。

猪蹄姜

◎**具体制法**：取姜250克，猪蹄1只，鸡蛋1个，甜醋500毫升；姜去皮、洗净后切片，放入油锅中炒至表面微黄，取出放入瓦煲内，和甜醋一起以大火煮2小时，拣去姜片不用，留取汁液成为姜醋汁；猪蹄洗净后剁块，放入沸水中氽烫，捞出放入装有姜醋汁的瓦煲中，以小火煮至猪蹄熟烂，最后

下入煮熟的鸡蛋续煮10分钟即可。

◎**功效解析**：姜有散寒、祛风的作用；醋可以化淤、消肿、解毒；猪蹄中含有丰富的钙；鸡蛋有温中补虚的作用。炖猪蹄时加入醋可以溶掉猪蹄表面的胶质，还能促进人体对猪蹄中钙质的吸收，再加上蛋白质丰富的鸡蛋，营养成分变得多元化，适合新妈妈进补。此方是广东地区女性产后滋补的常备方，因为广东地区地处南方，气候比较潮湿，而猪蹄姜可利湿祛寒。不过，猪蹄是比较油腻的食物，所以新妈妈要等体内的恶露排干净后再吃食用。

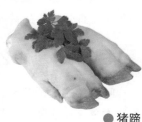

●猪蹄

杜仲腰花

◎**具体制法**：取杜仲10克，猪腰1副，米酒400毫升，胡麻油15毫升，姜1块；猪腰放入清水中浸泡2小时，对切成两半，剔除尿腺后洗净，在表面斜切数刀，然后切成花；杜仲洗净，将杜仲和米酒一起放入锅中加盖以大火煮沸，转小火煮30分钟，滤渣留取汁液；锅中加入胡麻油烧热，放入切好的姜片炒至表面微黄，下入腰花炒至变色，倒入取出的汁液煮沸即可。

◎**功效解析**：猪腰即猪肾，根据中医"以形补形、以脏补脏"的原理，猪腰有补肾、强腰的作用，对产后腰痛有很好的调理作用。此外，猪腰中还含有丰富的蛋白质、维生素 A 和锌，能维持上皮组织的正常功能，避免细菌感染。杜仲有补肝肾、强筋骨的功效，对腰脊酸痛具有良好的调理作用。此方对产后体虚腰痛、骨质疏松症有很好的预防作用。

🌸 田七炖鸡

◎**具体制法**：取鸡肉（母鸡）300 克，田七粉 15 克，料酒 5 克，盐 1 克，姜 3 片，鸡精少许；将鸡肉剁成块，再取一个瓦煲，加入 1000 毫升清水，以大火煮沸，放入鸡肉块，煮沸后加入料酒、姜片，转小火炖至鸡肉熟烂，再加入田七粉、盐、鸡精，稍煮片刻即可。

◎**功效解析**：此方中田七有活血止血、化淤止痛的功效，常用于各种出血症、淤滞疼痛、跌打损伤；母鸡有益气养血、滋补强壮、安胎定志的作用；田七可益气补血、化淤止痛，对产后腹痛、多汗、身体虚弱、恶露不止都有一定的调理作用。但如果用量掌握不准确，

很容易对身体产生一定的毒副作用，所以需根据个体因素注意服用方法和剂量。一般以一只母鸡加 10 ~ 15 克田七为宜，每 2 天或 3 天吃 1 次即可。

🌸 生化汤

◎**具体制法**：取当归 40 克，川芎 15 克，炮姜、炙甘草各 1 克，桃仁 4 颗，黄酒适量；将桃仁敲碎后与当归、川芎、炙甘草、炮姜一起放入锅中，加入等量的黄酒和水（以没过药材为宜），煎成 1 碗。

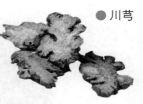
● 川芎

◎**功效解析**：此方中，当归补血，川芎理血行气，桃仁行血化淤，炙甘草补中益气，炮姜助当归、炙甘草生新血，佐川芎、桃仁化淤血，黄酒则可助药效。现代研究表明，此方能调节子宫平滑肌的收缩，帮助子宫复原，减少宫缩腹痛。但如今新妈妈分娩后医生会开出特定的药物来帮助她们尽快排出体内恶露，所以一般不需要再喝生化汤。如果有必要，可以在医生的指导下服用，避免身体出现不适。

🍎 **孕育小知识　生化汤加减法**

上述制法中的当归、川芎、炮姜、炙甘草、桃仁只是一个基本的组合，因为每位新妈妈的身体状况不同，所以应根据自身的具体情况酌情配方。

产后宜服生化汤，芎归桃草与炮姜。恶露已行去桃仁，腹块疼痛胡灵黄。

血寒腹冷加肉桂，血虚发热丹芍堂。恶心呕吐山楂好，产后便秘枳苁镶。

血虚津枯便艰难，养正通幽亦良方。

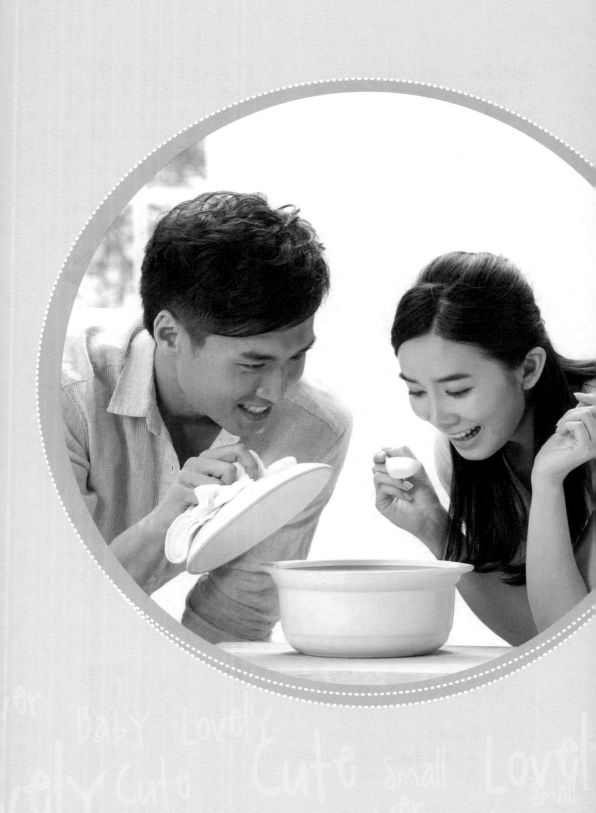

第四章

孕产期女性最爱的
34 种食材

孕产期女性对营养补充要求很高，不仅要吃饱，而且要吃好。本章就针对孕产期女性的营养需求，推荐了最适合这个时期的女性食用的食物。只有吃饱、吃好，营养全面，才能保证宝宝的健康，身体才能在产后更好地恢复。

 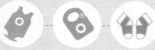

Baby

黄豆

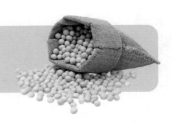

推荐理由

随着胎儿的成长发育，对于营养的需求量也日益增多，尤其对于蛋白质、维生素的需求量增加了不少，黄豆中含有丰富的蛋白质、多种维生素和无机盐，准妈妈常吃可为胎儿提供营养所需，对胎儿的健康成长非常有益。

另外，随着胎儿的成长，准妈妈会出现各种各样的不适，此时准妈妈可常吃以黄豆为主材烹制而成的汤，可补脾益气，对消除疲劳很有帮助。准妈妈还可适量喝些豆浆，它能促进消化吸收，缓解水肿症状。

贴心提醒

黄豆芽是黄豆发芽而成的蔬菜，营养价值虽高，但目前市场上出售的产品很多是经过激素和化肥等化学物质生发的，建议准妈妈最好食用自家制作的豆芽。另外，豆浆不宜空腹饮用，也不宜一次性饮用过多。

芹菜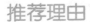

推荐理由

孕期准妈妈非常容易受到便秘的困扰，而芹菜则是高纤维蔬菜，含有大量的粗纤维，可以刺激准妈妈的肠胃蠕动、促进排便、清肠，准妈妈常吃可缓解便秘问题。另外，芹菜还具有平衡血压的作用，有妊娠期高血压疾病的准妈妈不妨常吃。芹菜中还富含无机盐，所以为了使处于生长发育期的胎儿健康成长，准妈妈更宜常吃芹菜，以增加体内的钙和铁，为胎儿提供足量的营养。

贴心提醒

人们食用芹菜的时候往往只食芹茎，而把芹菜叶扔掉，这样做很不科学。研究表明，芹菜叶与芹茎的营养成分各有不同，芹菜叶中的多种维生素、铁、钾等营养物质含量要比芹菜茎丰富，因此最好带叶一起食用。

芹菜具有杀精作用，准备要宝宝的男性不宜多食。

西蓝花

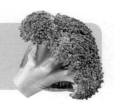

推荐理由

西蓝花中的维生素种类非常齐全，尤其是叶酸的含量丰富，可以保护胎儿免受脊髓分裂、脑积水、无脑等神经系统畸形之害。对准妈妈脾胃虚弱、胎儿发育迟缓等症有很好的辅助食疗作用，这也是适合准妈妈选食的一个重要原因。

贴心提醒

由于叶酸性质不稳定，西蓝花如果贮存时间太长、温度太高、烹调时间过长等都会令其中的叶酸受到破坏。因此，西蓝花以少油快炒为佳。

除此之外，我们还可以借鉴国外的吃法——拌沙拉，或稍煮后作为西餐的配菜，这样可避免高温加热过程中的营养损失，对健康更为有利。

莴 笋

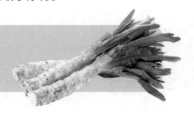

推荐理由

莴笋含有多种营养成分，尤其含无机盐钙、磷、铁较多，能帮助胎儿骨骼生长、坚固牙齿；对于准妈妈的身体虚弱、牙龈出血等也可以起到很好的抑制作用。

中医认为，莴笋具有清热利尿、活血通乳的作用，尤其适合孕晚期的准妈妈以及产后少尿及无乳的新妈妈食用。

贴心提醒

莴笋叶的营养价值远远高于莴笋茎，因此莴笋叶丢弃不吃，既造成浪费，也降低了食用的营养价值，这是不科学的。在清洗莴笋的时候，不宜切碎了再清洗，这样会损失莴笋里的水溶性维生素。

营养专家指出，汆烫莴笋时一定要注意时间和温度，汆烫的时间过长、温度过高会使莴笋变绵软，失去清脆口感；炒莴笋时不宜放过多盐，否则容易使其营养成分外渗，也会影响食品的口味；存放烹饪好了的莴笋时，不宜用铜制器皿，否则会破坏莴笋中所含的维生素C，使营养价值降低。

苹果

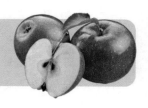

推荐理由

准妈妈在孕期会经常出现恶心、呕吐、厌食以及消化不良等症状，如果食用了含有脂肪、蛋白质等高热量的食物，更需要有胃酸及消化酶的"帮助"，才能将其更好地消化吸收。而苹果中含有的苹果酸和叶酸，能够反射性地促进胃液及消化酶的分泌，可以有效改善准妈妈的消化不良症状。

另外，苹果中的叶酸及B族维生素等营养成分对胎儿的健康成长也具有非常好的促进作用。

贴心提醒

切开后的苹果与空气接触会发生氧化作用而变成褐色，将切开的苹果放在盐水里泡15分钟左右或将柠檬汁滴到苹果切片上就可以防止这样的变化了。

香蕉

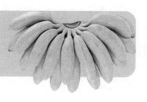

推荐理由

准妈妈由于孕期身体的各种不适症状很容易出现营养不良，香蕉则可以快速地为人体提供能量，不失为一个很好的营养加油站，并且容易消化。

另外，香蕉中含有的叶酸、亚叶酸等也是保证胎儿神经系统正常发育的必需营养，是避免胎儿发生无脑、脊柱裂、严重畸形等的关键性物质。

贴心提醒

香蕉不仅味美，而且具有很高的药用价值，因此很多人为了追求健康而大量吃香蕉。但是，香蕉性寒滑肠，脾胃虚寒、便溏腹泻者，胃酸过多者，急慢性肾炎及肾功能不全者不能多食。

再次需要提醒大家的是，任何美味都要适量进食，并且采用正确的食用方法，否则容易适得其反，不仅起不到补益的作用，甚至还会影响身体健康。

葡 萄

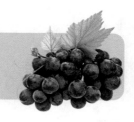

推荐理由

葡萄中富含铁、磷、钙、有机酸、卵磷脂及多种维生素等，多吃葡萄不仅可以改善准妈妈血色不足、血压偏低、手脚冰冷等症状，还具有安胎的作用。准妈妈常吃，有利于胎儿的健康发育。

贴心提醒

作为水果中的珍品，葡萄营养丰富、用途广泛，既可鲜食又可加工成各种产品，如葡萄酒、葡萄汁、葡萄干等。

但由于葡萄含糖量比较高，不可一次食用过多。另外，具有高血糖的人要慎用，避免进一步发展为糖尿病患者。其次，食用葡萄的时候，最好连皮与籽一起食用，可以改善血液循环不良或皮肤粗糙的现象，因此不妨考虑一下榨汁的方式。

高纤食品

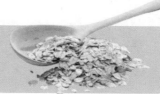

推荐理由

日益成长发育的胎儿对肠胃及消化道的压迫越来越严重，准妈妈的胃肠蠕动变得日渐缓慢，行动不便，很容易发生便秘。加上很多准妈妈担心胎儿营养不良，会适当增加食物的摄入量，然而，又怕在孕期营养过剩，发育过胖而引发妊娠毒血症，直接给分娩带来困难，甚至会给宝宝发育带来不良影响，常常陷入两难的境地。其实，适当吃些高纤食品能够增加体内的膳食纤维，补充营养的同时还能避免摄入过多的热量和糖分，对准妈妈和胎儿的健康都有好处。

贴心提醒

目前市场上有很多食品都打着高纤食品的牌子，其实很多并非名副其实，有的只是纤维高，热量并不多。其实，每100克含有6克以上的膳食纤维才能称为高纤食品，所以在购买的时候一定要仔细看清产品说明。

海鱼

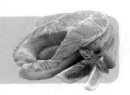

推荐理由

海鱼也称咸水鱼，顾名思义指的是生长在海里的鱼。由于生长在广阔的大海中，所受的污染比较少，加上海鱼自身的营养价值也比较高，所以备受人们的欢迎。我们常吃的带鱼、黄鱼、三文鱼等都属于海鱼的范畴。

海鱼的蛋白质含量远远高于肉类，并且基本属于优质蛋白质，比较容易被人体吸收，准妈妈常吃可以为胎儿的生长发育提供优质蛋白质，以满足自己及胎儿的营养所需。另外，海鱼含有丰富的维生素A、维生素D和多种无机盐，不仅可以预防心血管病，而且有利于胎儿神经系统和大脑的发育。

贴心提醒

烹饪鱼时，多放些葱、姜、蒜可起到去腥、提味的作用，忌用牛、羊油煎炸，以免影响鱼肉的味道。

海 参

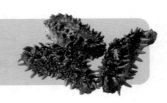

推荐理由

海参不仅被冠为海中八珍之一，而且历来被认为是一种名贵的滋补食品和药材。其富含蛋白质、无机盐、维生素等50多种天然珍贵活性物质。

海参具有益智健脑的功效。研究证实，刺参中含有的DHA等不饱和脂肪酸对胎儿大脑细胞发育起至关重要的作用，比较适合准妈妈食用。

另外，海参还能调节人体水分平衡，常食用可改善准妈妈孕期下肢水肿。

贴心提醒

发好的海参不能久存，最好在3天内吃完，并且在存放期间要注意用凉水浸泡，并勤换水，因此海参不可一次发很多；海参在清洗时应反复冲洗掉残留的化学成分；如是干货保存，最好放在密封的木箱中，以进行有效的防潮。

海藻类

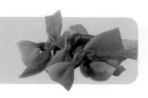

推荐理由

海藻是生长在海中的藻类，是植物界的隐花植物。人们日常食用的海藻类主要包括海带、紫菜、海白菜及裙带菜等。

海藻类食品不仅是准妈妈最理想的补碘食物，还是促进胎儿大脑发育的好食物。倘若准妈妈缺碘会造成体内甲状腺素合成受影响，直接导致胎儿大脑发育不良、智力低下；另外，海藻类一般含铁丰富，可以改善准妈妈的贫血症状。

贴心提醒

由于海水可能被污染，海藻类食品也会附着上一些有害物质，在食用前，通常要仔细地清洗。可以采取温水浸泡的方法，浸泡时用水量要多、时间要长、换水要勤。专家提示，海藻类一般性寒，对于准妈妈来说，烹饪时适宜加些热性的姜汁、蒜蓉等，而且最好不要放太多油。

黑木耳

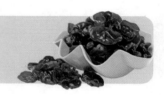

推荐理由

黑木耳富含多糖胶体、蛋白质、脂肪以及维生素，不仅对肠胃及肺等具有良好的清洁作用，还具有一定的抗癌和保健心血管疾病的功能，是重要的保健食品。

女性在怀孕期间最容易出现贫血问题，而黑木耳中含有丰富的铁元素，准妈妈常吃可有效预防孕期缺铁性贫血。另外，准妈妈为了让胎儿健康成长而摄入大量高热量、高胆固醇食物，如果不加强饮食管理，很可能造成脂肪在血管壁上堆积，影响母婴健康，而多吃黑木耳可有效避免这一问题发生。

贴心提醒

干黑木耳烹调前宜用温水泡发，泡发后仍然紧缩在一起的部分不宜食用。鲜黑木耳可能含有毒素不宜多食。另外，黑木耳含有抗凝血因子，有出血性疾病的人不宜食用。

鸡肉

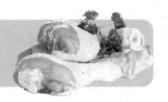

推荐理由

鸡肉中含有丰富的蛋白质，在肉类食品中，可以说是蛋白质含量最高的肉类之一。

鸡肉细嫩鲜美，富有营养，尤其对准妈妈具有较强的滋补功效，鸡肉还具有一定的催乳作用。孕晚期及产后的新妈妈可适量食用。除此之外，鸡肉中所含有的丰富的营养成分还能为胎儿的生长发育提供原动力。

贴心提醒

只喝鸡汤不吃肉的做法是不对的，因为汤里的营养物质与鸡肉相比，是远不能及的。专家强调，鸡肝可以补肝明目、益肾安胎、养血、活血；鸡心可以补心安神、镇静降压、理气疏肝；鸡肾则有防治头晕、眼花、咽干、盗汗及水肿等作用。准妈妈可根据实际情况来有针对性地进补。

牛肉

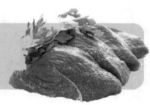

推荐理由

中医认为，牛肉有补中益气、滋养脾胃、强健筋骨、化痰息风、止渴止涎的功效。适用于中气下陷、气短体虚，筋骨酸软、贫血久病及面黄目眩的人食用。

准妈妈在怀孕期间对铁和锌的需求大约是一般人的1.5倍。专家建议，准妈妈应多食用一些牛肉，一方面能保证充足的铁质摄入以维持血红蛋白正常，载送氧气到脑部及其他重要器官，保护心脏不至于过度劳累。另一方面使肌肉产生充足能量，活动有力并不易疲倦。最重要的是还可以预防缺铁性贫血。

贴心提醒

由于牛肉不易熟烂，烹饪时放入一个山楂、一块橘皮或一点茶叶可以使其易烂。牛肉的肌肉纤维较粗糙不易消化，且含有很高的胆固醇和脂肪，若消化能力弱的准妈妈不宜多吃。

豆腐

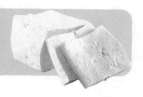

推荐理由

　　豆腐由于其营养丰富，素有"植物肉"之称。作为中国饮食文化不可或缺的一部分，豆腐具有南北之分，南豆腐软嫩鲜滑口感好，适宜用来做汤。而北豆腐质地较粗糙却别有风味，适宜用来炒菜。

　　豆腐中钙质及维生素K的含量丰富，是准妈妈怀孕期间必备的健康食品之一。

　　豆腐中的优质蛋白质，不仅可以满足准妈妈自身的生理需要，还能促进胎儿的脑细胞增殖，有助于胎儿智力的正常发育。

贴心提醒

　　豆腐的不足之处在于它所含的大豆蛋白缺少一种人体必需氨基酸——蛋氨酸，若单独食用，蛋白质利用率低，可搭配一些如蛋类、肉类，以增加蛋白质的利用率。

牛 奶

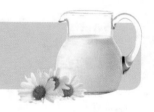

推荐理由

　　牛奶中含有丰富的钙、蛋白质和人体生长发育所需的全部氨基酸，吸收率可高达98%，是其他食物无法比拟的。

　　营养专家认为，准妈妈补钙的最好方法是喝牛奶，因为牛奶中的钙最容易被人体吸收，而且磷、钾、镁等多种无机盐搭配也十分合理。准妈妈常喝牛奶能有效预防骨质疏松，促进胎儿骨骼及牙齿发育。

贴心提醒

　　煮牛奶时不要加糖，须待煮熟离火后再加；加热时不要煮沸，也不要久煮，否则会破坏营养素。

　　酸奶不能加热喝，加热会破坏其中的营养成分和保健功能。喝完酸奶后要及时漱口，以降低其对牙齿的腐蚀。

核 桃

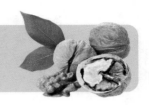

推荐理由

　　核桃是食疗佳品，无论是入药，还是单独生吃、水煮、作糖蘸、烧菜，都有补血养气、补肾填精、止咳平喘、润燥通便等功效。

　　进入孕期的女性，受生理因素的影响皮肤会变得粗糙、干燥、易生斑，而核桃对肌肤具有修复作用，准妈妈常吃可令肌肤红润，有光泽。专家指出，核桃营养成分的结构对于胎儿大脑发育非常有利，准妈妈每天吃适量的核桃，不但能增强自身的抵抗力，还可促进胎儿正常发育。

贴心提醒

　　核桃虽好但不能过量食用，因为其中含有大量的脂肪，如果不能被机体充分吸收的话，会影响胃肠消化功能，作用往往会适得其反。一般来说，每天服用核桃仁的重量，应在40克左右，相当于4～5个核桃即可。

花 生

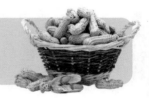

推荐理由

　　花生是高热量食品，还具有养血补血、补脾止血、润肺、通乳等功效。

　　处在孕期的女性非常容易出现贫血问题，如果不及时治疗会危及母子健康。而花生的红衣能抑制纤维蛋白的溶解，可增加血小板的含量，弥补凝血因子的缺陷，加强毛细血管的收缩功能，促进骨髓造血功能，对各种出血及出血引起的贫血、再生障碍性贫血等疾病有明显疗效。所以贫血、身体虚弱的准妈妈不妨常吃些花生，对自身健康和胎儿的成长发育均有益处。

贴心提醒

　　花生霉变后含有大量致癌物质——黄曲霉素，所以霉变的花生千万不要吃；花生含油脂多，消化时需要多耗胆汁，故胆病患者不宜食用。在花生的诸多吃法中以炖吃最佳。这样既避免了招牌营养素的破坏，又有利于人体吸收。

红 薯

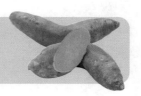

推荐理由

　　红薯又称甘薯、番薯、地瓜、山芋等。美国和日本两国的科学家联合研究表明，红薯含有类似雌性激素的物质，准妈妈食用后能使皮肤变得白嫩细腻。红薯中含有的黏液蛋白是一种多糖和蛋白质的混合物，属于胶原和黏多糖类物质。这种物质可以促进胆固醇的排泄，防止心血管的脂肪沉淀，维护动脉血管的弹性，从而能有效地保护心脏，预防心血管疾病。可见，红薯可以作为准妈妈的营养保健佳品。

贴心提醒

　　在加工的时候，红薯一定要蒸熟煮透。一是因为红薯中淀粉的细胞膜不经高温破坏，难以被人体吸收消化；二是红薯中的"气化酶"不经高温破坏，吃后人体会产生不适感。

橄榄油

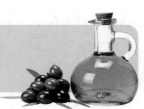

推荐理由

　　橄榄油中含有的大量脂溶性维生素，有助于平衡新陈代谢，促进胎儿神经系统、骨骼和大脑发育。对于准妈妈来说，更是上好的营养品。由于橄榄油是从油橄榄鲜果中直接压榨出来的果汁分离掉其中的水分后取得，包涵最优质的脂肪。另外，橄榄油对于改善准妈妈孕期常见的便秘情况也是非常有帮助的。还有，橄榄油所含的多种营养成分，对于肌肤保养非常有益，是准妈妈可以选择的一种安全可靠的美容佳品。

贴心提醒

　　橄榄油特别适合凉拌，也可用于烧、煮、煎、炸等。橄榄油中的果味易挥发，保存时忌与空气接触，忌高温和光照，且不宜久存；勿放入一般的金属器皿保存，否则，随着时间的推移，橄榄油会与金属发生反应，影响油的质量。

红枣

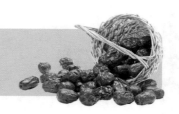

推荐理由

中医认为，红枣具有益气养血、健脾益智的功效，民间有"一天吃三枣，终身不显老"之说。红枣味甘性温，有补中益气、养血安神的功效。

新妈妈在产后身体一般都比较虚弱，多有胃寒的情况，时常感到口淡，食欲不振。红枣能补益脾胃、补中益气，产后脾胃虚弱和肠胃不佳的新妈妈，多吃红枣能改善肠胃功能。此外，红枣还能补气血，可以增强体力，改善新妈妈产后浑身无力的症状。

贴心提醒

红枣可以经常食用，但不可过量，否则会有损消化功能，引起胃酸过多、腹胀便秘等症。如果吃太多红枣，又没有注意漱口，则会容易生蛀牙。

当归

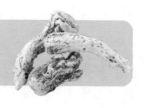

推荐理由

当归自古以来便是妇科、产科的首选保健药物之一，能滋补女性，更是新妈妈产褥期的常用药品。当归对女性的经、带、胎、产各种疾病都有治疗效果，所以中医称其为"女科圣药"，具有镇静、镇痛、抗炎作用。对产后子宫恢复具有较好的作用。另外，当归还可增强造血功能，有补气活血作用，是理想的补血药材，新妈妈适量服用可有效预防产后贫血。

贴心提醒

当归具有非常高的药用价值和营养价值，是产后新妈妈补血的佳品，然而再营养的珍品也不是一补百补的，有的人并不适合使用。如湿热或湿困中焦，大便稀的人应慎服；阴虚火旺发热、胃阴不足、口干舌燥、肾虚湿热及肝阳痰火的人也不要使用。新妈妈在服用前还是要好好咨询一下医生，根据自己的身体变化情况适当服用。

生 姜

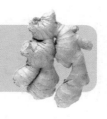

推荐理由

生姜味辛性温，长于发散风寒、化痰止咳，又能温中止呕、解毒，从生姜中分离出来的姜烯、姜酮混合物有明显的止呕作用。临床上常用于治疗外感风寒及胃寒呕逆等症，因此，生姜被人们称之为"呕家圣药"。

产后新妈妈通过适量食用生姜，可以起到开胃、促进消化的作用。生姜性温热，具有疏风散寒的功效，可促进血液循环，能促使产后恶露排出。

贴心提醒

生姜是辛温之物，虽然有益于恶露的排出，但是需要注意的是，每次不宜，食用过多，否则会增加血性恶露。如果恶露突然增多或颜色变鲜红，就应暂时停止或减少生姜的使用量，以免使恶露排不尽，造成贫血。

山 药

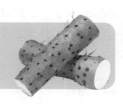

推荐理由

由于山药中淀粉含量非常丰富，其所含的消化酶有促进蛋白质和淀粉分解的作用。而淀粉类正是宝宝最需要的营养之一，新妈妈常吃些山药对宝宝的正常发育非常有益。

另外，山药所含的大量黏液蛋白质能预防心血管系统的脂肪沉积，保持血管的弹性，能有效预防动脉粥样硬化，并具有一定的减肥作用，对于孕期营养过剩的新妈妈们不失为一个很好的瘦身食品。

贴心提醒

新鲜山药切开时会有很多的黏液，极易滑刀伤手，在切之前最好先用清水加少许醋洗一下，这样可减少黏液；山药皮容易导致皮肤过敏，最好用削皮的方式，并且削完山药的手不要乱摸身体的其他部位，避免引起瘙痒；在山药切片后，需立即将其浸泡在盐水中，以防止氧化发黑，影响色泽。

枸杞子

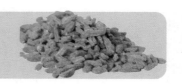

推荐理由

　　枸杞子自古就是滋补养人的上品，有抗老延衰的功效，所以又名"却老子"，是常用的营养滋补佳品。

　　刚刚生完宝宝的新妈妈，难免会出现身体虚弱的现象，而枸杞子则具有滋补虚弱的作用，新妈妈适当食用一些，对恢复体力很有帮助。

　　另外，枸杞子还具有提高人体免疫力的作用，新妈妈常吃可增强体力，避免因染疾病而影响哺乳。

贴心提醒

　　枸杞子虽然有很好的滋补和治疗作用，但也不是所有人都适合服用。体质虚弱、抵抗力差的人平时应该多吃点枸杞子，但枸杞子温热身体的效果相当强，有感染症状、红肿热痛或脾胃虚弱、消化不良、腹胀腹泻、火气大的人不适合服用。

　　此外，性情过于急躁或患有高血压的人，为了避免上火，也不宜服用。

鸡 蛋

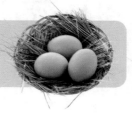

推荐理由

　　蛋黄中含有的铁质对于改善产后新妈妈的贫血状况有很好的效果。

　　另外，鸡蛋中含有的多种营养物质，尤其是卵磷脂对促进宝宝的大脑发育有着重要作用，因此处于哺乳期的新妈妈要适当吃些鸡蛋，这对母婴双方均有益。

贴心提醒

　　产妇在分娩过程中体力消耗大，消化吸收功能减弱，肝脏解毒功能降低，大量食用鸡蛋会加重消化系统的负担，对身体不利，一般情况下每天吃3个左右的鸡蛋就足够了。

　　鸡蛋的吃法多种多样，以煮、蒸为最佳，易被人体充分利用吸收。

猪肝

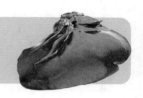

推荐理由

猪肝含有丰富的蛋白质、维生素等，尤其是猪肝中含有丰富的铁元素，并且这些元素属于血红素铁，吸收率较高，可以调节、改善贫血病人造血系统的生理功能，防止缺铁性贫血和佝偻病。

由于产后新妈妈易患缺铁性贫血，为了及时有效地进行补血，应该注意食用一些猪肝。

贴心提醒

肝是生物体内最大的毒物中转站和解毒器官，因此，在烹调前要先用冷水浸泡半小时，将肝血完全洗净，彻底除去异味。烹饪时，猪肝切片后应迅速使用调料和水淀粉拌匀，并尽早下锅，用急火快炒，并且要多炒一会，使猪肝完全变成灰褐色，忌与鱼肉、雀肉、荞麦、菜花、黄豆、豆腐等食物同食。

猪蹄

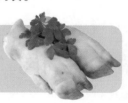

推荐理由

猪蹄不仅是常用食材，而且还是滋补佳品。猪蹄中含有丰富的维生素A、B族维生素、维生素C及钙、磷、铁等营养物质，尤其是猪蹄中的蛋白质水解后，所产生的胱氨酸、精氨酸等11种氨基酸含量与熊掌不相上下，又被人们称为"类似于熊掌的美味佳肴"。

猪蹄能补血通乳，可治疗产后缺乳症，是适合产后气血不足、少乳的新妈妈们食用的最佳食品之一。

贴心提醒

猪蹄中胆固醇含量比较高，有胃肠消化功能障碍的人切记不要一次食用过多；患有肝胆病、动脉硬化和高血压病的人应当少吃或不吃；晚餐或临睡前也不宜食用，以免增加血液黏度。

猪 腰

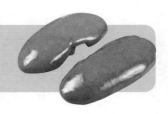

推荐理由

新妈妈往往因为分娩时体力消耗过大而导致身体虚弱、抵抗力下降、子宫功能受到很大的损伤，产后急需快速恢复，以给宝宝提供充足的乳汁。而猪腰正好可满足新妈妈对于这些营养元素的需求，同时有滋肾利水的功效，利于恶露的排出。

贴心提醒

猪腰虽然新鲜，但腥味也大。如何去腥是美食的关键。专家建议，在烧猪腰时加入适量的料酒，同时再少放一些醋，就可以全部清除猪腰的腥味，而且味道比不放醋的猪腰好。

另外，猪腰上的白色纤维膜内有一个浅褐色腺体，即肾上腺。如果误食了肾上腺，会使人出现恶心、呕吐、手足麻木、肌肉无力等中毒症状。因此，吃猪腰时，一定要将肾上腺割除干净。

莲 藕

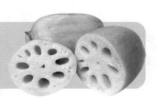

推荐理由

莲藕中含有大量淀粉、维生素和无机盐，营养丰富，清淡爽口，是传统的祛淤生新良药。莲藕不仅能够健脾益胃，而且具有良好的清热生乳功效，尤其是其含有的丰富维生素K，具有收缩血管和止血的作用。产后的新妈妈多吃，能及早清除腹内积存的淤血，增进食欲，促进消化，促使乳汁分泌，提高乳汁质量，有助于对新生宝宝的喂养。

贴心提醒

莲藕性偏凉，新妈妈最好在生产两周以后开始食用。脾胃消化功能不好、大便溏泄者不宜生吃莲藕。另外，煮藕时忌用铁制炊具，以免引起食物发黑，影响色泽。

黄花菜

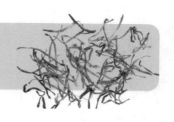

推荐理由

    中医书籍记载，黄花菜具有消肿利尿、解热止痛、补血健脑、消肿平肝、利水通乳的神奇疗效，而产后的新妈妈由于身体功能尚未完全恢复，免疫力比较差，尤其容易产生腰酸背痛、小便不利、面色苍白、失眠健忘、少乳等症状，因此，多吃黄花菜可有效改善这些问题。

贴心提醒

    新鲜黄花菜中含有秋水仙碱，可造成胃肠道中毒症状，故不能生食，须加工晒干后食用，吃之前先用开水氽烫一下，再用凉水浸泡2小时以上，烹调时火力要大，彻底加热，每次食量不宜过多。

小米

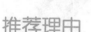

推荐理由

    小米中含有的特殊物质具有防止反胃、呕吐的作用，对身体虚弱的产妇具有很好的滋补作用。

    刚生完宝宝的新妈妈，胃肠功能较差，而小米具有养胃、易消化的特点，因此是初产妇最佳的食用之品。另外，女性在分娩过程中会失掉一部分血，而据研究显示，小米中含铁量非常高，对产后补血具有较大的助益，特别是产后大出血的新妈妈更需食用一些小米，这对帮助身体恢复具有较强的促进作用。

贴心提醒

    专家提醒，小米中蛋白质的营养价值并不比大米好，因为小米蛋白质中的氨基酸组成并不理想，赖氨酸过低而亮氨酸过高，所以产妇不能完全以小米为主食，应注意与其他谷物搭配食用，避免营养单一。

红糖

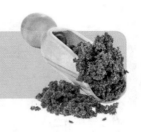

推荐理由

产褥期吃红糖是我国传统的月子进补方式，可缓解产后腹痛，促进恶露排出。另外，在产褥期，新妈妈最怕受寒着凉，红糖则可以祛风散寒；新妈妈失血过多，红糖具有补血功能；产后淤血易导致腰酸、小腹痛，而红糖具有活血化淤和镇痛的作用；新妈妈活动少，容易影响食欲和消化，红糖有健脾暖胃化食的功效；红糖还具有利尿作用，可使新妈妈排尿通畅。新妈妈每天食用适量的红糖，不仅可以增加身体需要的多种营养，补血益气，还有利于子宫的收缩、复原。

贴心提醒

红糖中的糖蜜含量较高，水分和杂质也较多，在存放中极容易受乳酸菌的侵害，特别是在一定温度条件下，如加盖不严或渗入水分受潮时，乳酸菌就会迅速生长繁殖，引起变质，不宜食用。因此，红糖不宜久存，最好密封保存。

芝 麻

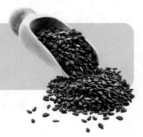

推荐理由

芝麻富含蛋白质、脂肪、钙、镁、铁、锌、维生素E、维生素B_1和维生素B_2等以及膳食纤维，可以使产后新妈妈摄入全面均衡的营养，尤其对于治疗产后新妈妈因阴血不足而导致的乳汁不足具有很好的功效。而黑芝麻中含有的亚麻油酸可以促进恶露的排出，对促进子宫的收缩与恢复很有帮助。

贴心提醒

芝麻中含有的芝麻酚具有抗氧化作用，通过加热，芝麻酚的抗氧化能力更强。由于芝麻的外皮是一种无法消化的植物纤维，需要经过研磨才能达到更好的食用效果。营养师建议，在食用前再对芝麻进行研磨，也可减少芝麻的氧化。另外，芝麻中含有大量的油脂，因此一次不可食用太多，以免造成厌食、恶心。

蒸饺

材料 烫面面团 700 克，猪肉馅 600 克。

调料 酱油、香油各 1 大匙，盐、香菇精各 2 小匙，胡椒粉半小匙。

做法

❶ 猪肉馅加入所有调料抓拌均匀，做成馅料，再放入冰箱中冷藏备用。

❷ 将烫面面团揉匀成面团，搓成长条后分切成每个约 10 克的小面团，分别滚圆后擀开成中间厚、周围薄的圆形面皮备用。

❸ 在面皮中央放入适量猪肉馅，以食指与拇指将面皮拉捏出花纹并捏合，再放入蒸笼中盖上蒸笼盖，并用大火蒸约 10 分钟即可。

青豆玉米浓汤

材料 青豆适量，玉米酱 1 罐。

调料 A.盐、白糖各半小匙，奶油 1 大匙；B.干淀粉 4 大匙，素高汤 3 杯。

做法

❶ 将青豆、玉米酱和水一起倒入耐热锅中。

❷ 倒入素高汤，然后加入调料 A，盖上锅盖，用大火煮约 8 分钟。

❸ 将干淀粉加入适量水中拌匀，倒入做法 2 中勾芡，使之呈浓稠状即可盛出食用。

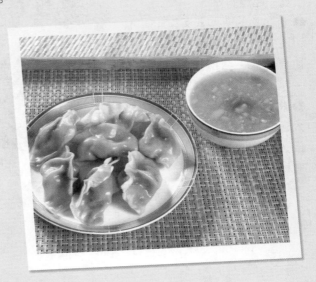

鱼香烘蛋

材料 鸡蛋 7 个，猪肉末 60 克，荸荠 35 克，葱花、蒜末各 10 克，姜末 5 克。
调料 辣椒酱 2 大匙，酱油 1 小匙，白糖半小匙，水淀粉 1 大匙。
做法
❶ 荸荠洗净，去皮后切碎；鸡蛋打入碗中搅散，备用。
❷ 热锅倒入约 100 毫升色拉油，以中小火加热至轻微冒烟，关火后用匙子舀出 1 大匙热油备用，再将鸡蛋液与猪肉末混合倒入锅中，将备用的热油往鸡蛋中央倒入，让鸡蛋瞬间膨胀，开小火以煎烤的方式将鸡蛋煎至两面金黄，装盘。
❸ 将锅中余油继续加热，放入蒜末及姜末以小火爆香，加入剩余猪肉末炒至颜色变白散开，再加入辣椒酱略炒均匀，加入荸荠碎、葱花、酱油、白糖及清水翻炒至沸，以水淀粉勾芡，装碗待蘸食时直接浇淋在煎鸡蛋上。

南瓜浓汤

材料 南瓜 300 克，土豆 50 克。
调料 盐、椰汁各少许。
做法
❶ 将整块南瓜连皮及籽与土豆一起蒸熟。
❷ 将蒸熟的南瓜去皮及籽，切块；土豆趁热剥掉外皮，切成小块，与南瓜块及水一起用榨汁机打成泥。
❸ 将打好的南瓜土豆泥倒入锅中，煮沸时加盐调味，倒入碗中，上面淋椰汁增香即可。

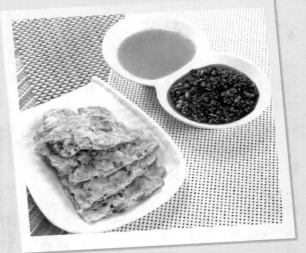

蛋白西红柿

材料 鸡蛋 2 个，西红柿 1 个，黄椒少许，香菜 1 棵。

调料 盐适量，白糖半小匙，柠檬汁少许。

做法

❶ 锅中放入冷水及少许盐，将生鸡蛋放进去，用中火煮熟，捞出后泡入冷水中，剥去蛋壳。

❷ 将西红柿、黄椒洗净后切丁，香菜洗净后切碎，三者混合后再加所有调料拌匀。

❸ 将鸡蛋从中间切开，取出蛋黄，将做法 2 中的材料填入即可摆盘。

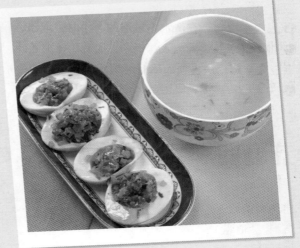

鲜虾菠菜浓汤

材料 菠菜 50 克，虾仁 3 个，洋葱末、香菇末各 1 大匙。

调料 高汤 250 毫升，奶油半大匙，面粉 1 大匙，牛奶适量，盐 1 小匙，芝士粉少许。

做法

❶ 将菠菜与高汤一起倒入榨汁机内搅打成菠菜汁，倒出备用。

❷ 取一炒锅，在锅中以小火加热奶油，放入洋葱末、香菇末炒香，再放入面粉继续炒香。

❸ 再加入牛奶、菠菜汁、虾仁以小火煮约 5 分钟呈浓稠状，再加入盐调味，并倒入碗中，最后撒上芝士粉即可。

椰汁黑糯米粥

材料 黑糯米、大米各 100 克。

调料 冰糖 1 大匙，椰汁半杯。

做法

❶ 黑糯米洗净，在清水中浸泡约 2 小时，取出，稍微沥干水分备用。

❷ 将黑糯米及大米放入深锅中，加入 3 杯水煮开，转小火边煮边搅拌约 30 分钟，煮至完全熟烂后再加入冰糖继续煮 1 ~ 2 分钟至完全溶化。

❸ 关火，待温度稍降时加入椰汁调匀即可。

芝麻四季豆

材料 四季豆 300 克，熟白芝麻适量。

调料 盐适量。

做法

❶ 四季豆择净，摊开在蒸盘上，入锅以大火蒸约 5 分钟至熟（也可入沸水中汆烫至熟）。

❷ 取出四季豆，趁热拌上盐，晾凉后切段，装盘。

❸ 熟白芝麻捣成半碎，均匀地撒在四季豆上即可。

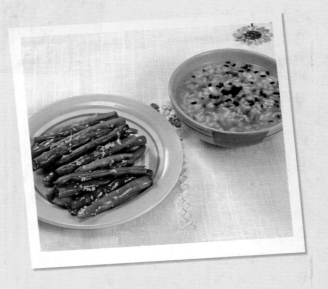

营养功效好搭配

◎黑糯米具有健胃消食、补血理气、生津止渴等功效，非常适合气虚体弱者食用，也比较适宜在夏季食用。

◎四季豆与芝麻的搭配，具有促进肠胃蠕动、帮助消化等作用，作为早餐粥的配菜再合适不过。